"十四五"职业教育国家规划教材

 高等职业教育药学类与食品药品类专业第四轮教材

天然药物化学 第**4**版

（供药学类、药品与医疗器械类专业用）

主　编　张雷红　谢仲德

副主编　郭向群　彭　电　朱仝飞　韩晓静

编　者　（以姓氏笔画为序）

王　琪（哈尔滨医科大学）　　　　　　朱仝飞（重庆医药高等专科学校）

江　芳（福建生物工程职业技术学院）　沈小钟（广东食品药品职业学院）

张晓林（山东药品食品职业学院）　　　张雷红（广东食品药品职业学院）

郭向群（楚雄医药高等专科学校）　　　唐　敏（益阳医学高等专科学校）

梁　娜（湖南食品药品职业学院）　　　韩晓静（山西药科职业学院）

谢仲德（重庆三峡医药高等专科学校）　彭　电（长沙卫生职业学院）

中国健康传媒集团

中国医药科技出版社

内容提要

本教材为"高等职业教育药学类与食品药品类专业第四轮教材"之一，系根据本套教材的编写指导思想和原则要求，结合专业培养目标和本课程的教学目标、内容与任务要求编写而成。本教材具有专业针对性强、紧密结合新时代行业要求和社会用人需求、与职业技能鉴定相对接等特点；内容主要包括天然药物化学成分的提取技术、常规分离技术以及色谱分离技术，天然药物各类型化学成分包括糖苷类、黄酮类、醌类、苯丙素类、皂苷类、强心苷类、生物碱类、萜类和挥发油等的结构特点、结构类型、提取分离及检识方法与技术等。

本教材为书网融合教材，即纸质教材有机融合电子教材、教学配套资源（PPT、微课等）、题库系统、数字化教学服务（在线教学、在线作业、在线考试）。本教材主要供高职高专院校药学类、药品与医疗器械类专业使用，也可作为五年制中高职相关专业、成人继续教育及社会从业人员业务参考及培训教材使用。

图书在版编目（CIP）数据

天然药物化学/张雷红，谢仲德主编．—4 版．—北京：中国医药科技出版社，2021.8（2024.9重印）

高等职业教育药学类与食品药品类专业第四轮教材

ISBN 978 - 7 - 5214 - 2536 - 9

Ⅰ.①天… Ⅱ.①张…②谢… Ⅲ.①生药学—药物化学—高等职业教育—教材 Ⅳ.①R284

中国版本图书馆 CIP 数据核字（2021）第 144147 号

美术编辑 陈君杞

版式设计 友全图文

出版 **中国健康传媒集团** | 中国医药科技出版社

地址 北京市海淀区文慧园北路甲 22 号

邮编 100082

电话 发行：010 - 62227427 邮购：010 - 62236938

网址 www.cmstp.com

规格 889×1194mm ¹⁄₁₆

印张 17

字数 476 千字

初版 2008 年 7 月第 1 版

版次 2021 年 8 月第 4 版

印次 2024 年 9 月第 7 次印刷

印刷 大厂回族自治县彩虹印刷有限公司

经销 全国各地新华书店

书号 ISBN 978 - 7 - 5214 - 2536 - 9

定价 **48.00 元**

获取新书信息、投稿、为图书纠错，请扫码联系我们。

出版说明

"全国高职高专院校药学类与食品药品类专业'十三五'规划教材"于2017年初由中国医药科技出版社出版，是针对全国高等职业教育药学类、食品药品类专业教学需求和人才培养目标要求而编写的第三轮教材，自出版以来得到了广大教师和学生的好评。为了贯彻党的十九大精神，落实国务院《国家职业教育改革实施方案》，将"落实立德树人根本任务，发展素质教育"的战略部署要求贯穿教材编写全过程，中国医药科技出版社在院校调研的基础上，广泛征求各有关院校及专家的意见，于2020年9月正式启动第四轮教材的修订编写工作。

党的二十大报告指出，要办好人民满意的教育，全面贯彻党的教育方针，落实立德树人根本任务，培养德智体美劳全面发展的社会主义建设者和接班人。教材是教学的载体，高质量教材在传播知识和技能的同时，对于践行社会主义核心价值观，深化爱国主义、集体主义、社会主义教育，着力培养担当民族复兴大任的时代新人发挥巨大作用。在教育部、国家药品监督管理局的领导和指导下，在本套教材建设指导委员会专家的指导和顶层设计下，依据教育部《职业教育专业目录（2021年）》要求，中国医药科技出版社组织全国高职高专院校及相关单位和企业具有丰富教学与实践经验的专家、教师进行了精心编撰。

本套教材共计66种，全部配套"医药大学堂"在线学习平台，主要供高职高专院校药学类、药品与医疗器械类、食品类及相关专业（即药学、中药学、中药制药、中药材生产与加工、制药设备应用技术、药品生产技术、化学制药、药品质量与安全、药品经营与管理、生物制药专业等）师生教学使用，也可供医药卫生行业从业人员继续教育和培训使用。

本套教材定位清晰，特点鲜明，主要体现在如下几个方面。

1. 落实立德树人，体现课程思政

教材内容将价值塑造、知识传授和能力培养三者融为一体，在教材专业内容中渗透我国药学事业人才必备的职业素养要求，潜移默化，让学生能够在学习知识同时养成优秀的职业素养。进一步优化"实例分析/岗位情景模拟"内容，同时保持"学习引导""知识链接""目标检测"或"思考题"模块的先进性，体现课程思政。

2. 坚持职教精神，明确教材定位

坚持现代职教改革方向，体现高职教育特点，根据《高等职业学校专业教学标准》要求，以岗位需求为目标，以就业为导向，以能力培养为核心，培养满足岗位需求、教学需求和社会需求的高素质技能型人才，做到科学规划、有序衔接、准确定位。

3. 体现行业发展，更新教材内容

紧密结合《中国药典》（2020年版）和我国《药品管理法》（2019年修订）、《疫苗管理法》（2019

年）、《药品生产监督管理办法》（2020年版）、《药品注册管理办法》（2020年版）以及现行相关法规与标准，根据行业发展要求调整结构、更新内容。构建教材内容紧密结合当前国家药品监督管理法规、标准要求，体现全国卫生类（药学）专业技术资格考试、国家执业药师职业资格考试的有关新精神、新动向和新要求，保证教育教学适应医药卫生事业发展要求。

4.体现工学结合，强化技能培养

专业核心课程吸纳具有丰富经验的医疗机构、药品监管部门、药品生产企业、经营企业人员参与编写，保证教材内容能体现行业的新技术、新方法，体现岗位用人的素质要求，与岗位紧密衔接。

5.建设立体教材，丰富教学资源

搭建与教材配套的"医药大学堂"（包括数字教材、教学课件、图片、视频、动画及习题库等），丰富多样化、立体化教学资源，并提升教学手段，促进师生互动，满足教学管理需要，为提高教育教学水平和质量提供支撑。

6.体现教材创新，鼓励活页教材

新型活页式、工作手册式教材全流程体现产教融合、校企合作，实现理论知识与企业岗位标准、技能要求的高度融合，为培养技术技能型人才提供支撑。本套教材部分建设为活页式、工作手册式教材。

编写出版本套高质量教材，得到了全国药品职业教育教学指导委员会和全国卫生职业教育教学指导委员会有关专家以及全国各相关院校领导与编者的大力支持，在此一并表示衷心感谢。出版发行本套教材，希望得到广大师生的欢迎，对促进我国高等职业教育药学类与食品药品类相关专业教学改革和人才培养作出积极贡献。希望广大师生在教学中积极使用本套教材并提出宝贵意见，以便修订完善，共同打造精品教材。

数字化教材编委会

主　编　张雷红　谢仲德
副主编　郭向群　彭　电　朱仝飞　韩晓静
编　者　(以姓氏笔画为序)
　　　　王　琪 (哈尔滨医科大学)
　　　　朱仝飞 (重庆医药高等专科学校)
　　　　江　芳 (福建生物工程职业技术学院)
　　　　沈小钟 (广东食品药品职业学院)
　　　　张晓林 (山东药品食品职业学院)
　　　　张雷红 (广东食品药品职业学院)
　　　　郭向群 (楚雄医药高等专科学校)
　　　　唐　敏 (益阳医学高等专科学校)
　　　　梁　娜 (湖南食品药品职业学院)
　　　　韩晓静 (山西药科职业学院)
　　　　彭　电 (长沙卫生职业学院)
　　　　谢仲德 (重庆三峡医药高等专科学校)

天然药物化学系高职高专药学类、药品与医疗器械类等专业的专业基础课教材，学习本课程主要为后续药物制剂检测技术、药物制剂技术课程的学习及从事天然药物提取分离及研发岗位奠定理论和技能基础。本教材按照职业岗位所需的知识与技能构建教材内容，在介绍天然药物各类型化学成分时，以实例中的活性成分为主，强化天然药物化学基本操作技能的具体应用，将理论知识应用于实践中，做到理论与实践有机的结合。

本版修订教材在上一版的基础上，由全国 11 所院校从事教学和生产一线的教师、学者悉心编写而成，重点突出天然药物化学成分提取分离及检识的方法与技术，基本操作技能的培养贯穿于教材的始终，同时融入高职本科部分内容、课程思政元素及国家执业药师中药学专业相关知识，增强了教材的实用性。

本教材编写分工如下：张雷红（广东食品药品职业学院，第一章、第五章），韩晓静、唐敏（山西药科职业学院、益阳医学高等专科学校，第二章），江芳（福建生物工程职业技术学院，第三章），郭向群（楚雄医药高等专科学校，第四章），朱仝飞（重庆医药高等专科学校，第六章），张晓林（山东药品食品职业学院，第七章），彭电（长沙卫生职业学院，第八章），谢仲德（重庆三峡医药高等专科学校，第九章），梁娜（湖南食品药品职业学院，第十章），王琪（哈尔滨医科大学，第十一章），沈小钟（广东食品药品职业学院，第十二章），实训项目分属于各章节。

本教材供高职高专药学类、药品与医疗器械类专业教学使用，也可以作为五年制中高职相关专业、成人继续教育、自学考试以及社会从业人员的业务参考及培训用书。

在教材编写的过程中，得到编者所在院校的热情鼓励和大力支持，在此一并表示诚挚的谢意！

为使本书体现高职高专药学类相关专业的教育理念，我们做了种种不懈地努力，但鉴于学术水平及编写能力所限，内容难免有不当和疏漏之处，敬请广大师生和读者予以指正。

编　者
2021 年 5 月

目录
CONTENTS

第一章　绪　论

萝芙木（*Rauwol fia serpentina*）是印度和印度次大陆的本土植物，又名蛇根木，具有镇静作用，印度人常用它来泡水喝。利血平是由 E．Schlittle 于 1952 年从萝芙木中分离出来的，是一种吲哚类生物碱。1954 年，Nathan S. Kline 报道了利血平可以治疗精神病，特别是癫狂症。在对精神迟钝病人的治疗中，服用萝芙木或利血平的病人，其暴力事件发生、抑郁和情绪低落的情形有了很大改善。利血平来源于萝芙木，那么萝芙木中的主要有效成分属于何种类型化合物？此类化合物有何特点？

本章主要介绍天然药物化学的基础知识；学习天然药物化学的目的意义；天然药物化学的发展概况、各类型化学成分的基本知识及生物合成途径。

学习目标

1. **掌握**　天然药物化学的概念、研究内容；天然药物中各类化学成分的基本知识。
2. **熟悉**　学习天然药物化学的目的和意义；各类化合物的生物合成途径。
3. **了解**　天然药物化学的发展概况及其研究进展。

一、天然药物化学研究的内容

天然药物化学（medicinal chemistry of natural products）是运用现代科学的理论、方法与技术研究天然药物中化学成分的一门学科。其研究内容包括各类天然药物中有效成分或药效物质基础的结构特点、理化性质、提取分离方法以及主要类型化合物的结构鉴定等。此外，还将涉及主要类型化学成分的生物合成途径等内容。天然药物化学成分的阐述为天然药物药效物质基础的进一步研究提供科学依据。

天然药物来源于植物、动物、矿物和微生物，是自然界中存在且具有生物活性的天然产物，也是药物的一个重要组成部分。我国幅员辽阔，自然条件优越，蕴藏着丰富的药材资源。在中国，中药是天然药物的重要组成部分，中药防病治病已有数千年的历史，它与中医形成了具有一定特色的中医药理论体系，对人类的繁衍昌盛起着重要作用，是中华民族的瑰宝。

天然药物防病治病的物质基础，在于其中所含的活性成分。一种天然药物往往含有多种有效成分，故可有多种临床用途。有效成分是指天然药物中具有一定的生物活性、能代表其临床疗效的单一化合物，能用分子式、结构式表示，并且具有一定的物理常数，如沸点、熔点、溶解度、旋光度等。生物活性成分是指经过药效试验或生物活性试验，证明对机体有一定生物活性的成分。有效部位是指天然药物提取物中的一类或几类化学成分被认为是有效成分时，该一类或几类成分的混合体，如银杏叶总黄酮等。把既不产生防病治病作用、又无毒副作用的成分称为无效成分。应当指出的是，有效成分与无效成分的划分是相对的，不能机械的加以理解。随着现代科学技术发展及对天然活性成分研究的不断深入，以前被认为的无效成分，现在有些被作为有效成分应用。以多糖为例，以前在提取分离时常被作为无效成分而除去，随着现代科技发展，猪苓多糖、香菇多糖等多糖类成分已被证明是抗肿瘤的有效成分。鞣质类成分在天然药物提取分离过程中大多被视为无效成分除去，但五倍子中的鞣质具有收敛止血的功效。根据临床需要，有效成分也会被视为无效成分除去，如大黄中的蒽醌苷具有致泻作用，鞣质具有收敛作用，均为大黄中的有效成分，当临床用于致泻时，鞣质被作为无效成分除去。

二、天然药物化学研究的意义和目的

天然药物化学的研究对象是天然药物中防治疾病的物质基础——化学成分。一种天然药物往往含有多种结构、性质不尽相同的化学成分。因此，在开展天然药物有效成分的研究时必须全面、系统、科学地进行，才能真正反映天然药物生物活性的特点。研究天然药物有以下几个方面的意义和目的。

（一）探索天然药物防病治病机理

在明确了天然药物有效成分的基础上，才可研究化学结构与疗效、毒性等的关系，并能运用现代科学技术了解该成分在体内的吸收、分布、代谢和排泄过程，从而进一步研究其作用原理。例如麻黄是具有发汗散寒、宣肺平喘、利水消肿等功效的常用中药。现代研究证明，麻黄中挥发油 α – 松油醇能降低小鼠体温，是其发汗散寒的有效成分；其平喘的生物活性成分是麻黄碱和去甲麻黄碱，前者具有拟肾上腺素作用，能收缩血管、兴奋中枢，后者亦有松弛支气管平滑肌的作用；而利水的有效成分则是伪麻黄碱，具有升压、利尿的作用。

（二）控制天然药物及其制剂质量

天然药物防病治病的作用，与其有效成分的存在和含量的多少有关，而有效成分又受天然药物的品种、产地、采收季节、加工方法、贮存条件的影响而变化。如麻黄中的麻黄碱在春季含量较低，从夏季到八、九月含量逐渐增高至顶峰，随后含量又逐渐降低。若要保证麻黄在临床上的合理应用，就必须研究麻黄中有效成分含量随季节变化的规律。因此，只有研究了天然药物的有效成分，才能通过含量测定的方法控制天然药物及其制剂的质量。如中药银黄注射液是由金银花、黄芩两味中药中提取的有效成分配制而成。实验证明绿原酸为金银花中的主要有效成分之一，黄芩苷为黄芩的主要有效成分，故可用高效液相色谱法测定黄芩苷和绿原酸的含量，以控制银黄注射液的质量。

建立生物活性成分质量标准，可以规范天然药物同物异名、同名异物现象。例如，曾经用含肾毒性成分（马兜铃酸）的马兜铃科植物关木通（*Aristolochia manshuriensis* Kom.）替代木通科植物木通 [*Akebia quinata* (Thunb.) Decne.]，导致临床尿毒症病例上升，现《中国药典》已不再收载关木通。

中药指纹图谱是运用高效液相色谱、紫外光谱、红外光谱、质谱、核磁共振波谱、气相色谱等现代分析技术与计算机联用，进行化学成分指纹图谱定性和有效成分或有效部位的定量，用量化来控制中药材及其制剂的质量，这将是实现中药质量标准规范化、国际化的重要手段。

(三) 改进药物剂型，提高临床疗效

制剂的有效性、安全性、合理性决定了医药水平和用药效果。传统的丸、散、膏、丹、汤剂等剂型已不能满足现代医学防病治病的需要。为了提高疗效，降低毒、副作用，便于携带和服用，在对有效成分研究的基础上，采用现代化的技术和手段对天然药物中的有效成分进行提取分离，再根据有效成分或有效部位的理化性质，运用现代科学技术制成新型药物剂型。同时深入研究其在体内的吸收、分布、代谢、排泄等规律，以提高药物剂型的临床疗效。

(四) 扩大药源，促进新药开发

天然药物有效性的物质基础是它们的有效成分，当天然药物的疗效肯定，有效成分明确，但药物资源匮乏时，可根据有效成分的化学结构、理化性质及鉴别方法，依据亲缘关系寻找其他动植物中或同一植物的不同部位是否含有此种成分，从而开辟和扩大药物资源。如具有抗菌消炎作用的小檗碱最早是从毛茛科植物黄连中提取分离出来的，因黄连生长缓慢，供不应求。根据其性质，经寻找发现小檗属的三颗针、芸香科的黄柏等植物中也含有此成分，从而扩大提取小檗碱的药源。具有抗癌作用的秋水仙碱，原植物秋水仙产于欧洲和非洲，而国内出产的山慈菇和嘉兰均含有此成分，可作为提取秋水仙碱的原料。

根据天然药物有效成分的化学结构特点进行改造，寻找理想的药物，是现代合成新药的方法之一。例如，我国研制的青蒿素是一种高效、速效的抗疟新药，其缺点是水溶性小，体内半衰期短。通过结构修饰得到青蒿琥酯，可以制成注射剂，半衰期延长，抗疟活性提高 9 倍。

青蒿素　　　　　　　　青蒿琥酯

(五) 为中药炮制提供科学依据

中药炮制是根据中医辨证施治用药需要所采用的一项传统独特的制药技术。很多中药在用于临床前都要经过炮制，以达到提高疗效、降低毒副作用、改变药物药性或功效、便于贮藏和服用等目的。一种药物经过不同炮制方法后可以发挥不同的疗效。如酒制大黄使泻下作用减弱，增强了清热、消炎、活血化瘀的作用；蜜制大黄适用于老年体弱的便秘；大黄炭适用于体内出血；石灰制大黄则适用于外伤出血；醋制大黄活血化瘀的作用显著。传统的炮制方法没有评判的依据，没有统一的标准，在炮制过程中只是根据操作者的经验来判断结果。只有在明确中药有效成分的基础上，用现代实验技术和方法对其进行定性定量分析，才能有效地控制炮制品的规格质量。

研究中药炮制前后化学成分的变化，有助于阐明炮制原理，改进和完善传统中药炮制方法和技术。如何首乌生品有润肠、解疮毒作用，而炮制品则有补肝肾作用。对何首乌炮制前后的化学成分进行分析，结果表明：制首乌中具有致泻作用的蒽醌苷水解为游离蒽醌衍生物；生首乌的含糖量为 5.8%，而制首乌的含糖量为 10.84%，化学成分分析阐明了何首乌炮制后功效发生变化的原因。

实例分析

实例 中药黄芩有浸、烫、煮、蒸等炮制方法。过去南方认为黄芩有小毒，必须用冷水浸泡至颜色变绿去毒后再切成饮片，称为"淡黄芩"，而北方则认为黄芩遇冷水变绿影响质量，必须用热水煮后切成饮片，以色黄为佳。

问题 1. 为何现在认为黄芩应以蒸或用沸水略煮的方法进行炮制？

2. 黄芩用冷水浸泡为何颜色会变绿？用烫、煮、蒸等方法炮制时，化学成分发生何种变化？采用不同炮制方法，抑菌活性会发生怎样变化？

答案解析

三、天然药物化学的发展概况

自古以来，人类为维护身体健康和生存繁衍，在获取食物和与疾病作斗争的同时，发现了治疗疾病的植物（草药）和一些动物、矿物药，因而有"药食同源"或"医食同源"之公论。据国外文献记载，瑞典药剂师舍勒（K. W. Schelle）于 1769 年将酒石（酒石酸氢钾）转化为钙盐，再用硫酸法分解制得酒石酸，为从天然药物中分离有机化学成分的始端。后来，舍勒又用类似方法从天然药物中得到苯甲酸（1775 年）、没食子酸（1786 年）等有机酸类成分。从天然药物中提取活性成分始于 19 世纪，1806 年由德国药师塞图尔（Sertürner）从鸦片中分离得到的吗啡（morphine），开创了以生物碱为代表的天然药物化学和有机化学研究，被认为是现代天然药物化学的开端。此后数十年从天然药物中发掘了大量的活性成分，如吐根碱、奎宁、马钱子碱、咖啡因、阿托品、洋地黄毒苷、毒毛花苷 K 等，以生物碱居多，都具有显著的生物活性，多数至今仍作为药物，生物碱的研究可谓是天然药物化学发展的里程碑。1940 年以前的天然药物化学研究手段有限，主要集中于分离易得的动植物化学成分及其结构确定。1940 年以后，随着色谱方法的进步及波谱技术和 X 射线单晶衍射技术的发展，天然药物化学进入了重要的发展时期。20 世纪 50 年代先后自印度萝芙木中获得降压成分利血平，从降血糖药长春花中获得抗癌活性成分长春碱和长春新碱，成为两个很有价值的药物，引起各方重视。

我国古代早已对天然药物化学的研究有所记载，如公元前 12 世纪已使用大麦发芽制造饴糖。南朝宋时药学家雷敩所著的《炮炙论》，已经运用了丰富的天然药物化学知识。明朝《本草纲目》中记述五倍子有"看药上长起长霜，药则成矣"的记载，而"长霜"即没食子酸生成的现象，是世界上最早制得有机酸的记载，比舍勒的发明早了 200 年。《本草纲目》中还详尽记载了用升华法制备樟脑的过程，欧洲直至 20 世纪下半叶才提出得到樟脑的纯品。

我国在 20 世纪 20 年代从天然药物中发现了麻黄碱，30 年代分离出了延胡索乙素、延胡索丁素、延胡索戊素等止痛成分，但受当时国家经济实力及科学技术综合水平的限制，发展缓慢，甚至连临床应用的麻黄碱还依赖进口。直到 20 世纪 70 年代后期，随着我国中医药事业发展取得的显著成绩，中医药学又引起了世人的高度重视。尤其在经过数千年同疾病作斗争的过程中筛选证实确有疗效而保留下来的中药中，进一步发现新的有效成分进而开发成新药的几率很高，这些引起了国内外科学家的高度重视。

20 世纪 80 年代，随着国家的重视和综合实力的增强，中医药事业得到了迅猛发展，国内已经拥有相当规模的科研队伍从事天然药物有效成分及药效物质基础的提取、分离、活性筛选及结构鉴定工作，研究步伐大大加快，研究水平有了很大提高。迄今为止对天然药物进行较系统的化学及药理的研究，发现了众多有生物活性的单体化合物，其中有很多天然药物成分已开发成为新药，广泛应用于临床。如抗肿瘤的有效成分斑蝥素、羟基喜树碱、高三尖杉酯碱、莪术醇等；作用于心脑血管系统的有效成分丹参酮Ⅱ_A、丹酚酸 A、芹菜甲素、蝙蝠葛碱等；作用于中枢神经系统的有效成分山莨菪碱、樟柳碱、罗通定等；作用于免疫系统的有效成分灵芝多糖、雷公藤甲素等。进入 21 世纪以来，在国家经济发展需求及民族医药产业发展大背景下，大力发展中医药已经成为国家发展战略，中医药产业迎来了千载难逢的发展机遇。党的二十大报告提出推进健康中国建设，"促进中医药传承创新发展"被纳入其中。中医药彰显健康中国独特优势，为健康世界提供"中国方案"，成为外界感知中华文化的生动载体。随着中医药服务能力和可及性显著提升，服务体系进一步健全，防病治病的独特优势和持续作用发挥，守正创新传承发展取得了显著成绩，为维护人民健康、推进健康中国作出重要贡献。

天然药物化学的发展与现代科学技术进步息息相关。近年来，现代分离分析技术、基于结构鉴定的光谱技术及活性检测技术取得了飞速发展，许多结构复杂、微量的成分可以获得纯品并能够确定其化学结构，极大丰富了天然药物的来源。如用于分离不同化合物的凝胶、离子交换树脂、大孔吸附树脂、正相、反相色谱用的载体等，中压快速色谱、液滴逆流色谱（DCCC）和高效液相色谱（HPLC）等不同的色谱技术，使微量天然新化合物的分离纯化简便易行。各种现代新技术的应用，不仅使非极性化合物、小分子化合物分离速度和分离质量有了大幅度提高，而且也使分离纯化难度较大的水溶性大分子化合物得到了较好的分离。在结构鉴定方面，紫外光谱（UV）、红外光谱（IR）、核磁共振波谱（NMR）、质谱（MS）等光谱技术的问世，使结构研究工作趋向微量、准确和快速。新技术的兴起使研究天然药物化学成分的周期大大缩短。

 知识链接

科技是中医药现代化发展的重要抓手

"回顾近几十年来中医药发展历程，科技创新是关键。"张伯礼院士多次提到科技的力量，他认为："'现代科技＋中医药'是推动中医药现代化发展的重要抓手。"从药材种植生产，到制药装备智能化和诊疗技术智能化，再到研究证据转化落地，中医药发展全方位与现代科学新技术新方法紧密相连。科技是中医药发展的翅膀，翅膀越硬，就飞得越高越远。

即学即练

世界上最早应用发酵法制取的有效成分是我国明代《本草纲目》中记载的（　　）。

A. 莽草酸　　　B. 苯甲酸　　　C. 没食子酸　　　D. 酒石酸　　　E. 乳酸

答案解析

随着现代药理学、毒理学、分子生物学、计算机化学、组合化学等理论及相关技术的发展，天然药物的开发途径和手段也在不断现代化。天然活性产物的构效关系研究对新药研发尤为重要，需结合药理学和毒理学等，以了解化合物的活性、毒性及作用机制，为活性分子的设计提供依据。

四、天然化合物的生物合成

天然药物所含的成分多种多样，这些成分都是生物体通过生物合成反应得到的，反应机制涉及羟基化反应、Wagner – Meerwein 重排、Aldol 和 Claisen 反应、希弗碱形成和曼尼希反应、转氨基反应、脱羧、氧化和还原反应等。

（一）一次代谢及二次代谢

绿色植物及藻类可以通过光合作用将 CO_2 及 H_2O 合成为糖类，并放出氧气。生成的糖则进一步通过不同途径代谢，产生三磷酸腺苷（ATP）及辅酶Ⅰ等维持植物机体生命活动不可缺少的物质，以及丙酮酸、磷酸烯醇式丙酮酸、赤藓糖-4-磷酸、核糖等。核糖为合成核酸的重要原料；磷酸烯醇式丙酮酸与赤藓糖-4-磷酸可进一步合成莽草酸；丙酮酸经过氧化、脱羧反应生成乙酰辅酶A，再进入三羧酸循环体系中，生成一系列的有机酸及丙二酸单酰辅酶A等，并通过固氮反应得到一系列的氨基酸。上述过程中对维持植物的生命活动来说是不可缺少的，且几乎存在于所有绿色植物中，称之为一次代谢过程。糖、蛋白质、脂质、核酸等这些对植物机体生命活动来说不可缺少的物质，则称之为一次代谢产物（primary metabolites）。

在特定条件下，一些重要的一次代谢产物如乙酰辅酶A、丙二酸单酰辅酶A、莽草酸及一些氨基酸等，作为原料或前体，又进一步经历不同的代谢过程，生成生物碱、萜类等化合物。因为这一过程并非在所有植物中都能发生，对维持植物的生命活动来说也不是必须的作用，故称之为二次代谢过程。生物碱、萜类等化合物则称之为二次代谢产物（secondary metabolites）。植物中的二次代谢产物因为结构富于变化，不少又多具有明显的生理活性，因而成为天然药物化学的主要研究对象。

（二）生物合成途径

天然化合物的主要生物合成途径大多数已通过放射性核素示踪实验得到了证明，具体如下。

1. 醋酸-丙二酸途径（acetate-malonate pathway，AA-MA途径） 饱和、不饱和脂肪酸及聚酮类化合物均由此途径合成而来。由聚酮合成芳香族化合物时，反应过程涉及羟基化反应、Claisen缩合反应、羟醛缩合、芳环的氧化开裂、酚氧化偶联反应等。

2. 甲戊二羟酸途径和脱氧木酮糖磷酸酯途径 甲戊二羟酸途径（mevalonic acid pathway，MVA途径）和脱氧木酮糖磷酸酯途径（deoxyxylulose-5-P pathway，DXP途径）是萜类和甾类化合物的生物合成途径。萜类化合物是由异戊二烯单位连接而成的天然产物，按其聚合的异戊二烯单位数目可分为半萜、单萜、倍半萜、二萜、三萜等。甾类化合物是由三萜类化合物进一步修饰降解形成。

3. 莽草酸途径（shikimic acid pathway） 芳香氨基酸类、苯甲酸类和桂皮酸类化合物由莽草酸途径合成，并且通过此途径进一步转化可得到木脂素类、苯丙素类和香豆素类等C_6-C_3单位的化合物。莽草酸和醋酸途径结合则得到苯乙烯吡喃酮类、黄酮类、1,2-二苯乙烯类、黄酮醇类和异黄酮类化合物；莽草酸和萜类的复合途径则生成萜醌类化合物。

4. 氨基酸途径（amino acid pathway） 天然产物中的生物碱类成分均由此途径生成。已知作为生物碱前体的氨基酸，在脂肪族氨基酸中主要有鸟氨酸、赖氨酸；芳香族中则有苯丙氨酸、酪氨酸及色氨酸等。有些氨基酸脱羧成为胺类，再经过一系列化学反应（甲基化、氧化、还原、重排等）后转变为生物碱，在生物碱生物合成过程中，涉及曼尼希反应、酚类氧化偶联反应等一些重要的化学反应。应当指出，并非所有的氨基酸都能转化为生物碱。

5. 复合途径 来自两个以上不同的生物合成途径，即复合生物合成途径。如大麻二酚酸、查尔酮、二氢黄酮等天然化合物。常见的复合生物途径有以下几种：①醋酸-丙二酸-莽草酸途径；②醋酸-丙二酸-甲戊二羟酸途径；③氨基酸-甲戊二羟酸途径；④氨基酸-醋酸-丙二酸途径；⑤氨基酸-莽草酸途径。

五、天然药物各类化学成分简介 微课1

天然药物种类繁多，每种药物在其生长过程中都进行了一系列的新陈代谢生化过程，形成和积累了各种化学物质即天然药物化学成分。现将常见的和具有明显生物活性的化学成分简述如下。

（一）糖类与苷类化合物

糖类（saccharides）在自然界中分布广泛，常占植物干重的80%~90%。糖类可分为单糖、低聚糖和多糖。单糖是分子中带有多个羟基的醛类或酮类，为无色晶体，味甜，有吸湿性，极易溶于水，难溶于乙醇，不溶于乙醚。单糖具有旋光性，其溶液有变旋现象。低聚糖又称寡糖，指含有2~9个单糖分子脱水缩合而成的化合物。低聚糖易溶于水，难溶或几乎不溶于乙醚等有机溶剂。多聚糖是由10个以上的单糖基通过苷键连接而成的，一般多聚糖常由几百甚至几千个单糖组成。常见的多糖有淀粉、菊糖、果胶、树胶和黏液质等。多糖一般不溶于冷水。

苷类（glycosides）又称配糖体，是由糖或糖的衍生物与另一非糖物质通过糖的端基碳原子连接而成的一类化合物，其中非糖部分称苷元或配糖基。苷类化合物结构中因含有糖基，具有亲水性，可溶于水、亲水性有机溶剂，不溶或难溶于亲脂性有机溶剂。苷在天然药物中广泛存在，是一类重要的有效成分。

（二）黄酮类化合物

黄酮类（flavonoids）泛指两个具有酚羟基的苯环通过中央三碳原子相互连接而成的一系列化合物，即由 $C_6 - C_3 - C_6$ 单位组成的化合物。在植物体中常以游离态或与糖结合成苷的形式存在，多具有酚羟基，呈酸性。黄酮苷元一般难溶或不溶于水，可溶于乙酸乙酯、乙醚等有机溶剂及稀碱液中。黄酮苷类化合物一般易溶于水、甲醇、乙醇、吡啶等极性溶剂。黄酮类化合物在植物界分布广泛，迄今为止的药效和临床试验表明黄酮类成分具有多种的生物活性，含黄酮类较多的天然药物有槐米、葛根、陈皮、黄芩等。

（三）醌类化合物

天然醌类（quinones）化合物主要有苯醌、萘醌、菲醌和蒽醌等类型，是一类比较重要的活性成分。游离的醌类一般溶于乙醚、苯、三氯甲烷等有机溶剂，与糖结合成苷后，易溶于甲醇、乙醇等极性大的有机溶剂。醌类化合物具有致泻、抗菌、利尿、抗癌和抗病毒等药理活性。天然药物大黄、虎杖、决明子、丹参、何首乌等中的有效成分多为醌类成分。蒽醌类化合物是醌类中一类重要化合物。

（四）苯丙素类化合物

苯丙素类（phenylpropanoids）是 类天然存在的含有一个或几个 $C_6 - C_3$ 单元的化合物，包括简单苯丙素、香豆素、木脂素、木质素等。香豆素（coumarins）和木脂素（lignans）类均为莽草酸通过苯丙氨酸和酪氨酸等芳香氨基酸经脱氢、羟基化、偶合等一系列反应而形成的产物。香豆素是具有苯骈 α - 吡喃酮母核的一类化合物的总称。在结构上可看作是邻羟基桂皮酸失水而成的内酯，具有内酯环的性质。环上常有羟基、烷氧基、苯基和异戊烯基等取代基，其中异戊烯基的活泼双键与苯环上的邻位羟基可形成呋喃环或吡喃环的结构。游离香豆素可溶于热水，易溶于三氯甲烷、苯和乙醚等有机溶剂。香豆素苷类则可溶于水，也溶于甲醇和乙醇，不溶于三氯甲烷、苯和乙醚等有机溶剂。

木脂素类是一类苯丙素氧化聚合而成的结构多样的天然产物，多数呈游离状态，只有少数与糖结合成苷而存在。由于分子中具有手性碳，木脂素类化合物大多具有光学活性。游离木脂素亲脂性较强，易溶于乙醚、乙酸乙酯和三氯甲烷等低极性有机溶剂，可溶于甲醇、乙醇，难溶于水。成苷后的木脂素极性增大，水溶性也增加。木脂素类结构类型多样，生物活性显著，有一定的研究开发前景。

（五）皂苷类化合物

皂苷（saponins）是一类结构比较复杂的苷类化合物，因它的水溶液经振摇能够产生大量持久的肥皂样泡沫，能与胆甾醇结合形成复合物，具有溶血的特性。按其苷元结构的不同可分为甾体皂苷和三萜皂苷两大类。大多数皂苷极性较大，易溶于热甲醇、乙醇，能溶于水，难溶于乙酸乙酯、乙醚等。皂苷在含水丁醇和戊醇中溶解度大，所以正丁醇常作为提取和萃取皂苷的溶剂。皂苷元溶于石油醚、苯、乙醚、三氯甲烷等低极性溶剂中，不溶于水。皂苷具有多种生物活性，在天然药物中存在广泛，人参、甘草、柴胡、桔梗等均含有皂苷。

（六）强心苷类化合物

强心苷（cardiac glycosides）是存在于生物体中具有强心作用的甾体苷类化合物。强心苷一般能溶于甲醇、乙醇等，难溶于三氯甲烷、乙醚、苯等极性小的溶剂。苷易被酸水解成苷元和糖，也常常被共存于植物中的酶水解去一部分糖，成为次生苷。苷元溶于三氯甲烷、乙酸乙酯等有机溶剂中。临床上常用的强心苷类药物有二十余种，如西地兰、地高辛等，主要用于治疗充血性心力衰竭和节律障碍等心脏疾病。

（七）生物碱类化合物

生物碱（alkaloids）是一类存在于生物体内的天然含氮有机化合物，有似碱的性质，能和酸结合成盐。游离的生物碱能溶于三氯甲烷、乙醚和苯等有机溶剂，尤其在三氯甲烷中溶解度好，大多不溶或难溶于水。而生物碱盐特别是小分子有机酸盐和无机酸盐易溶于水、乙醇，不溶或难溶于常见的有机溶剂。生物碱类具有多样而显著的生物活性，是天然药物中的一类重要成分。常见的含生物碱类成分的天然药物有黄连、麻黄、三颗针等。

（八）萜类和挥发油

萜类（terpenoids）是由甲戊二羟酸衍生的分子式符合（C_5H_8）$_n$通式的化合物及其衍生物的总称。萜类化合物在自然界分布广泛，种类繁多且生物活性多样。根据异戊二烯单位的数目将萜类分为单萜、倍半萜、二萜、二倍半萜、三萜和四萜等类型。单萜和倍半萜类多为具有特殊香气的油状液体，在常温下可以挥发，或为低熔点的固体。二萜或二倍半萜多为结晶性固体。游离萜类化合物亲脂性强，易溶于醇及脂溶性有机溶剂，难溶于水，但单萜和倍半萜类能随水蒸气蒸馏。具有内酯结构的萜类化合物能溶于碱水，酸化后，又从水中析出。萜类苷化后具有一定的亲水性，能溶于热水、甲醇、乙醇等极性溶剂。

挥发油（volatile oils）又称精油，是存在于植物中的一类具有芳香气味、可随水蒸气蒸馏而又与水不相混溶的挥发性油状液体的总称。挥发油为混合物，其组成较为复杂，来源不同所含的成分颇不一致，但主要是由萜类、芳香族类、脂肪族类以及它们的含氧衍生物如醇、醛、酸、酚、醚、内酯等组成，其中单萜和倍半萜是挥发油的主要成分，此外还包括含氮及含硫的化合物。挥发油在水中溶解度极小，易溶于大多数有机溶剂，如乙醚、苯、石油醚等。

（九）鞣质类

鞣质（tannic acids）又称丹宁或鞣酸，是一类分子较大、结构复杂的多元酚类化合物。鞣质广泛存在于植物界，约70%以上的天然药物中含有鞣质类化合物。鞣质大多为无定形粉末，能溶于水、乙醇、丙酮等极性溶剂，不溶于乙醚、三氯甲烷等有机溶剂，可溶于乙醚和乙醇的混合液。可与蛋白质结合形成致密、柔韧、不易腐败又难透水的化合物。其水溶液遇重金属如醋酸铅、醋酸铜等能产生沉淀，还能与蛋白质、多种生物碱盐类形成沉淀。

（十）有机酸类

有机酸（organic acids）是分子中含有羧基的一类有机化合物，普遍存在于植物界，在植物体中除了少数以游离状态存在外，一般都与钾、钙、镁等金属离子或生物碱结合成盐。一般低级脂肪酸易溶于水、乙醇等，难溶于有机溶剂；高级脂肪酸及芳香酸较易溶于有机溶剂而难溶于水。有机酸的钾盐或钠盐能溶于水而难溶于有机溶剂。常利用有机酸易与氯化钙或醋酸铅生成沉淀的性质而与其他化学成分分离。

（十一）氨基酸、蛋白质、酶

分子中含有氨基和羧基的化合物称为氨基酸（amino acid），是广泛存在于植物体内的一种含氮的有机物质，大多易溶于水、稀乙醇，难溶于有机溶剂。氨基酸在天然药物中分布广泛，有一定的营养价值，但含量较低。

蛋白质（protein）是生命的物质基础，是由 α–氨基酸通过肽键结合而成的一类高分子化合物。蛋白质能溶于冷水，不溶于乙醇、甲醇等有机溶剂。蛋白质性质不稳定，遇酸、碱、热或某些试剂可使蛋白质变性产生沉淀。蛋白质在天然药物中分布也很普遍，多数没有医疗价值。

酶（enzyme）是生物体内具有特殊催化能力的蛋白质，是生物体内各种生化反应的催化剂。天然药物中酶普遍存在，其中不少酶具有药理作用。酶的催化作用具有专一性，通常一种酶只能催化某一种特定的反应，如蛋白酶只能催化蛋白质分解成氨基酸。植物中所含的苷类往往与某种特殊酶共存于同一组织的不同细胞中，当细胞破裂时，酶与苷接触即可使苷发生水解。

目标检测

答案解析

一、选择题

（一）单项选择题

1. 有效部位是（　　）

   A. 混合物　　　　　　　　　B. 单体化合物　　　　　　　　C. 有一定熔点

   D. 有结构式　　　　　　　　E. 以上均不是

2. 一般情况下，认为是无效成分或杂质的是（　　）

   A. 生物碱　　　　　　　　　B. 叶绿素　　　　　　　　　　C. 黄酮

   D. 皂苷　　　　　　　　　　E. 醌类

3. 中药的药效成分不适于用煎煮法提取的是（　　）

   A. 酯类　　　　　　　　　　B. 挥发油　　　　　　　　　　C. 甾醇

   D. 生物碱　　　　　　　　　E. 黄酮

4. 分子式符合 $(C_5H_8)_n$ 通式的衍生物属于（　　）

   A. 香豆素类　　　　　　　　B. 树脂　　　　　　　　　　　C. 黄酮类

   D. 萜类　　　　　　　　　　E. 树胶

5. 萜类化合物的生物合成途径是（　　）

   A. 醋酸–丙二酸途径　　　　B. 甲戊二羟酸途径　　　　　　C. 莽草酸途径

   D. 氨基酸途径　　　　　　　E. 复合途径

6. 黄酮类化合物母核的基本骨架为（　　）

   A. $C_3 - C_6 - C_3$　　　　　　B. $C_6 - C_6 - C_6$　　　　　C. $C_6 - C_3 - C_6$

   D. $C_6 - C_3$　　　　　　　　E. $C_3 - C_6$

7. 存在于生物体内的一类天然含氮有机化合物，有似碱的性质，能和酸结合成盐，此类化合物为（　　）

   A. 香豆素类　　　　　　　　B. 树脂　　　　　　　　　　　C. 黄酮类

   D. 萜类　　　　　　　　　　E. 生物碱类

8. 世界上最早应用升华法制取有效成分是我国《本草纲目》中记载的（　　）

A. 樟脑   B. 蒽醌类   C. 黄酮类

D. 香豆素类   E. 生物碱类

9. 关木通中含有肾毒性成分是 ( )

     A. 绿原酸   B. 马兜铃酸   C. 没食子酸

     D. 麻黄碱   E. 大黄酸

10. 常作为萃取皂苷的溶剂是 ( )

     A. 正丁醇   B. 甲醇   C. 丙酮

     D. 乙醚   E. 乙酸乙酯

(二) 多项选择题

1. 天然药物来自 ( )

     A. 植物   B. 动物   C. 矿物

     D. 海洋生物   E. 合成药物

2. 天然药物研究的主要内容是 ( )

     A. 结构类型   B. 理化性质   C. 提取

     D. 制剂   E. 分离

3. 下列被认为是有效成分的是 ( )

     A. 生物碱类   B. 强心苷类   C. 色素类

     D. 皂苷类   E. 树脂

4. 经甲戊二羟酸途径合成的是 ( )

     A. 单萜   B. 二萜   C. 三萜

     D. 黄酮   E. 倍半萜

5. 含有小檗碱的天然药物有 ( )

     A. 芦丁   B. 黄连   C. 黄柏

     D. 人参   E. 三颗针

二、名词解释

1. 有效成分

2. 有效部位

三、问答题

1. 简述天然药物化学研究的内容。

2. 简述天然药物化合物的主要生物合成途径。

3. 简述天然药物在分离、鉴定方面的新技术新方法。

书网融合……

知识回顾   微课1   习题

(张雷红)

第二章　天然药物化学成分的提取分离技术

学习引导

藿香正气软胶囊是临床常用药，具有解表化湿、理气和中的功能，用于外感风寒、内伤湿滞或夏伤暑湿所致的感冒。方中有苍术、陈皮、厚朴（姜制）、白芷、茯苓、大腹皮、生半夏、甘草、广藿香、紫苏叶共十味药材，那么制备软胶囊所需的原料药是如何制得的？工业生产中是根据每味中药中有效成分的性质，采用不同方法提取分离得到，如苍术、陈皮、厚朴、白芷采用乙醇回流提取；茯苓、大腹皮、甘草采用水煎煮提取；生半夏姜制后采用水提醇沉法，取上清液浓缩成清膏；广藿香和紫苏叶分别利用水蒸气蒸馏法得到藿香油和紫苏叶油，将以上提取物加入适量辅料，混匀，制成软胶囊的原料药。请问，该原料药在制备过程中分别采用了哪些提取方法？为什么要采用不同的提取方法？

本章主要介绍常用天然药物提取分离的方法、原理、适用范围及优缺点；不同的色谱分离法在天然药物分离中应用。

📖 学习目标

1. **掌握**　常用提取和分离方法的基本操作、适用范围和操作要点；常用各类色谱分离材料的特点及其分离的基本原理和影响因素。
2. **熟悉**　常用中药有效成分提取分离的方法及应用。
3. **了解**　中药提取分离新技术的研究进展及应用。

第一节　提取方法与技术

PPT

天然药物多来源于自然界，化学成分复杂多样，其中的有效成分是研究的重点。首先从天然药物中将化学成分提取分离出来，得到单体化合物，才能进一步进行结构鉴定、活性筛选等研究。目前，天然药物中化学成分的提取方法有溶剂提取法、水蒸气蒸馏法、升华法及 CO_2 超临界流体萃取法等，其中溶剂提取法最常用。

一、溶剂提取法

溶剂提取法是依据"相似相溶"原理，选择对有效成分溶解度大而对其他成分溶解度小的溶剂，将有效成分从药材组织中提取出来。其基本原理是溶剂在渗透、扩散作用带动下，渗入药材组织细胞内部, 溶解部分成分, 使细胞内外产生较大的浓度差, 从而带动溶剂不断做往返运动, 直至细胞内外溶质的浓度达到平衡, 将有效成分提取出来。

(一) 溶剂的选择

1. 选择原则　溶剂提取法的关键是选择合适的溶剂。合适的溶剂应是对有效成分溶解度较大, 而对无效成分及其他成分溶解度小的溶剂。依据 "相似相溶" 原理, 亲水性的化学成分易溶于极性 (亲水性) 溶剂; 亲脂性的化学成分易溶于非极性 (亲脂性) 溶剂。理想溶剂应具备的特点: 对有效成分溶解度大, 对无效成分溶解度小; 与有效成分不发生化学反应; 低毒环保、安全易得、沸点适中、容易回收等。

溶剂的极性与介电常数 ε 有关, 溶剂的 ε 值越大, 极性越大。一些常用溶剂的 ε 值见表 2-1。

表 2-1　常用溶剂的介电常数 (ε)

溶剂名称	介电常数 (ε)	溶剂名称	介电常数 (ε)
石油醚	1.8	正丁醇 (n-BuOH)	17.5
苯 (C_6H_6)	2.3	丙酮 (Me_2CO)	21.5
无水乙醚 (Et_2O)	4.3	乙醇 (EtOH)	26.0
三氯甲烷 ($CHCl_3$)	5.2	甲醇 (MeOH)	31.2
乙酸乙酯 (EtOAc)	6.1	水 (H_2O)	80.0

2. 常用溶剂　按照极性的不同, 可将常用溶剂分为水、亲水性有机溶剂、亲脂性有机溶剂三类。常用于天然药物成分提取分离的溶剂按极性由弱到强的顺序为: 石油醚 < 四氯化碳 < 苯 < 乙醚 < 三氯甲烷 < 乙酸乙酯 < 正丁醇 < 丙酮 < 乙醇 < 甲醇 < 水。

(1) 水　是典型的极性溶剂。天然药物中的亲水性成分, 如生物碱盐、大多数苷类、鞣质、糖、蛋白质、氨基酸、无机盐等均能被水溶出。为了增加溶解度, 也常采用酸水或碱水作为提取溶剂。酸水提取可使生物碱等碱性物质与酸生成盐而溶出, 碱水提取可使有机酸、黄酮、蒽醌、内酯、香豆素及酚类成分溶出。水做提取溶剂有价廉、安全、易得等优点; 缺点是溶出的水溶性杂质多、不易滤过和浓缩、易霉变、保存困难。

(2) 亲水性有机溶剂　是指甲醇、乙醇、丙酮等极性大并能与水混溶的有机溶剂, 其中以乙醇最为常用。由于乙醇分子小、极性大、对细胞的穿透能力强, 亲水性成分除蛋白质、黏液质、果胶、淀粉和部分多糖等之外, 大多能在乙醇中溶解; 难溶于水的亲脂性成分在乙醇中的溶解度也较大。同时可以根据被提取物质的性质, 采用不同浓度的乙醇进行提取。乙醇具有提取范围广、提取效率高、易保存、毒性小等优点; 缺点是价高、易燃等。一般来说, 甲醇比乙醇有更好的提取效果, 但因其毒性较乙醇大, 故多数情况下仅在实验室研究中应用, 而乙醇更适用于工业化生产。

(3) 亲脂性有机溶剂　是指与水不相混溶的有机溶剂, 如三氯甲烷、乙醚、苯、石油醚、乙酸乙酯等。天然药物中亲脂性成分如挥发油、游离生物碱、部分苷元、叶绿素、油脂、树脂等成分可被提出。此类溶剂提取具有选择性强、提出杂质少、提取液易浓缩等优点; 缺点是穿透力较弱, 需长时间反复提取, 且此类溶剂毒性大、易挥发、易燃、价高、对设备要求高、使用不安全等。

因此, 在实际操作中可针对某药材中已知成分或某类成分的性质, 依据相似相溶原理, 选择相应的溶剂进行提取。如槐米中芦丁的提取可以选择水为提取溶剂; 细辛醚的提取可选用石油醚。也可选择几种极性不同的溶剂进行分步提取, 使各种成分依照其在不同极性溶剂中的溶解度差异而得到初步分离。此外, 天然药物中由于化学成分复杂, 相互之间会互相影响, 如发生化学反应或产生增溶现象, 使溶解性能发生改变, 故选择溶剂时需综合考虑。

（二）提取方法

根据被提取成分的性质及所选溶剂的特点不同，常用的提取方法如下。

1. 浸渍法　是在常温或低热（<80℃）条件下用适当的溶剂浸渍药材以溶出其中成分的方法。

（1）常用溶剂　水、乙醇。

（2）仪器装置　有盖的容器。

（3）操作过程　将药材粗粉置容器中→加入适量的溶剂→常温或低热浸泡（注：浸泡时应将容器盖严，并经常搅拌或振摇），一般浸泡2～3日或规定时间→倾取上清液滤过→提取液。

（4）提取范围　适用于有效成分遇热不稳定或含大量淀粉、树胶、果胶、黏液质的药材的提取。

（5）优缺点　操作简便。但提取时间长、溶剂用量大，提取效率不高。水为溶剂易发霉、变质，必要时添加适量的防腐剂。

2. 渗漉法　将天然药物粗粉装入渗漉筒中，连续添加溶剂使其渗过药材，自渗漉筒的下端流出浸出液的一种方法。

（1）常用溶剂　水、不同浓度的乙醇、酸或碱液。

（2）仪器装置　渗漉装置见图2－1。

（3）操作过程　湿润药材粗粉→装筒→排气→浸渍→渗漉→收集渗漉液。

药材装筒前要加溶剂湿润，使其充分膨胀；装筒时，筒底铺少量脱脂棉，药材要装填均匀平整，装至渗漉筒容积的2/3，表面铺滤纸、压重物。装筒后，打开下口，加溶剂，待下口有溶剂流出时，筒内气体排尽，关闭下口。继续添加溶剂至高出药材表面3～5cm，浸渍1～2天，开始渗漉，

图2－1　渗漉装置

注意渗漉过程中溶剂始终高出药面，控制渗漉速度。收集渗漉液约为药材重量的8～10倍或以渗漉液中有效成分的鉴别决定渗漉是否完全。

（4）提取范围　适用于对热不稳定且易分解成分的提取。特别适用于有毒药材、有效成分含量低的药材及贵重药材中有效成分的浸出，但新鲜易膨胀的、无组织结构的药材不宜选择此法。

（5）优缺点　由于有较大的浓度差，提取效率较高。但溶剂用量大，提取时间长、操作较繁琐。

3. 煎煮法　是以水为提取溶剂，将药材粗粉加水加热煮沸提取，是最传统、最经典的提取方法。

（1）常用溶剂　水。

（2）仪器装置　砂锅、瓷锅或不锈钢锅等。

（3）操作过程　将药材饮片或粗粉加适量水→直火加热煮沸1小时左右，煎煮2～3次→滤过→提取液。

（4）提取范围　适用于易溶于水且对热稳定成分的提取。不适于含挥发性、遇热不稳定及含糖较多（易致提取液黏稠，难以滤过）药材的提取。

（5）优缺点　本法简便易行，天然药物中大部分成分可被不同程度地提取出来，提取效率比冷浸法高。但水溶性杂质多，药液较黏稠，难以滤过，水煎液还易发霉变质。

4. 回流提取法　是用易挥发的有机溶剂加热回流提取药材成分的方法。

（1）常用溶剂　有机溶剂。

（2）仪器装置　回流加热装置见图2－2。

（3）操作过程　将药材粗粉装于圆底烧瓶中→加入适量有机溶剂→水浴中加热回流提取（药渣反复提取2～3次）→滤过→合并提取液→回收溶剂后得浓缩提取液。

（4）提取范围　不适用于对热不稳定及易分解成分的提取。

（5）优缺点　提取效率比冷浸法高，但溶剂消耗量大，操作繁琐。

5. 连续回流提取法　该法弥补了回流提取法溶剂用量大，操作较为繁琐的不足。此法能用较少量的溶剂完成提取，而且提取成分也较完全。

（1）常用溶剂　有机溶剂。

（2）仪器装置　连续回流提取装置见图2-3。

图 2 – 2　回流提取装置
1. 冷凝管　2. 圆底烧瓶　3. 水浴锅

图 2 – 3　连续回流提取装置
1. 冷凝管　2. 索氏提取器　3. 药粉　4. 圆底烧瓶　5. 水浴锅

（3）操作过程　将药材装于滤纸袋，放入索氏提取器内→连接装置→水浴加热回流提取→提取液。

当溶剂在烧瓶中受热沸腾后，溶剂蒸汽通过蒸汽上升管到达冷凝管后被冷凝，滴入索氏提取器中，极性相近的成分溶解，当索氏提取器中提取液的液面达到虹吸管最高处时，即发生虹吸现象，提取液流入烧瓶中。连续回流提取法是利用溶剂回流和虹吸作用，使药材中的可溶物不断被富集到圆底烧瓶内的提取过程。

（4）提取范围　受热时间较长，不适用于对热不稳定成分的提取。

（5）提取优缺点　溶剂用量少，提取效率高，但对仪器装置要求高。

即学即练2-1

下列关于连续回流提取法的描述正确的是（　　）。

A. 效率较高，溶剂用量较大的提取方法

B. 效率最高、最省溶剂的提取方法

C. 不需要加热，效率相对较高的提取方法

D. 提取受热易破坏的成分最简便的方法

E. 用水作为提取溶剂，提取时间最短、操作最简单的提取方法

答案解析

（三）影响因素

1. 提取溶剂和方法　选择合适的溶剂和方法是溶剂提取法的关键。具体应根据被提取成分的性质，按照"相似相溶"的原则选择合适的溶剂。根据被提取成分对热的稳定性和其他共存成分的影响，选

择合适的提取方法。如被提取成分是亲脂性成分，可用石油醚或乙醚为溶剂，采用回流提取法或连续回流提取法提取。

2. 药材的粉碎度 为了增大药材与溶剂的接触面积，提高提取效率，提取时应对药材进行适当的粉碎。具体粉碎的程度要根据药材质地、提取方法及提取溶剂来决定。通常质地坚硬的药材应粉碎较细，而质地轻薄的药材可用粗粉或不用粉碎。含大量黏液质的药材如果粉碎过细，则提出的杂质量增加。以水为溶剂进行提取时药材易膨胀，可用粗粉；以乙醇为溶剂可粉碎较细。用渗漉法提取时，药粉不可过细，否则会导致渗漉困难。

3. 提取时间 天然药物中有效成分随提取时间的延长而溶出量增大，直至药材组织细胞内外有效成分浓度达到平衡，成分就不再溶出。此时再增加时间也无益于提取。

4. 提取温度 温度增高可使分子运动速度加快，渗透、扩散、溶解速度也加快，因此，加热可提高提取效率。但提取温度过高，有些成分容易被破坏，同时，杂质的溶出率也相应增大。

二、其他提取技术

（一）水蒸气蒸馏法

1. 基本原理 利用药材中含有挥发性成分，将水蒸气通入药材中，使药材中挥发性成分随水蒸气蒸馏出来的提取方法。

2. 适用范围 本法适用于能随水蒸气蒸馏而不被破坏，且难溶或不溶于水的成分的提取，常用于挥发油的提取。此外具有挥发性的小分子生物碱（麻黄碱、槟榔碱）及其他挥发性成分（如丹皮酚、小分子香豆素）亦可采用此法提取。

3. 仪器装置 水蒸气蒸馏装置见图 2-4。

4. 注意事项 本装置适用于密度比水小的挥发油的提取。使用前，下口活塞要润滑并检漏，蒸馏瓶加水不超过其体积的 2/3，并加入少量沸石以防暴沸。

（二）升华法

1. 适用范围 具升华性的成分均可采用此法提取，如茶叶中的咖啡因、大黄中游离羟基蒽醌类成分、牡丹皮中丹皮酚的提取。

2. 仪器装置 升华装置见图 2-5。

图 2-4 水蒸气蒸馏装置

图 2-5 升华装置

1. 玻璃管 2. 螺旋夹 3. 水蒸气发生器 4. 蒸馏瓶 5. 冷凝器 6. 连接管

3. 注意事项 升华法虽简便易行，但因温度高，药材炭化后往往产生挥发性焦油状物，黏附在升华物上，不易精制除去。此外，升华不完全，产率比较低，有时还伴随分解现象。

（三）超临界流体萃取法

超临界流体萃取法（super critical fluid extraction，SFE）是指在不改变化学组成的条件下，利用压力和温度的改变对超临界流体溶解能力的影响而进行高效提取的方法。在临界压力以上将溶质溶解于超临界流体中，然后降低压力或升高温度使溶解于超临界流体中的溶质因其密度下降、溶解度降低而析出，从而达到制备的目的。超临界流体萃取工艺程序见图 2-6。

图 2-6 超临界流体萃取工艺程序
1. CO$_2$ 气瓶；2. 纯化器；3. 冷凝器；4. 高压泵；5. 加热器；6. 萃取器；7. 分离器；8. 放油器；9. 减压阀；10，11，12. 阀门

超临界流体（super critical fluid，SF）是处于临界温度（T_c）和临界压力（P_c）以上，介于气体和液体之间的流体。常用作超临界流体的物质有二氧化碳、氧化亚氮、乙烷、乙烯和甲苯等，由于二氧化碳具有无毒，不易燃易爆、安全、价廉，有较低的临界压力（$P_c = 7.37\text{MPa}$）和临界温度（$T_c = 31.4℃$），对大部分物质不起反应，可循环使用等优点，故常用于植物有效成分的提取。

1. 基本原理 超临界流体在温度和压力变化时，其密度、黏度和扩散系数等随之变化，因此对许多物质有较好的溶解能力。具体地说，因压力和温度的不同，自然界的各种物质会以气体、液体、固体等多种形式存在。当气体的温度达到某一数值时，压缩能使它变为液体，此时的温度成为临界温度（T_c）。同样，气体也有一个临界压力（P_c），即在临界温度下，气体能被液化的最低压力。当物质所处的温度高于临界温度、压力大于临界压力时，该物质即处于超临界状态。超临界流体的密度与液体相近，黏度与气体相近，其扩散系数约比液体大 100 倍，而溶质的溶解性与溶剂的密度、扩散系数成正比，与黏度成反比。因此，SF 对很多物质有很强的溶解能力。同时 SF 的高流动性和扩散能力，有助于所溶解的各成分之间的分离，并能加速溶解平衡，提高萃取效率。

超临界流体萃取的主要设备是萃取器和分离器，按照溶剂和溶质分离方法的不同可将超临界流体萃取法分为三种。

（1）压力变化法 在一定的温度下，使超临界流体减压、膨胀，从而降低溶剂的密度，进行分离。

（2）温度变化法 在恒压下，提高温度或降低温度从而将超临界流体与溶质分离。至于采取升温还是降温，则要根据压力条件决定，一般多采用升温操作。

（3）吸附法 在分离器内装填能吸附萃取物的吸附剂。

2. CO$_2$-SFE 的特点 目前广泛选用二氧化碳作为超临界萃取溶剂，主要因为二氧化碳具有以下特点。

（1）可在低温下提取 CO$_2$ 在接近常温（35~40℃）时达到超临界状态，使天然药物中的化学成分

在低温条件和CO_2气体笼罩下进行提取，这就防止了"热敏性"物质的氧化和逸散。因此，在萃取物中保持了天然药物的全部成分，如植物中的挥发性成分等，并且能把高沸点、低挥发度、易热解的物质远在其沸点以下萃取出来。

（2）完全没有残留溶剂　由于全过程不用或很少使用有机溶剂（夹带剂），因此萃取物无溶剂残留，同时也防止了提取过程对人体的毒害和对环境的污染。

（3）提取效率高，节约能耗　$CO_2 - SFE$技术集萃取与回收溶剂为一体，当饱含溶解物的$CO_2 - SF$流经分离器时，由于压力降低，使得CO_2与萃取物迅速成为两相（气液分离）而立即分开，全过程与用有机溶剂的常规方法相比，不仅效率高且耗能少。

3. 夹带剂的使用　$CO_2 - SF$对不同成分的溶解能力相差很大，这与成分的极性、沸点和分子量密切相关。通常脂溶性成分可在低压条件下萃取，如挥发油、烃、酯、内酯、醚、环氧化合物等；当成分的极性基团增多则要在较高的压力下才能被萃取；而高分子化合物（如蜡、蛋白质、树胶等）则很难萃取。因此近年来对超临界萃取中所使用的夹带剂进行了研究。

夹带剂是在萃取物和超临界流体组成的二元系中加入第三组分，可使原来成分的溶解度得以改善。例如：在$2 \times 10^4 kPa$、70℃条件下，棕榈酸在$CO_2 - SF$中溶解度是0.25 %（W/W）；在同样条件下，于体系中加入10%乙醇，棕榈酸的溶解度可提高到5.0%以上。又如罗汉果中的罗汉果苷 V，在40~45℃，$3 \times 10^4 kPa$的$CO_2 - SF$中不能被萃取出来，使用夹带剂乙醇后，萃取液中则有一定量罗汉果苷 V。由此可见，夹带剂的研究和应用不但能扩大天然药物化学成分的提取范围，还可以有效地改变流体的选择性溶解作用。一般来说，具有很好溶解性能的溶剂，也往往是很好的夹带剂，例如甲醇、乙醇、丙酮等。通常夹带剂的用量不超过15%。

超临界流体萃取技术从20世纪50年代起开始进入实验阶段，如从石油中脱沥青等。之后不断有大量专利涌现出来，如从咖啡豆中脱咖啡因，烟草中脱尼古丁等。70年代末，SFE技术在食品工业中的应用日益广泛，其中从啤酒花中提取酒花精已形成了生产规模。80年代以来，SFE技术更广泛地用于香精和香辛料成分的提取。如从菊花、梅花、栀子花、米兰花、玫瑰花中提取天然花香剂；从胡椒、肉桂、芫荽、月桂、薄荷中提取香辛料等。超临界流体萃取技术除了在化工、食品、轻工及环保领域取得可喜成果外，在天然药物化学成分的提取中也得到广泛应用。

（四）超声提取技术

超声提取技术是一种利用超声波浸提有效成分的方法。其基本原理是利用超声波的空化作用，破坏植物药材的细胞，使溶剂便于渗入细胞内，同时超声波的强烈振动能传递巨大能量给浸提的药材和溶剂，使它们作高速运动，加强了细胞内物质的释放、扩散和溶解，加速有效成分的浸出，极大地提高了提取效率。

1. 操作技术　将药材粉末置适宜容器内，加入一定量溶剂，密闭后置超声提取器内，选择适当超声频率提取一段时间后即得。

2. 适用范围　既适用于遇热不稳定成分的提取，也适用于各种溶剂的提取。

3. 特点　超声提取法与常规提取方法相比，具有提取时间短、提取效率高、无需加热等优点，能避免高温高压对欲提取成分的破坏。但此法对容器壁的厚薄及放置位置要求较高。目前仅在实验室小规模使用，大规模生产还有待于解决设备问题。

（五）微波辅助提取技术

微波辅助提取技术是一种利用磁控管所产生的每秒24.5亿次超高频率快速振动的微波，使被提取的极性分子快速转向及定向排列，从而产生分子间相互碰撞、挤压，使有效成分易于溶出和释放的提取技术。此法具有选择性高、操作时间短、溶剂消耗少、有效成分收率高的优点，已被成功地应用于天然药物活性成分的提取。提取过程中，天然药物不凝聚、不糊化，克服了热水提取易凝聚、易糊化的缺点。比较微波法与超声法从黄芩中提取黄芩苷的提取率，结果发现，采用微波法较超声法提取率高出10%。

（六）酶法提取技术

大部分天然药物的有效成分往往包裹在细胞壁内，药材细胞壁是由纤维素、半纤维素、果胶质、木质素等物质构成的致密结构。在药材有效成分的提取过程中，当存在于细胞原生质体中的有效成分向提取介质扩散时，必须克服细胞壁和细胞间质的双重阻力。选用适当的酶作用于药材，如水解纤维素的纤维素酶、水解果胶质的果胶酶等，可以使细胞壁及细胞间质中的纤维素、半纤维素等物质降解，破坏细胞壁的致密构造，减小细胞壁、细胞间质等传质屏障对有效成分从细胞内向提取介质扩散的传质阻力，从而有利于有效成分的溶出。

此外，通过选择适当的酶，可以有效地使中药材中的目标物溶出。在提高溶出效率的同时，为后续活性成分的纯化创造了有利条件，如在葛根黄酮的工业提取中就常用淀粉酶水解葛根中含有的大量淀粉。总之，酶法提取过程的实质是通过酶解反应强化传质过程。

 知识链接

超微粉碎

超微粉碎是一种以打破中药材细胞为目的的现代粉碎技术。经超微粉碎的药材称为中药微粉，其粒度中心为12～15μm，上限粒度47μm，而中药材的细胞尺寸大部分为10～40μm。因此，可使细胞破壁率达86.5%以上。

超微粉碎是近年来迅速发展起来的高新技术，能把原材料加工成微米甚至纳米级的微粉。尤其适用于纤维多的植物类中药材的粉碎，从而提高药物吸收率、生物利用度，增强靶向性。超微粉碎主要应用于一些贵重药材及稀有药材的粉碎，如人参、珍珠、三七、天麻、全蝎、羚羊角等。由于微粉技术的应用，一种以中药微粉为基础的中药——微粉学中药应运而生。例如，微粉中药饮片、微粉汤剂、微粉丸剂以及微粉胶囊剂等。但应针对具体品种，确定其最适粒度，才能更好地发挥超微粉碎的作用。

第二节　常规分离方法与技术

PPT

天然药物经过提取后所得的提取液体积较大，所含成分浓度较低，因此，为了提高浓度，方便分离精制，首先需要进行浓缩。浓缩可通过蒸发或蒸馏来完成，浓缩过程中应注意尽量避免不必要的损失，防止热敏性成分的破坏。所采用的方法视溶剂和有效成分的性质而定，具体的方法有蒸发、薄膜蒸发、蒸馏等。

1. 蒸发　通过液体气化作用除去溶剂，溶剂不再回收。水提取液常用此法浓缩。

2. 薄膜蒸发　利用蒸发的原理，使溶液以液膜状态迅速通过加热管，加大液体受热气化的表面积，从而缩短了受热时间，提高了浓缩效率，是一种较为理想的浓缩方法，尤其适于浓缩以水或稀醇作溶剂的提取液，装置见图2-7。

3. 蒸馏　分为常压蒸馏和减压蒸馏。

（1）**常压蒸馏**　适用于溶剂沸点低，有效成分遇热稳定的提取液的浓缩，如三氯甲烷、乙醚、石油醚等的提取液。实验室使用的常压蒸馏装置见图2-8。操作中蒸馏瓶中应加沸石以防暴沸，处理乙醚等低沸点的有机溶剂提取液时，可用水浴加热，禁止用明火或电炉等火源。

图2-7　薄膜蒸发装置
1. 冷凝器　2. 气液分离器　3. 螺旋夹　4. 回收溶剂
5. 浓缩液　6. 提取液

图2-8　常压蒸馏装置
1. 沸石　2. 蒸馏瓶　3. 温度计　4. 克氏蒸馏头
5. 冷凝管　6. 接液管　7. 接收瓶

（2）**减压蒸馏**　利用液体的沸点随压力变化而变化的性质。适用于溶剂沸点高、有效成分受热易分解的提取液的浓缩。一般当溶剂沸点超过70℃，通常需要在减压条件下对提取液进行浓缩。目前实验室应用最广泛的减压蒸馏装置是旋转蒸发器见图2-9。

旋转蒸发器主要适用于大量溶剂的快速蒸发等。其工作原理是在减压条件下，蒸馏瓶在恒温水浴锅中旋转，溶液在瓶壁上形成薄膜，增大了溶剂的蒸发面积，溶剂蒸汽在高效冷凝器作用下冷凝为液体回流到收集瓶中，达到迅速蒸发溶剂的目的。

总之，无论采用常压蒸馏还是减压蒸馏，目的是使提取液得到浓缩，但浓缩过程中应注意尽量避免不必要的损失，防止热敏性成分被破坏。浓缩后的提取液可以根据天然药物成分的性质如溶解度、在两相溶剂中的分配比、酸碱性、分子大小、吸附性、解离程度等的差异选择恰当的

图2-9　旋转蒸发器
1. 蒸馏瓶　2. 收集瓶　3. 冷凝管

方法进行进一步的分离和精制。天然药物化学成分常规分离精制方法主要有系统溶剂分离法、两相溶剂萃取法、沉淀法、结晶法、盐析法、透析法、分馏法等。

一、系统溶剂分离法

系统溶剂分离法是根据被提取成分在不同极性溶剂中溶解度的差异，选用3~4种不同极性的溶剂组成溶剂系统，由低极性到高极性分步对浓缩后的总提取物进行分离的一种方法。因总提取物中各类成分的极性不同，可被相应极性的溶剂所分离。

系统溶剂分离法的关键是溶剂的选择。天然药物提取液中常含有极性不同的各种化学成分，依据

"相似相溶"原理,各化学成分溶解在极性相似的溶剂中。天然药物中各类成分与其较适宜的提取溶剂之间的对应关系见表2-2。

表2-2 天然药物化学成分及其对应的提取溶剂

化学成分的极性	化学成分的类型	适用的提取溶剂
强亲脂性(极性小)	挥发油、脂肪油、蜡、脂溶性色素、甾醇类、某些苷元	石油醚、己烷
亲脂性	苷元、生物碱、树脂、醛、酮、醇、醚、有机酸、某些苷类	乙醚、三氯甲烷
中等极性	某些苷类(如强心苷等)	三氯甲烷-乙醚(2:1)
	某些苷类(如黄酮苷等)	乙酸乙酯
	某些苷类(如皂苷、蒽醌苷等)	正丁醇
亲水性	极性很大的苷、糖类、氨基酸、某些生物碱盐	丙酮、乙醇、甲醇
强亲水性	蛋白质、黏液质、果胶、糖类、氨基酸、无机盐类	水

系统溶剂分离法是早年研究天然产物有效成分最重要的方法之一,尽管此法在微量成分、结构性质相似成分的分离纯化等方面有一定局限性,但它仍旧是目前研究成分不明天然产物的最常用方法。

常规的操作方法是将天然药物乙醇或甲醇提取液适当浓缩,或拌入适当惰性吸附剂(如硅藻土、硅胶等),混合均匀后低温或自然干燥,选用不同极性的溶剂,由低极性到高极性依次进行提取,提取物中各组分因其极性的不同,决定其在不同极性溶剂中的溶解差异而得到分离。如分别用石油醚、三氯甲烷、乙酸乙酯、正丁醇,由低极性到高极性分步进行抽提,将提取物分成若干部分。

二、两相溶剂萃取法 📱微课2

两相溶剂萃取法又称"萃取法",是在提取液中加入一种与其不相混溶的溶剂,充分振摇以增加相互接触的机会,使原提取液中的某种成分逐渐转溶到加入的溶剂中,而其他成分仍留在原提取液,如此反复多次,将所需成分萃取出来的分离方法。

(一)基本原理

两相溶剂萃取法是利用混合物中各成分在两种互不相溶(或微溶)的溶剂中分配系数的不同而达到分离的方法。根据分配定律,在一定的温度和压力下,某物质溶解在两种互不相溶的溶剂中,当溶解达到平衡时,该物质在两种溶剂相中的浓度之比为一常数,称为分配系数(K),可用下式表示:

$$K = C_u/C_L$$

K表示分配系数;C_u表示溶质在上相溶剂中的浓度;C_L表示溶质在下相溶剂中的浓度。

混合物中各种成分在同一两相溶剂系统中分别有各自不同的分配系数。分离效果取决于混合物中各种成分在同一两相溶剂中的分配系数,分配系数相差越大,分离效果越好。分离的难易也可用分离因子β表示。分离因子为A、B两种溶质在同一溶剂系统中分配系数的比值。

$$\beta = K_A/K_B \quad (注:K_A > K_B)$$

一般来说,当$\beta \geq 100$,仅作一次简单萃取就可以实现基本分离;当$100 > \beta \geq 10$,则需萃取10~12次才能达到分离;$\beta \approx 2$,要想实现基本分离,须做100次以上的萃取才能完成;当$\beta \approx 1$时,即表示$K_A \approx K_B$,两种成分性质非常相近,无法利用此法达到分离的目的。

如某混合物含有A、B两种成分,现用三氯甲烷和水等体积配成溶液系统,其中$K_A = 10$,$K_B = 0.1$,则$\beta = K_A/K_B = 10/0.1 = 100$,在分液漏斗中对混合物作一次振摇分配平衡后,成分A有90%以上分配在水中,则不到10%分配在三氯甲烷中,而成分B正好相反,说明混合物A、B两种成分仅做一次分配就实现了 90% 以上程度的分离。所以，一般情况下，$\beta \geqslant 100$，只需作一次简单萃取即可达到基本分离。

因此，在实际分离过程中，选择 β 值大的溶剂系统，可简化操作过程，提高效率；亦可根据 β 值的大小选择适当的萃取方法。

（二）萃取法的类型

1. 简单萃取法　是实验室常用的一种简单萃取技术。小量萃取一般在分液漏斗中进行；中量萃取可在较大的下口瓶中进行；工业生产中的大量萃取，多在密闭萃取罐内进行。

（1）操作技术　小量萃取时，首先选择容积较待分离液体体积大 1~2 倍的分液漏斗，依次加入待萃取物和萃取溶剂，盖好塞子，倒转漏斗，开启活塞，排气后关紧，开始轻轻振摇，每振摇几次后，注意打开活塞放出因振摇产生的气体，如此重复数次。将分液漏斗静置，待分层后，调节下口活塞使下层液缓缓流出，而上层液则从上口倒出，即完成了一次萃取，如此反复萃取数次，保留萃取液。

（2）影响因素　包括萃取溶剂的选择、用量、水提液浓度的要求等。

① 萃取溶剂的选择　通常需根据被萃取化合物的性质而定。

如果从水提液中萃取亲脂性成分，一般选用苯、三氯甲烷或乙醚等亲脂性有机溶剂；萃取中等极性或亲水性成分，需改用乙酸乙酯、丁醇等。应注意的是，萃取溶剂的亲水性越强，与水作两相萃取时的效果就越差。对于酸性、碱性、两性成分的萃取分离，常选用 pH 梯度萃取法，即利用混合物中各成分的酸（或碱）性强弱不同，相应改变溶剂 pH 值，使之先后成盐或游离，改变成分在溶剂系统中的分配系数而与其他成分分离的一种方法。

② 萃取剂的用量　萃取溶剂第一次用量一般为水提液的 1/3~1/2，以后的用量可适当减少为水提液的 1/6~1/4，同时遵循少量多次的原则。

③ 水提液的浓度　待萃取溶液若是水提液，其相对密度最好在 1.1~1.2 之间，过低则萃取剂用量太大，过高则两相溶剂不易充分接触影响萃取效率。

（3）乳化现象　是萃取中常出现的一种现象，尤其是碱性水提液选用三氯甲烷萃取时，乳化现象更为严重，其原因主要是天然药物中含有表面活性物质（如皂苷、蛋白质、多种植物胶质、鞣质等）或存在少量轻质的沉淀、溶剂互溶、两液相密度相差较小及振摇不规范等因素，促使了乳状液的形成，从而使两液相不能清晰地分开。若乳化现象已形成，破坏乳化的方法有以下几种。

① 较长时间放置。

② 轻度乳化可用金属丝在乳化层中搅动使之破坏。

③ 将乳化层抽滤。

④ 将乳化层加热或冷冻。

⑤ 分出乳化层（有时乳化层为所需要的成分），再用新溶剂萃取。

⑥ 若因两种溶剂能部分互溶而发生乳化，可加入少量电解质（如氯化钠），利用盐析作用加以破坏。当两相比重相差很小时，也可加入氯化钠增加水相的密度。

⑦ 滴加数滴表面活性更强的低级醇类如乙醇、戊醇，替换原来的表面活性物质，达到破乳目的。

（4）适用范围　简单萃取法适用于分配系数差异较大的成分的分离，一般萃取 3~4 次即可。

2. 逆流连续萃取法　逆流连续萃取法是利用两种互不相溶的溶剂相对密度的不同，以相对密度小的溶剂相作为移动相（或分散相），相对密度大的溶剂相作为固定相（或连续相），使移动相逆流连续穿过固定相，借以交换溶质而达到分离的一种连续萃取技术。

此法是由一根或数根萃取管组成（萃取管的数目可根据分配效率的需要来决定），管内用小瓷环或

图 2 - 10　逆流连续萃取装置

小的不锈钢丝圈填充，以增加液 - 液萃取时的接触面积，见图 2 - 10。

（1）操作技术　将相对密度小的溶剂相作为移动相置高位贮存器中，而相对密度大者则作为固定相置萃取管内。如用三氯甲烷从水提液中萃取脂溶性成分时，可将相对密度大的三氯甲烷作为固定相盛于萃取管内，而将相对密度小的水提取液贮于高位容器内，开启活塞，则高位贮存器中溶剂相在高位压力下流入萃取管，液滴因遇瓷圈撞击分散成细滴，增大了两相溶剂萃取的接触面积，两相溶剂在萃取管内可自然分层。最后可取试样用色谱法、显色反应或沉淀反应等进行检查，以判断萃取是否完全。

（2）特点　逆流连续萃取法操作简便，萃取较完全，适合各种密度的溶剂萃取。此法克服了简单萃取法的繁琐操作，避免了乳化现象的发生。

3. 逆流分溶法　逆流分溶法（counter current distribution，CCD）是以分配定律为基础，将混合物经仪器操作，在两相溶剂系统中进行反复多次的振摇、静置、分离和转移等萃取步骤，使分配系数不同的成分达到分离的一种新型分离方法。CCD 法又称为逆流分配法、逆流分布法或反流分布法。

逆流分溶法大大克服了简单萃取分离中因分离因子较小，萃取及转移操作常需进行几十次乃至几百次的繁琐操作。所以，若通过较少的转移次数就能达到分离目的，可在分液漏斗内进行操作；如需进行多次液体转移时，多采用 CCD 法，分离过程见图 2 - 11。

图 2 - 11　CCD 法分离过程示意图

（1）操作技术　在多个分液漏斗中装入相对密度小的固定相，然后在 0 号漏斗中溶入溶质并加入相对密度大的流动相，振摇使充分混合，静置分层后，分出流动相移入 1 号漏斗，并在 0 号漏斗中重新补加新鲜的流动相，分别充分振摇混合。重复上述操作反复多次，混合物中各成分即在两相溶剂相对作逆流移动，由于它们在两相溶剂中的分配系数不同而不断进行分配，经多次转移后，每一组分均会以最高浓度出现在某一分液漏斗中，从而达到分离目的。

（2）适用范围　CCD 法具有很强的分离混合物中各组分的能力，特别适合于分离中等极性、分离因子较小及不稳定的物质，甚至对一些用色谱法不能分离的高分子化合物如多肽、蛋白质等都能进行成功分离。但此法不适于分离微量成分，试样极性过大或过小，或分配系数受温度或浓度影响过大，以及易于发生乳化现象的溶剂系统。

（3）特点　CCD 法是一种高效率、多次、连续的两相溶剂萃取分离方法，具有操作条件温和，试样易于回收等优点。但操作较繁琐，溶剂用量多，在大体积的溶剂中，混合物中的微量成分易损失，而且反复多次振动溶剂系统易产生乳化现象。

4. 液滴逆流分配法　液滴逆流分配法（droplet counter current chromatography，DCCC）又称液滴逆流色谱法，是1970年，由Tanimura在逆流分溶法的基础上改进的两相溶剂萃取法。其原理类似于逆流分溶法，利用混合物中各成分在两液相间分配系数的差异，让移动相以液滴的形式通过固定相的液柱，实现逆流分配，从而达到分离纯化的目的。

目前应用的液滴逆流分配装置（图2-12）由三个部分组成：输液部分包括微型泵、移动相溶剂贮槽和样品注入器；萃取部分通常由300~500根内径约2mm、长20~40cm的萃取管并列连接而成；收集检出部分包括输出器及分部收集器。

图2-12　液滴逆流色谱装置示意图

（1）操作技术　首先将选择好的两相溶剂中的固定相装入萃取管内，然后将待分离的试样溶于两相溶剂（1:1）中，并从加样口注入，再由微型泵注入移动相，移动相在萃取管中形成液滴，固定相在液滴和管壁间形成薄膜与液滴接触，移动相与固定相不断地进行有效接触、摩擦形成新表面，促使溶质在两相溶剂中实现充分的分配，获得很高的分离效果。为避免被分离物质的氧化，在实际操作中可采用氮气驱动流动相。最后从萃取管中流出的移动相通过检出器进行分部收集，完成液滴逆流分配的全过程。

（2）适用范围　目前DCCC法已广泛用于皂苷、生物碱、酸性成分、蛋白质、糖类等天然产物的分离与精制，特别适用于皂苷类成分的分离。如用氮气驱动移动相，还可用于易被氧化物质的分离。

（3）特点　此法溶剂用量较少，可定量回收试样，因不需振荡，可有效避免乳化，分离效果较CCD法好。

三、沉淀法

沉淀法是指在天然药物的提取液中加入某些试剂，使某些化学成分溶解度降低而从溶液中沉淀析出，从而获得有效成分或去除杂质的分离方法。采用沉淀法进行分离，若生成的沉淀是有效成分，则要求沉淀反应是可逆的；若沉淀物为杂质，则沉淀反应可以是不可逆的。常用的沉淀法有以下三种。

（一）酸碱沉淀法

酸碱沉淀法是利用某些成分在酸（或碱）中溶解，继而又在碱（或酸）中生成沉淀的性质达到分离的方法。这种沉淀反应是可逆的，可使有效成分与其他杂质分离。适用于分离提纯酸性、碱性或两性有机化合物，如黄酮、蒽醌类酚酸性成分、部分生物碱、蛋白质等。如麻黄中生物碱类成分的提取分离流程见图2-13。

图 2－13　麻黄中生物碱成分的提取分离流程

（二）试剂沉淀法

试剂沉淀法是利用某成分能与某些试剂产生沉淀的性质或利用某些成分在不同溶剂中溶解度的差异，通过加入特定试剂或溶剂，使生成沉淀，而与其他成分分离。

（1）与试剂发生沉淀反应而产生沉淀分离。如生物碱沉淀试剂能与生物碱反应产生沉淀而析出，如雷氏铵盐可与水溶性季铵碱在酸性溶液中生成难溶于水的生物碱雷氏铵盐沉淀析出；胆甾醇能与甾体皂苷生成沉淀；明胶、蛋白质溶液能沉淀鞣质等。

（2）加入试剂改变了溶液的极性，降低了某些成分的溶解度而沉淀分离。如在含多糖或蛋白质的水提液中分次加入乙醇，使含醇量逐步达到 80% 及以上，则难溶于乙醇的成分如多糖、蛋白质、淀粉、黏液质、树胶等被逐段沉淀析出，为水提醇沉法；同样，在乙醇提取液中加入一定量的水，也会使树脂、油脂、叶绿素等低极性的成分沉淀出来，为醇提水沉法。在含有皂苷的乙醇溶液中逐滴加入数倍量的丙酮或乙醚或丙酮－乙醚的混合液，可逐段沉淀出极性不同的皂苷，为醇提丙酮（乙醚）沉。

（三）铅盐沉淀法

铅盐沉淀法是利用中性醋酸铅和碱式醋酸铅在水或稀醇溶液中，能与许多天然药物化学成分生成难溶性的铅盐或铅络合物沉淀，使有效成分与杂质分离。

中性醋酸铅能与具有羧基、邻二酚羟基的酸性或酚性物质生成不溶性铅盐。故常用于沉淀部分黄酮苷、蒽醌苷、香豆素苷、酸性皂苷、有机酸、蛋白质、氨基酸、黏液质和某些色素等；碱式醋酸铅的沉淀范围广，除上述物质外，还能沉淀含有酚羟基的化学成分及某些大分子中性成分如中性皂苷、糖类、某些异黄酮及其苷，某些碱性较弱的生物碱等。具体操作如下。

首先向中药的水或醇提取液中加入中性醋酸铅溶液至不再产生沉淀，静置后滤出沉淀；再于滤液中加入碱式醋酸铅饱和溶液至不再产生沉淀，静置后滤出第二部分沉淀，流程见图 2－14。

图 2 -14 铅盐沉淀法操作流程

再分别对所得的中性醋酸铅沉淀物、碱式醋酸铅沉淀物进行脱铅处理。脱铅的方法有三种，分别为硫化氢法、中性硫酸盐法和阳离子交换树脂法。硫化氢法脱铅最为常用，脱铅彻底，但脱铅液需通入空气或二氧化碳以驱净残余的硫化氢气体；中性硫酸盐法常加入硫酸钠等中性硫酸盐，因生成的硫酸铅在水中有一定溶解度，故脱铅不彻底；阳离子交换树脂法脱铅快而彻底，但溶液中某些有效成分的阳离子也可能被交换到树脂上，造成吸附损失，且用于脱铅后的树脂再生困难。

铅盐沉淀法既可使杂质生成铅盐沉淀除去，也可使有效成分生成铅盐沉淀，经过脱铅处理后，再进一步分离获得。

即学即练 2 -2

下列成分中不能被中性醋酸铅沉淀的是（　　　）。

A. 有机酸　　　B. 草酸　　　C. 生物碱　　　D. 酸性皂苷　　　E. 大黄酸

答案解析

四、结晶与重结晶法

大多数天然药物化学成分在常温下是固体物质，常具有结晶的通性。若物质能形成结晶，则表明纯度较高，有利于对天然药物化学成分进行进一步的分析。

结晶法是分离纯化固体成分的重要方法之一，是利用混合物中各成分在不同温度溶剂中溶解度的不同达到分离的方法。将非结晶状态的固体物质处理成结晶状态的操作称为结晶。若形成的晶体还含有较多的杂质，为粗结晶，还需将其进一步精制成较纯的结晶状物质，此过程称为重结晶。

（一）结晶溶剂的选择

选择合适的溶剂是结晶的关键。

1. 理想溶剂应符合的条件　不与被提纯的物质发生化学反应；对结晶物质的溶解度随温度不同有显著差异，温度高时溶解度大，温度低时溶解度小；对杂质的溶解度非常大或非常小，前一种情况杂质留于母液中，后一种情况趁热过滤时杂质被滤除；溶剂的沸点适中，若沸点过高，则附着于晶体表面不易除去，过低又不利于晶体析出；能得到较好的结晶，无毒或毒性小。

2. 选择溶剂的方法　在实际工作中，要找到合适的结晶溶剂，一方面可查阅有关资料及参阅同类型化合物的结晶条件；另一方面也可进行预试验，依据"相似相溶"的规律加以考虑。但所选溶剂的沸点应低于化合物的熔点，以免在进行热溶解时化合物分解变质（若不能选择出沸点较低的溶剂，则应在比熔点低的温度下进行溶解，以免得到混入溶剂的结晶），常用的结晶溶剂有甲醇、乙醇、丙酮和乙酸乙酯。

3. 混合溶剂的使用　当选择不到适当的单一溶剂时，可选用两种或两种以上溶剂组成混合溶剂，要求低沸点溶剂对被提纯物的溶解度大，高沸点溶剂对被提纯物的溶解度小，这样在放置时，沸点低的溶剂较易挥发，比例逐渐减少，易达到饱和状态，利于结晶的形成。常用的混合溶剂有乙醇－水、丙酮－水、吡啶－水、乙醚－甲醇、乙醚－丙酮、乙醚－石油醚、苯－石油醚等。

（二）结晶纯度的判断

结晶的纯度可以通过化合物的晶形、色泽、熔点和熔距、色谱法等进行鉴定。

1. 晶形和色泽　一般结晶性纯净物质具有一定的晶形和均匀的色泽。化合物的晶体形状会因所用结晶溶剂的不同而有差异，但晶形一致也不能完全确定为单体化合物，尚需配合其他方面的检查。此外，非结晶性物质不具备上述物理性质，无法据此来鉴定其纯度。

2. 熔点和熔距　单体化合物还应有一定的熔点和较小的熔距。如为纯净化合物，重结晶前后的熔点应该一致。但结晶溶剂不同，所得化合物晶体的熔点也可能不同。熔距是指结晶开始熔融到完全融化的温度变化范围。一般单体化合物的熔距很窄，有时要求在 $0.5℃$ 左右，但从天然药物中提得的化合物，熔距可在 $1～2℃$ 之间。对于某些双熔点特性的化合物，即在某一温度已全部熔化，继续升高温度时又固化，再在某一更高温度时又熔化或分解，这种情况则无法根据熔点来判断纯度。

3. 色谱法　色谱法能更准确地进行晶体纯度的判断。薄层色谱如硅胶、纸色谱等是判断化合物纯度最常用的方法。通常经三种不同展开系统展开后，样品均为单一斑点时（比移值在 $0.2～0.8$）可认为是单纯的化合物，个别情况下还需采用正相、反相两种色谱方法加以确认。

气相色谱或高效液相色谱也是判断物质纯度的重要方法。气相色谱主要适用于在加热条件下能汽化而不被分解的物质，如植物中的挥发油。高效液相色谱法则不然，不但可用于挥发性物质，还可用于非挥发性物质，具有快速、高效、灵敏、准确、微量等优点，已被广泛地用于化合物纯度的检测。

五、盐析法

盐析法是在中药的水提液中，加入无机盐使之达一定的浓度或饱和状态，可使提取液中的某些成分在水中溶解度降低而沉淀析出，从而与水溶性大的杂质分离。常作为盐析的无机盐包括：氯化钠、硫酸钠、硫酸镁、硫酸铵等，其中硫酸铵具有盐析能力强、饱和溶液浓度大、溶解度受温度影响小、不引起蛋白质变性等优点，多用于蛋白质等高分子物质的分离。例如从黄藤中提取掌叶防己碱，三颗针中提取小檗碱，生产上都是用氯化钠或硫酸铵采用盐析法制备。

图 2－15　透析法示意图

六、透析法

透析法是利用提取液中小分子物质或能在水、乙醇提取液中解离成离子的物质可通过透析膜，而大分子物质（如多糖、蛋白质、鞣质、树脂等）不能通过透析膜的性质，借以达到分离的一种方法，装置见图 2－15。常用的透析膜的类型有：动物膀胱膜、火棉胶膜、羊皮纸膜、再生纤维素膜、蛋白胶膜等。

透析时，将浓缩的中药水提液或乙醇提取液缓缓加入透析膜袋中，悬于盛有蒸馏水的容器内，水浴加温透析。透析过程中经常更换透析袋外的蒸馏水，以保持膜内外有较大浓度差。透析完成后可通过定性反应检查膜内药液有效成分或指标成分，用以判定透析是否完全。

此法常用于分离纯化天然药物化学成分中大分子物质如蛋白质、多肽、多糖等。如在去除鞣质时，可在中药提取液中加入适量明胶溶液，使其与鞣质结合成大分子而不易透过透析膜。但提取液中若含有黄酮、蒽醌类等成分，则不宜加入明胶溶液。

七、分馏法

分馏法是用以分离液体混合物的一种方法，利用混合物中各成分的沸点不同，在分馏过程中产生高低不同的蒸气压，从而收集得到不同温度的馏分，以达到分离目的。分馏法是将多次蒸馏的复杂操作在一支分馏柱中完成。一般情况下，液体混合物沸点相差100℃以上时，可用反复蒸馏法；沸点相差25℃以下时，需用分馏柱；沸点相差越小，则需要的分馏装置越精细。对于完全能够互溶的液体系统，即可利用各成分沸点的不同而采用分馏法。在天然药物化学成分的研究工作中，挥发油及一些液体生物碱的分离常采用分馏法。

分馏装置（图2-16）中分馏柱的作用是增加上升蒸汽在到达冷凝管以前与回流的冷凝液的接触面积，进行充分的热交换，在分馏柱内可装入特制的填料以提高分馏效率。实验室常用的分馏柱有刺形分馏柱和填充式分馏柱。

图2-16 简单分馏装置
1. 烧瓶 2. 分馏柱

📱 **知识链接** ....

分子蒸馏法

分子蒸馏也称短程蒸馏，是一种在高真空度条件下进行分离操作的连续蒸馏过程。由于在分子蒸馏过程中操作系统的压力只有0.133Pa，混合物可以在远低于常压沸点的温度下挥发，另外组分在受热情况下停留时间很短（约0.1~1秒）。因此，该过程已成为分离目的产物最温和的蒸馏方法，特别适合分离低挥发度、高沸点、热敏性和具有生物活性的物料。目前主要用于芳香油的精制和天然维生素E的提纯。

....

第三节 色谱分离方法与技术

PPT

色谱法是一种现代的物理化学分离分析技术。色谱法按原理不同，可分为吸附色谱、分配色谱、离子交换色谱和凝胶滤过色谱；按操作形式不同，可分为薄层色谱（thin layer chromatography，TLC）、纸色谱（paper chromatography，PC）、柱色谱（column chromatography，CC）；按流动相不同，可以分为液相色谱（liquid chromatography，LC）、气相色谱（gas chromatography，GC）、超临界流体色谱（super critical fluid chromatography，SFC）。

色谱技术因其具有强大的分离能力、众多的分离模式和灵活的检测手段，被广泛应用于化工、医药、生化和环境保护等领域。尤其适用于天然药物化学成分的分离、精制、定性和定量检测。近年来，色谱分离技术发展迅速，分离技术也逐步实现仪器化、自动化和高速化，已成为化学领域一个重要的分离、分析工具。根据色谱法分离原理不同，可将其分为以下几类。

一、吸附色谱技术

吸附色谱主要是指以固体吸附剂作为固定相，以液体作为流动相的液 – 固色谱分离技术。

（一）基本原理

吸附色谱是利用吸附剂对天然药物中各种成分吸附能力的差异，以及展开剂对各成分解吸附能力的不同，使各成分实现分离。吸附剂的吸附作用主要有固体表面的作用力、氢键络合、静电引力、范德华力等。吸附剂对各成分吸附能力的大小主要取决于吸附剂本身的结构和性质，被吸附成分的结构和性质以及洗脱溶剂的极性大小。

吸附剂对被分离成分的吸附能力越强，被分离成分吸附的越牢固，在色谱中移动的速度越慢，反之移动的速度越快。若所给的吸附剂和洗脱溶剂固定时，吸附能力的大小主要取决于被分离成分的性质，被分离成分吸附的越牢固，洗脱的速度就越慢，反之展开的速度快，据此可以将极性不同的化合物分离。

（二）构成要素

吸附色谱构成要素包括被分离成分、吸附剂（固定相）及洗脱溶剂（展开剂、流动相或洗脱剂）。

1. 吸附剂 作为吸附剂，要有较大的表面积和适宜的活性；与流动相溶剂及被分离各成分不发生化学反应；颗粒均匀；并且在所用各种溶剂中不溶解。

（1）种类 吸附剂有亲水性吸附剂和亲脂性吸附剂两类，硅胶、氧化铝和聚酰胺等属于亲水性吸附剂；活性炭属于亲脂性吸附剂。其中最常用的吸附剂是硅胶、氧化铝和聚酰胺。

① 硅胶 吸附机理是硅胶中的硅醇基与某些化合物形成氢键，游离硅醇基数目的多少决定了硅胶吸附作用的强弱。硅胶是一种呈微酸性的多孔性物质，常用 $SiO_2 \cdot xH_2O$ 表示，具有多孔性的硅氧烷交联结构，属于极性吸附剂。

$$O-\underset{\underset{O}{|}}{\overset{\overset{|}{O}}{Si}}-O-\underset{\underset{O}{|}}{\overset{\overset{|}{O}}{Si}}-OH$$

硅胶极易吸水，当吸水量超过 17% 时，吸附力极弱，不能用作吸附剂。当硅胶加热到 $100 \sim 110$℃ 时，即可除去绝大多数硅醇基上吸附的水，因此通过加热的方法可以活化硅胶。但活化温度不宜过高，以防止硅胶表明的硅醇基脱水缩合转变为硅氧烷结构而失去吸附能力，一般以 105℃ 活化 30 分钟为宜。

硅胶吸附色谱是使用最为广泛的一种色谱，天然药物各类化学成分大多可用其进行分离，尤其适用于中性或酸性成分如挥发油、萜类、甾体、生物碱、蒽醌类、酚类、苷类等化合物的分离。

常用薄层色谱用硅胶主要有硅胶 H（不含黏合剂）、硅胶 G（含黏合剂煅石膏）、硅胶 GF_{254}（含煅石膏和一种无机荧光剂），GF_{254} 在 254nm 紫外光照射下呈强烈黄绿色荧光背景，便于斑点的呈现。

② 氧化铝 色谱用氧化铝有碱性（pH 9.0）、中性（pH 7.5）和酸性（pH 4.0）三种，属极性吸

附剂，吸附能力比硅胶稍强。其中，中性氧化铝适用于醛、酮、萜、生物碱、皂苷等中性或对酸碱不稳定成分的分离；酸性氧化铝适用于有机酸、氨基酸等酸性成分以及对酸稳定的中性成分的分离；碱性氧化铝适用于碱性和中性成分的分离。其中，中性氧化铝应用最为广泛。

③ 聚酰胺 由酰胺聚合而成的一类高分子化合物。不溶于水及常用的有机溶剂，对酸稳定性差，对碱较稳定。一般认为，聚酰胺分子内存在的许多酰胺基能与酚类的羟基、酸类的羧基及醌类的醌基形成氢键而产生吸附（图2-17）。

固定相　　　　　　　　流动相

图2-17 聚酰胺分离原理示意图

聚酰胺对化合物吸附力的强弱取决于形成氢键的能力。首先，聚酰胺形成氢键的能力与溶剂有关。一般聚酰胺在水中与化合物形成氢键的能力最强，在有机溶剂中较弱，在碱性溶剂中最弱。因此溶剂对聚酰胺洗脱能力的顺序为：水＜甲醇或乙醇＜丙酮＜稀氢氧化钠水溶液或稀氨水＜甲酰胺或二甲基甲酰胺（DMF）。其次，聚酰胺形成氢键的能力与被分离成分的分子结构有关，在含水溶剂中，被分离成分的分子结构对氢键缔合的影响有以下几个方面。

A. 与聚酰胺形成氢键基团越多，吸附力越强。如间苯三酚＞间苯二酚＞苯酚。

B. 形成氢键基团所处的位置不同，被聚酰胺吸附的强弱也不同。如对位及间位的吸附力大于邻位。

C. 芳香化程度越高，吸附力越强。

D. 能形成分子内氢键的化合物则吸附力减弱。

在天然药物有效成分的分离上，聚酰胺色谱有着十分广泛的用途，对极性物质、非极性物质的分离均适用，尤其适合分离酚类、醌类成分，如黄酮类、蒽醌类等。另外对鞣质的吸附几乎不可逆，吸附力极强，因而适用于植物粗提取液的脱鞣处理。

④活性炭　是一种非极性吸附剂，对非极性成分具有较强的亲和力，主要用于分离水溶性成分。对中药中的某些苷类、糖类及氨基酸等成分具有一定的分离效果。由于它来源容易，价格便宜，适用于大量制备分离。活性炭的吸附作用在水溶液中最强，在有机溶剂中最弱。

（2）吸附能力　亲脂性吸附剂对极性小的化合物吸附能力强，亲水性吸附剂对极性大的化合物吸附能力强。

亲水性吸附剂（如硅胶）的吸附能力与含水量关系密切，含水量越大，吸附能力越弱，为提高亲水性吸附剂的吸附能力，必须去除所含水分。在一定温度下加热去除水分提高吸附剂的吸附能力，使其活性增高的过程称为吸附剂的活化。反之，在吸附剂中加入一定量的水分，降低其活性的过程称为去活化。吸附剂的活性根据含水量的多少分为 5 个活性级别（Ⅰ级、Ⅱ级、Ⅲ级、Ⅳ级和Ⅴ级）。活性级别越小，含水量越少，吸附能力越强；活性级别越大，含水量越多，吸附能力就越弱。但需注意硅胶加热到 170℃时，有部分硅醇基发生脱水从而失去吸附活性，因此，硅胶的活化不宜在较高温度下进行。

2. 洗脱溶剂　在吸附色谱中，除气相色谱外流动相均为液体。柱色谱中，洗脱溶剂习惯上称为洗脱剂，而在薄层色谱中，洗脱溶剂通常被称为展开剂。洗脱剂和展开剂可由单一溶剂或混合溶剂组成。洗脱剂的选择需根据被分离成分的性质与所选用的吸附剂性质综合考虑。对于极性吸附剂的色谱而言，通常是被分离成分的极性越大，吸附作用越强；而对洗脱剂而言，极性越大洗脱能力越强。

在柱色谱分离过程中，以单一溶剂为洗脱剂时，组成简单、分离重现性好，但往往分离效果不佳。因此在实际工作中常采用二元、三元或多元溶剂系统作洗脱剂。

3. 被分离成分　若用亲水性吸附剂，对极性大的被分离成分吸附能力强，解吸附能力弱，洗脱速度慢。反之，吸附能力弱，解吸附能力强。

被分离成分极性大小与其结构密切相关。分子中母核相同，极性基团越多，极性越大；分子中双键及共轭双键越多，极性越大；同系物中，分子量越小，极性越大；在同一母核中不能形成分子内氢键的化合物比能形成分子内氢键的化合物的极性大。

常见的取代基极性大小顺序：烷基（—CH$_2$—）＜烯基（—CH＝CH—）＜醚基（R—O—R′）＜硝基（—NO$_2$）＜二甲氨基 [—N（CH$_3$）$_2$]＜酯基（—COO—）＜酮基（—CO—）＜醛基（—CHO）＜巯基（—SH）＜氨基（—NH$_2$）＜酰胺基（—NHCO—）＜醇羟基（—OH）＜酚羟基（Ar—OH）＜羧基（—COOH）

（三）操作技术

吸附色谱按照操作方式不同分为薄层色谱法及柱色谱法。

1. 薄层色谱法　吸附薄层色谱可用于化学成分的分离、定性、定量检查，同时为其他的分析手段提供一定的分离依据。其操作步骤如下：

（1）薄层板的制备　吸附薄层板按制备过程中是否加入黏合剂分为硬板和软板。

①硬板的制备　又称湿法铺板。将吸附剂、黏合剂等按一定比例混合，均匀铺在一块玻璃板上，铺好的薄层板自然干燥后再活化备用。硬板由于机械强度好而被广泛采用。常用的有硅胶 G 板和硅胶 CMC－Na 板，黏合剂分别为煅石膏、羧甲基纤维素钠（CMC－Na）。

②软板的制备　又称干法铺板。直接将一定规格活化后的吸附剂倒在玻璃板上，用特制的玻璃棒铺

成均匀的薄层。软板制备时，吸附剂用量要适当，用玻璃棒推制时用力要均匀，制成表面平整、厚薄均匀的薄层板。

（2）点样　将试样溶于少量溶剂中，用毛细管或微量注射器把试样溶液点在薄层板上的操作。操作时需注意，配制样品的溶剂与展开剂极性相近，易挥发，吸取样液的毛细管管口要平整，点样位置距薄层板底 1~1.5cm 处，斑点直径不超过 2~3mm，点样量适中。

（3）展开　待点样溶剂挥散后，将薄层板放入盛有展开剂的密闭容器中，进行展开分离的过程。将盛有展开剂的容器密闭饱和一段时间后，再放入薄层板，放薄层板时不要浸没原点，溶剂展开至薄层板的 3/4 高度即要取出，标记溶剂前沿，挥干溶剂。展开方法一般用上行法。

（4）显色　将挥去溶剂的薄层板在日光、紫外灯或荧光灯下观察斑点的位置，圈出斑点，或喷显色剂使斑点呈色的过程。对于已知类型的成分可选择专属显色剂，未知成分一般可选用碘蒸气熏或喷 5% 浓硫酸 – 乙醇液显色。喷显色剂要细而均匀，具腐蚀性的显色剂只能用在硅胶 G 板上。

（5）计算比移值　比移值（R_f值）表示的是某一化合物经过展开后在薄层板上的相对位置。计算方法是原点到色斑中心的距离除以原点到溶剂前沿的距离，或为斑点移动的距离与溶剂移动的距离之比。R_f值越大表示该化合物展开的速度越快；反之，展开速度慢。

2. 柱色谱法　柱色谱法是一种将分离材料装入柱状容器中，以适当洗脱液进行洗脱而使不同成分得到分离的色谱分离方法，也是天然药物成分研究中常用的方法。柱色谱法分离样品量大，大多数情况下均为制备性分离（图 2 – 18）。

图 2 – 18　吸附柱色谱分离过程示意图

其操作步骤如下：

（1）装柱　包括干法装柱和湿法装柱两种。

干法装柱　直接用小漏斗将吸附剂均匀装入柱内的方法。

湿法装柱　将吸附剂与洗脱液混合成混悬液再装入柱中，或将吸附剂装入盛有洗脱液的柱内。

操作要点　装柱前柱底要垫一层脱脂棉以防吸附剂外漏。干法装柱时要用橡皮槌轻轻敲打色谱柱，使吸附剂装填连续均匀、紧密，然后用洗脱剂洗脱并保持一定液面；湿法装柱时注意打开下端活塞，洗脱剂始终保持有一定的液面高度。

（2）上样　将试样溶于少量的洗脱剂中加入到色谱柱顶端的操作。

操作要点　将试样溶于开始的洗脱剂中制成体积小、浓度高的溶液；加样时注意沿着柱内壁缓缓加入，始终保持吸附剂上表面平整；加样量为吸附剂量的 1/60~1/30。

（3）洗脱　将洗脱剂不断加入色谱柱内进行成分分离的操作过程。

操作要点　洗脱剂的选用可通过薄层色谱筛选，一般 TLC 展开时 R_f值在 0.2~0.3 左右，则该溶剂可以作为最初的起始溶剂，采用梯度洗脱，收集洗脱液。用薄层色谱或纸色谱作定性检查，合并同一组分溶液。

（4）收集　洗脱液的收集根据具体情况而定，如果试样中各成分有色带，可分别收集各色带；如果试样中各成分无色，常采用等份收集。

洗脱后所得的各组分洗脱液浓缩，经薄层色谱检查，合并相同流分，回收溶剂，所得组分再做进一步分离纯化。

 实例分析

实例 1906 年俄国植物学家茨维特把溶有植物色素的石油醚提取液倒入一根装有碳酸钙的细直玻璃柱中，再加入石油醚，任其自由流下。结果发现，提取液在玻璃柱内出现不同颜色的色带，这一现象引起茨维特的注意，并展开了研究。茨维特将这种方法命名为 chromatography，即色谱法。

问题 1. 玻璃管中的碳酸钙和石油醚分别起什么作用？
　　　　2. 为什么在玻璃管内会出现不同的色带？

答案解析

二、分配色谱技术

分配色谱是一种利用混合物中各成分在互不相溶的两相溶剂中分配系数的不同达到分离的色谱分离技术。

（一）基本原理

利用混合物中各成分在固定相（s）和移动相（m）之间的分配系数（K）的差异使成分得以分离。分配系数是在一定的温度和压力下，溶质在两相间分配达到平衡时，溶质在固定相和移动相之间的浓度的比值。

$$K = C_s / C_m$$

C_s 为某成分在固定相中的浓度，C_m 为某成分在流动相中的浓度。

混合物中某成分在两相间的分配系数越大，说明该成分在固定相中的分配浓度越大；反之，在两相间的分配系数越小，该成分在固定相中的分配浓度越小。分离效果主要取决于分配系数的差异，一般来说，分配系数相差越大，成分分离效果越好。

（二）构成要素

分配色谱由四个要素构成，包括支持剂、固定相、流动相和被分离成分。

1. 支持剂 又称载体，在分配色谱中仅作为载负固定相的介质。为中性多孔的粉末，无吸附作用，不溶于所用的溶剂中，可吸收一定量的固定相，不影响流动相的通过，不影响溶剂的性质和组成。

支持剂的种类有吸水硅胶、硅藻土、纤维素粉等。其中当硅胶含水量在 17% 以上时，失去了吸附性而成为载体（最多吸水可达70% 以上）。硅藻土也是很好的惰性载体，可吸收其自身重量 100% 的水。

2. 固定相和流动相 分配色谱中固定相和流动相是由二元或三元甚至三元以上溶剂按一定比例组成的复合溶剂系统。选择适当的溶剂系统，可提高分离的效率。常用纸色谱进行预试验寻找最佳的分离条件及合适的溶剂系统。

3. 被分离成分 一般情况下，被分离成分的极性大，选用极性大的固定相和极性小的流动相；被分离成分的极性小，选用极性小的固定相和极性大的流动相。

（三）分类和操作技术

1. 分类 按操作形式可分为纸色谱、薄层色谱和柱色谱。按固定相和流动相的极性不同可分为正相色谱和反相色谱。正相色谱是指固定相的极性大于流动相极性的分配色谱，在正相色谱中极性小的成分先被展开或洗脱；反相色谱是指固定相的极性小于流动相极性的分配色谱，在反相色谱中极性大的成分先被展开或洗脱。

2. 操作技术　包括纸色谱、分配薄层色谱和分配柱色谱三种。

（1）纸色谱　以滤纸为支持剂，滤纸上吸着的水（或根据实际分离的需要，经适当处理后滤纸上吸附的溶液）为固定相，用适当的溶剂系统作为移动相进行展开，而使试样中各组分达到分离的一种分配色谱法。色谱用滤纸可以分为快速、中速、慢速等规格。此法可用于定性、定量分析，也可用于微量物质的制备性分离。具体操作如下：

① 点样　纸色谱的点样方法与薄层色谱基本相似。点样量一般是几毫克至几十毫克。

② 展开　一般纸色谱展开的器具有纸色谱管、市售的色谱圆缸等。常用上行法展开。

③ 显色　展开结束后，先在日光或紫外灯下观察是否存在有色或荧光斑点，标记其位置，然后再根据所需检查成分喷洒相应的显色剂，显色后再定位。

④ 比移值（R_f 值）的计算　方法与薄层色谱相同。

纸色谱对亲水性较强成分如氨基酸、糖类、苷类等分离效果比薄层色谱好。但纸色谱与薄层色谱相比，展开往往需要较长时间，而且不能用腐蚀性强的显色试剂。

（2）分配薄层色谱　以硅胶或硅藻土为载体，与固定相按一定比例混匀后铺在薄层板上，自然干燥（不需活化）即可应用的平面分配色谱。分配薄层色谱的装置和操作与吸附薄层色谱相同，包括制板、点样、展开、显色、计算 R_f 值等步骤。但由于分配薄层色谱所用固定相为液体而非固体吸附剂，需用支持剂吸着固定，故制板方法与吸附薄层色谱有所不同。

正相分配色谱中，若固定相为水，常可制备纤维素薄层板和硅藻土薄层板；若固定相为水以外的其他溶剂，则可用浸渍法、展开法及喷雾法将固定相涂布于铺有支持剂的薄层板上。而反相分配色谱中，固定相常选用脂肪族碳氢化合物，可用 5% ~ 10% 的正十一烷的石油醚液或 1% 液体石蜡的乙醚溶液及 5% 硅酮油的乙醚溶液进行涂布制板，挥去有机溶剂后即得。

（3）分配柱色谱　将吸附有固定相的支持剂装入色谱柱中，用适当固定相溶解试样后加样，然后以固定相饱和后的移动相进行洗脱，使试样中各组分因分配系数的不同而达到分离的方法。其装置与吸附柱色谱相同，具体操作如下：

① 装柱　将所选的固定相与支持剂以 0.5 ~ 1∶1 的用量比置于一定容器内，充分搅拌均匀使支持剂吸着固定相，然后倒入所用的移动相溶剂中，剧烈搅拌使移动相与固定相互相饱和达平衡。装柱时先将固定相饱和后的移动相溶剂加入色谱柱内，再按湿法装柱操作装入吸着固定相的支持剂。

② 加样　在分配柱色谱中，一般支持剂的用量为试样量的 100 ~ 1000 倍，其载样量较吸附柱色谱少。根据试样溶解性能的不同，有三种加样方式可供选择。对于易溶于固定相者，将试样溶于少量固定相后，加入少量支持剂拌匀，装入柱顶；对于可溶于移动相者，则直接溶于移动相溶剂后加入柱顶；对于在两相中均难溶者，则使用低沸点溶剂溶解后，加入干燥的支持剂拌匀，挥去溶剂，再用一定量的固定相拌匀，装入柱顶。

③ 洗脱　洗脱所用的移动相均需先用固定相饱和。洗脱方法与吸附柱色谱相同。

④ 收集　分段定量收集洗脱液，每份洗脱液应始终用薄层色谱或纸色谱作定性检查，合并相同成分的洗脱液。

分配色谱中正相分配色谱常用于分离极性较大的成分，如生物碱、糖类、苷类、有机酸等；反相分

图 2-19 离子交换色谱装置
1. 玻璃丝　2. 树脂层　3. 玻璃丝

配色谱常用于分离极性小的脂溶性化合物，如油脂、高级脂肪酸、游离甾体等。

三、离子交换色谱技术

离子交换色谱（ion exchange chromatography，IEC）是以离子交换树脂作为固定相，使混合成分中离子型与非离子型物质，或具有不同解离度的离子化合物得到分离的一种色谱操作技术，装置见图 2-19。

（一）基本原理

离子交换树脂是一类含有解离性功能基团的特殊高分子化合物，一般呈球状或无定形粒状。根据其所含解离性功能基团的不同，可分为阳离子交换树脂和阴离子交换树脂两类。在水溶液中，阳离子交换树脂能通过—SO₃H、—COOH 或酚羟基中解离的 H^+ 与溶液中的阳离子进行可逆性交换，阴离子交换树脂能通过伯胺、仲胺、叔胺、季铵基中解离的 OH^- 与溶液中的阴离子进行可逆性交换。而其本身却不溶于水、酸、碱和有机溶剂。若是以 R 代表离子交换树脂的母体，则其色谱分离的基本原理可表示为：

$$阳离子交换树脂 \quad RSO_3^-H^+ + Na^+Cl^- \rightleftharpoons RSO_3^-Na^+ + H^+Cl^-$$

$$阴离子交换树脂 \quad RN^+OH^- + Na^+Cl^- \rightleftharpoons RN^+Cl^- + Na^+OH^-$$

（二）构成要素

离子交换色谱的构成要素有固定相、流动相和被分离成分。

1. 固定相　为离子交换剂，有离子交换树脂和硅胶化学键合离子交换剂两类。常用的是离子交换树脂。

$$
\text{阳离子交换树脂}
\begin{cases}
\text{强酸型} \quad —SO_3H \\
\text{弱酸型} \quad —COOH、—PO_2H_2
\end{cases}
$$

$$
\text{阴离子交换树脂}
\begin{cases}
\text{强碱型}
\begin{cases}
—N^+(CH_3)_3 \cdot X^- \\
—N^+(CH_3)_2(C_2H_4OH) \cdot X^-
\end{cases} \\
\text{弱碱型}
\begin{cases}
—NH^+(R)(R) \cdot X^- \\
—NH_2^+R \cdot X^- \\
—NH_3^+ \cdot X^-
\end{cases}
\end{cases}
$$

（1）种类　根据交换离子的性能不同，离子交换树脂可分为阳离子交换树脂和阴离子交换树脂两大类。每类树脂又根据功能基不同分为强酸、弱酸、强碱、弱碱等类型。商品树脂的类型是钠型（阳离子型）和氯型（阴离子型），而交换时用的是氢型和氢氧型。

（2）组成　离子交换树脂是由树脂母体和交换基团组成。以聚苯乙烯树脂为例，它是以苯乙烯为单体，二乙烯苯为交联剂，聚合而成的球形网状结构为母体，然后在母体上再连接许多活性交换基团。这些基团的氢离子可被其他离子置换。

（3）离子交换树脂的性能　交联度是表示离子交换树脂中交联剂的百分含量。如产品型号为732（强酸 1×7）聚苯乙烯强酸型阳离子交换树脂，其中 1×7 即表示交联度是7%。交联度提示了树脂孔隙的大小，交联度大，形成的网状结构紧密，孔隙网眼小，能交换的离子小，大离子不易进入树脂颗粒的内部。一般商品树脂的交联度有 10% ~ 16%。交换容量表示离子交换树脂的交换能力。

2. 流动相　常用的有酸、碱、盐的水溶液或各种不同离子浓度的缓冲溶液等，如磷酸盐缓冲液。有时也使用有机溶剂，如甲醇或乙醇同缓冲溶液混合使用，以改善被分离成分的溶解度。

3. 分离成分　被分离成分必须具有一定的离子强度。

（三）影响因素

1. 交换离子的影响　只要能形成离子均可与离子交换树脂进行交换。离子化程度越高越容易交换。

2. 温度的影响　一般来说，温度越高，离子交换越快，越容易交换；反之，不易交换。

3. 溶剂的影响　在水或含水溶剂中容易进行交换，在极性小的溶剂中离子交换困难。

4. 交换溶液浓度的影响　交换溶液浓度不宜过高，否则会使交换能力大大降低；交换溶液浓度越低交换速度越快。

（四）操作技术

1. 预处理　离子交换树脂在使用前，均需经过预处理，将所含的可溶性小分子有机物和铁、钙等杂质除去。根据分离试样中离子的性质，按酸→碱→酸的步骤，用适当试剂处理阳离子交换树脂；按碱→酸→碱的步骤，用适当试剂处理阴离子交换树脂，使树脂达到分离要求。

2. 装柱　装柱前先将树脂用蒸馏水充分溶胀，赶尽气泡，然后将溶胀后的树脂加少量水搅拌，连续倒入色谱柱（色谱柱要求耐酸、碱的腐蚀，柱长约为直径的 10 ~ 20 倍）中，打开活塞，缓缓放出水液，使树脂均匀下沉。

3. 上样　将试样溶液通过离子交换树脂柱进行交换。试样的用量由所选择树脂的交换容量来决定。将试样溶于适当溶液中配成浓度较稀的试样液（对离子交换剂的选择性大，利于分离），按柱色谱的上样方法将试样液加入柱内，打开活塞，当试样溶液流经离子交换树脂柱时，溶液中的离子与树脂上的解离性基团进行交换，被吸附于树脂上，至试样溶液流出后，用蒸馏水冲洗树脂柱，将残液洗净。

4. 洗脱　交换后的树脂，再选择适当溶剂洗脱，洗脱的原则是选择比已交换的离子更活泼的离子溶液把交换的离子替换下来。随着洗脱剂的移动，试样的离子成分在柱上反复进行着交换→洗脱→再交换→再洗脱的过程，从而使交换能力不同的离子化合物按先后顺序流出。

5. 收集　分段定量收集洗脱液，定性检查合并含有单一成分化合物的洗脱液，再进一步精制。

6. 再生　树脂的再生是指离子交换树脂在使用后失去交换能力，通过处理恢复交换能力的过程。

离子交换色谱是 20 世纪 70 年代发展起来的一种新的分析技术。主要用于能产生离子型的成分如氨基酸、肽类、生物碱、有机酸、酚类等的分离，广泛应用于医药、环保（如水质的测定）、食品等多种行业。如用阳离子交换树脂分离去除生物碱酸水液中非生物碱部分等。在 2020 版《中华人民共和国药典》第四部中，二氧化硫残留量测定法第三法为离子色谱法。

四、凝胶色谱技术

凝胶色谱（gel filtration chromatography，GFC）又称为分子排阻色谱、凝胶滤过色谱、分子筛色谱、凝胶渗透色谱等，是一种以多孔凝胶为固定相分离大小不同成分的液相柱色谱技术。因其具有设备简单、操作方便、结果准确、凝胶可反复使用等优点，成为天然药物化学和生物化学等研究中的常规分离分析方法。

图 2-20　凝胶色谱原理图
1. 小分子物质　2. 大分子物质　3. 凝胶颗粒

（一）基本原理

凝胶色谱是利用分子筛的原理进行分离的。因凝胶颗粒具有三维的网状结构，在水中可膨胀并有许多一定大小的网眼。当溶液通过凝胶颗粒时，溶液中分子直径小于网眼的成分可进入凝胶颗粒内部，而分子直径大于网眼的成分则被排阻在凝胶颗粒之外，按分子由大到小的顺序流出，见图 2-20。

（二）构成要素

凝胶色谱的基本构成要素有固定相、流动相以及被分离成分。

1. 固定相　固定相是多孔凝胶（G），主要有葡聚糖凝胶（Sephadex G）和羟丙基葡聚糖凝胶（Sephadex LH-20）。后者为 G-25 经羟基化处理得到的产物。其中最常用的是葡聚糖凝胶。

（1）葡聚糖凝胶的结构　葡聚糖凝胶也称交联葡聚糖凝胶，是由葡聚糖和甘油基通过醚桥相互交联而成的多孔性网状结构，其结构式见图 2-21。

（2）葡聚糖凝胶的性质　葡聚糖分子内含有大量羟基而具有极性，在水中即膨胀成凝胶粒子，是一种水不溶性的白色球状颗粒，由于醚键的不活泼性，因而具有较高的稳定性，不溶于水和盐溶液，在碱性和弱酸性溶液中性质稳定，但在酸性溶液中高温加热能促使糖苷键水解，和氧化剂接触会分解，长期不用宜加防腐剂。

（3）凝胶的型号　葡聚糖凝胶（Sephadex G）的商品型号用吸水量（干凝胶每 1g 吸水量 ×10）来表示。如 Sephadex G-25，表示每克干凝胶的吸水量为 2.5ml。G 型凝胶用于流动相为水的色谱分离，商品型号有 G-10、G-15、G-25、G-50 等。另外，羟丙基葡聚糖凝胶（Sephadex LH-20）分子中引入了亲脂性基团，除了能在水中溶胀外，也能在许多有机溶剂如醇、甲酰胺、丙酮等溶剂中溶胀，并在 pH>2 的无氧化剂溶液中呈稳定状态。故 Sephadex LH 型凝胶应用范围更广，极性、亲水性和亲脂性流动相中均可应用。

图 2-21　交联葡聚糖凝胶

2. 流动相 流动相必须是能够溶解试样的溶剂；不能破坏凝胶的稳定性；能润湿凝胶使其膨胀；黏度要低，能保持一定的流动性。常用的极性溶剂有水、各种水溶液或不同比例的甲醇水溶液等；亲脂性溶剂有三氯甲烷、四氢呋喃、甲苯或不同比例的混合溶剂等。分离水溶性成分选择极性溶剂，分离脂溶性成分选择亲脂性溶剂。凝胶色谱一般按选用的流动相不同分为两类，以水溶液为流动相的叫凝胶滤过色谱（GFC）；以有机溶剂为流动相的叫凝胶渗透色谱（GPC）。

（三）操作技术

1. 预处理 将干凝胶用选好的流动相（溶剂）充分浸泡膨胀后备用。

2. 装柱 采用湿法装柱，选择合适类型的凝胶经预处理装入柱中后，排出溶剂，使凝胶沉集，柱床稳定，并始终保持一定的液面。

3. 上样 把被分离的成分溶于选好的溶剂中，用滴管沿柱壁缓缓注入柱中，加完后将活塞打开，使试样完全渗入柱内，再关闭活塞。

4. 洗脱 根据被分离成分性质的不同，选择不同洗脱剂。如固定相为 Sephadex LH-20 的凝胶色谱，洗脱剂可选用有机溶剂，如甲醇、三氯甲烷-甲醇（1:1）等。适当控制洗脱的速度，若固定相颗粒细或交联度大，则流速可稍快。

5. 收集 洗脱液等体积收集，每一流分经检测后，合并相同组分，再做进一步处理。

6. 再生 凝胶经多次使用后，分离能力减弱，需进行再生处理，即在50℃左右用含2%氢氧化钠和4%氯化钠的混合液浸泡，再用水洗净，使其再生。

凝胶色谱不仅在分离大分子化合物方面广泛应用，在分离小分子化合物或其他如脱盐、除热原及粗略测定高分子物质的分子量等方面均可应用。如用凝胶色谱分离多糖，先选用孔隙小的凝胶如 G-25、G-50 等，脱去无机盐及其他小分子化合物，再选用孔隙大的凝胶如 G-150、G-200 等分离大分子多糖类，洗脱液为各种浓度的盐溶液及缓冲液。

五、大孔吸附树脂色谱技术

大孔吸附树脂（macro-reticular resine）是继离子交换树脂之后发展起来的一类新型分离介质，是以大孔吸附树脂为吸附剂，结合分子筛原理分离的一种柱色谱技术。

（一）基本原理

大孔吸附树脂色谱是结合吸附性和分子筛性两种原理进行物质分离的。吸附性主要来源于范德华引力和氢键作用力；分子筛性来源于大孔树脂的多孔性结构产生的渗透和滤过作用。被分离的成分根据其分子大小的不同和吸附力的差异而分离。

（二）构成要素

大孔吸附树脂色谱的构成要素有大孔吸附树脂、洗脱剂以及被分离成分。

1. 大孔吸附树脂 是一种不含交换基团，具有大孔网状结构的固体高分子吸附剂，不溶于水、酸、碱及有机溶剂。根据其骨架材料连接的功能基团，可分为非极性、中等极性和极性三类，每一类又根据孔径、比表面积、性质及构成等不同而分为许多型号，应用时需根据具体情况加以选择。

通常根据被分离成分的极性和分子大小来选择具有不同极性大小的大孔吸附树脂，以及决定大孔吸附树脂膨胀体积大小的溶剂。如分离大分子的物质选择能使大孔吸附树脂膨胀体积大的溶剂；反之，选用使其膨胀体积小的溶剂。

2. 洗脱剂 常用的洗脱剂有甲醇、乙醇、丙酮、乙酸乙酯等。非极性大孔吸附树脂选择洗脱剂的极性越小，洗脱能力越强；极性大孔吸附树脂选择洗脱剂的极性越大，洗脱能力越强。

3. 被分离成分 一般来说，极性大的化合物和分子体积小的化合物在极性大孔吸附树脂上吸附力强，解吸附力弱，洗脱困难；而极性小的化合物和分子体积大的化合物在非极性大孔吸附树脂上吸附力强，解吸附力弱，洗脱困难。

（三）操作技术

1. 预处理 指将新购树脂用丙酮加热回流提取以去除杂质，并用水和乙醇浸泡过夜，待用。

2. 装柱 将浸泡过夜的树脂采用湿法装柱，然后用95%的乙醇流洗柱床，至流出液与水混合无白色浑浊为止，再用去离子水洗至无醇味。

3. 上样 将试样溶液加到树脂床上。

4. 洗脱 选择合适的洗脱液进行洗脱。实际工作中，常采用水、浓度由低到高的含水甲（乙）醇溶液依次洗脱。

5. 收集 分段收集洗脱液，将混合物分为若干组分，定性检查，合并同一组分。

6. 再生 当树脂使用一定周期后，其吸附性能降低，此时即需再生处理才可反复利用。再生时用1mol/L盐酸和1mol/L氢氧化钠溶液顺次浸泡洗涤，最后用蒸馏水洗至中性，浸泡于甲醇或乙醇中贮存，临用前用蒸馏水洗尽醇即可使用。

大孔吸附树脂具有吸附容量大、选择性好、收率高、预处理和再生方便等优点，所以在医药工业及工业废水、废液的净化处理等方面都得到广泛应用。在天然药物成分研究开发方面，主要用于水溶性成分的分离纯化，尤其是大分子的亲水性成分（如多糖、皂苷等）。在实际应用中，根据被分离成分的特性和树脂的结构和性能，选择合适的树脂及分离条件，达到最佳的分离效果。目前大孔吸附树脂在多糖、皂苷、黄酮、生物碱、三萜类化合物的分离方面都得到了很好的应用。如利用大孔吸附树脂分离甜叶菊苷，甜叶菊苷提取液通过 GDX – 101（D 型非极性）树脂床，先用碱液洗，再用水洗，最后用95%乙醇洗脱，洗脱液处理后可得结晶。

六、高效液相色谱技术

高效液相色谱（high performance liquid chromatography，HPLC）又称高压液相色谱或高速液相色谱，是采用高效填充剂，利用加压手段加快流动相流速的一种高效能液相色谱。

图 2 – 22　高效液相色谱装置示意图

（一）分类

按分离原理不同可分为分配色谱、吸附色谱、离子交换色谱和凝胶色谱等；按固定相和流动相极性不同分为正相色谱和反相色谱；按固定相和流动相的聚集状态不同可分为液 – 固色谱（LSC）和液 – 液色谱（LLC）。

（二）组成

高效液相色谱的基本装置包括有贮液器、高压泵、进样器、色谱柱及高灵敏度的检测器、数据处理器等，见图 2 – 22。

（三）特点

高效液相色谱除具有速度快、效能高、仪器化等优点外，而且试样用量少，不需要气化，只需制成溶液即可进样，柱温不需太高，所以对难气化、遇热不稳定或分子量较大的成分都可应用。制备型的高效液相色谱还能用于分离制备较大量纯度较高的样品，因而在天然药物化学成分的分离、定性检识和定量分析等方面占有越来越重要的地位。

 知识链接

气相色谱法

气相色谱（gas chromatography，GC）是一种分离、分析技术，被广泛应用于工业、农业、国防及科学研究中。气相色谱可分为气固色谱和气液色谱。二者均以气体为流动相，气固色谱以固体物质（如活性炭、硅胶）为固定相；气液色谱以液体为固定相。在天然药物化学中主要用于某些挥发性成分的分析和药物中农药残留的分析。

✎ 实践实训

实训一　常规分离技术——两相溶剂萃取法

【实训目的】

1. 掌握两相溶剂法的分离原理。
2. 熟练萃取法的操作及要点。

【实训原理】

两相溶剂萃取法是利用混合物中各种成分在两种互不相溶（或微溶）的溶剂相中分配系数的差异而达到分离的目的。

【实训材料】

1. **仪器及材料**　分液漏斗、烧杯、玻璃棒、铁架台、固定圈。
2. **试药**　水、三氯甲烷、蓝色墨水、对氨基偶氮苯、凡士林。

【实训步骤】

1. 检查分液漏斗，是否漏液。
2. 关闭下端玻璃塞，向分液漏斗中加入50ml水，滴加1~2滴墨水，关闭上端玻璃塞，同时封闭通气孔，同方向振摇，使溶液混匀。
3. 向烧杯中加入50ml三氯甲烷，再加入少许对氨基偶氮苯，用玻璃棒进行搅拌使对氨基偶氮苯溶于三氯甲烷中。
4. 将对氨基偶氮苯的三氯甲烷溶液倒入分液漏斗中，关闭上端玻璃塞，同时封闭通气孔，同方向振摇几次，每次振摇后要旋开下端的玻璃塞，将有机溶剂因振摇产生的蒸汽排出，见图2-23。
5. 将分液漏斗竖起，会看到两种溶剂间有明显界面，且三氯甲烷层因溶有对氨基偶氮苯而显黄色，水层因溶有墨水而显蓝色。

6. 分液漏斗置铁架台上,打开上端通气孔,打开下端活塞,将三氯甲烷层由下端放出,水层由上端倾出,见图 2 - 24。

图 2 - 23 萃取振摇示意图   图 2 - 24 萃取示意图

【实训提示】

1. 分液漏斗使用前要润滑玻璃塞,并检查是否漏液,如有漏液则在玻璃塞处涂布凡士林。

2. 开始萃取振摇时,注意要关闭上端通气孔,然后同方向振摇,边振摇边排气。

3. 静置分层后,先打开通气孔,然后分取上下层液体,下层从下端流出,上层从上端倒出。

【实训思考】

1. 若用下列溶剂(乙醚、三氯甲烷、己烷、苯)萃取水溶液,它们将在上层还是下层?

2. 怎样正确使用分液漏斗?怎样进行萃取操作?

实训二 常规分离技术——结晶与重结晶法

【实训目的】

1. 掌握结晶法的原理。

2. 能够熟练进行结晶法的操作。

【实训原理】

利用混合物中各组分在某种溶剂中的溶解度不同,或在同一溶剂中不同温度时的溶解度不同,使它们得以分离。

【实训材料】

1. 仪器及材料 热滤漏斗、烧杯、玻璃棒、普通漏斗、脱脂棉、电炉、抽滤瓶、布氏漏斗、滤纸。

2. 试药 甘草、95% 乙醇溶液、10% 乙醇溶液。

【实训步骤】

1. 甘草甜素的提取

(1) 首先将 30g 甘草切细,加 100ml 的水浸泡 2 天。将浸泡好的浸提液滤过,分别得到滤液和滤渣。

(2) 再往滤渣中加入 50ml 的冷水浸泡 12 小时,再次滤过得到滤液,合并两次滤液。

2. 甘草甜素的精制

（1）将所得到的滤液进行蒸发浓缩，冷却后，向浓缩液中加入 95% 乙醇 80ml 并在低温下放置 2 天。

（2）将乙醇提取液滤过，滤液再次蒸发浓缩，得到甘草提取液。

（3）甘草提取液经浓缩干燥后得到甘草甜素粗结晶，再将此粗结晶在 10% 乙醇 80ml 溶液中进行重结晶即可得到精制的甘草甜素。

【实训提示】

1. 提取分离甘草甜素时，需采用醇沉淀法进行杂质的分离，以除去水溶性大分子类物质。

2. 首次结晶后，得到的晶体外形往往较差，需要继续进行重结晶，以得到晶形规则的较纯的晶体。

【实训思考】

1. 结晶过程中的有哪些注意事项？结晶溶剂如何选择？

2. 停止抽滤时，如不先打开安全活塞就关闭水泵，会有什么现象产生，为什么？

实训三 薄层色谱和柱色谱的操作技术

【实训目的】

1. 掌握硅胶薄层板的制备方法。

2. 掌握薄层色谱和柱色谱的基本操作。

【实训原理】

硅胶薄层色谱和柱色谱是常用的检识、分离天然药物化学成分的基本方法。

1. 硅胶薄层色谱 采用吸附的原理，利用吸附剂对化合物吸附能力的不同而达到分离的目的。吸附剂吸附能力的大小与化合物极性有关，化合物极性大，被吸附剂吸附的越牢固，R_f 值就越小；反之化合物极性小，R_f 值大。 个化合物在某种已选定的吸附剂所表现的 R_f 值大小，主要取决于展开剂的极性大小，即所使用的展开剂极性大，所得的 R_f 值大；展开剂极性小，所得的 R_f 值也小。

2. 柱色谱 可根据情况采用分配或者吸附原理进行操作。

【实训材料】

1. 仪器及材料 玻璃板、玻璃柱、乳钵、恒温干燥箱、干燥器、色谱缸、脱脂棉。

2. 试药 硅胶 H（300 目）、0.5% 羧甲基纤维素钠溶液、薄荷油乙醇溶液、薄荷脑的乙醇溶液（需新鲜配制）、石油醚、色谱用氧化铝、石英砂、胡萝卜的石油醚提取液。

【实训步骤】

1. 薄层板的制备 取 300 目硅胶 H 细粉 8g，加入 0.5% 羧甲基纤维素钠溶液 20ml，在乳钵中研磨均匀，随即倾倒于干燥的玻璃板上，均匀涂布成 0.25～0.5mm 厚度，轻轻振动玻璃板，使薄层表面平整均匀，然后在室温下水平放置，晾干后，于恒温干燥箱中 110℃下活化 1～2 小时，冷却后贮于干燥器内备用。

2. 硅胶薄层色谱法——挥发油的检查 取上述已活化好的硅胶 H 薄层板，在距底边 1～1.5cm 处标记原点，用毛细管将适量的试样（薄荷油及薄荷脑的乙醇溶液）点于原点上，待溶剂挥发后，迅速将薄层板置于密闭的盛有展开剂的展开容器中，上行展开，当展开剂接近薄层的上端时取出，标记溶剂前沿，挥去展开剂，立即喷洒显色剂，必要时可适当加热使其显色。计算各斑点的 R_f 值，选择三种不同的展开剂分别进行展开，比较哪种展开剂分离薄荷油效果最好。

3. 柱色谱法——胡萝卜素的分离 取色谱柱一支，柱底垫一层脱脂棉，装入在空气中自然暴露 2 小时以上的氧化铝（约 30cm 高），使装填均匀、紧密，并在氧化铝表面均匀覆盖一层干净的石英砂，然后用石油醚流洗柱体，待下口有液体流出，柱顶的液体即将流完时开始上样（胡萝卜的石油醚提取液），上样后不断用石油醚洗脱可见柱内出现不同的色带，按色带接收洗脱液，回收溶剂。

【实训提示】

1. 进行色谱操作时，试样原点直径不宜超过 0.5cm，斑点以圆而小为佳；展开时起始线不能浸在展开剂中；色谱操作前色谱缸应加入展开剂密闭一段时间，以保证展开条件上下一致，减少拖尾。

2. 羧甲基纤维素钠溶液常用的浓度一般为 0.5% ~ 1%。硬板的铺制过程要迅速，以防硬化难以铺匀。

3. 进行柱色谱操作时注意装柱要均匀紧密，否则溶剂洗脱时容易产生断流和裂隙现象，影响分离效果。为提高分离速度，可在柱面覆盖一层石英砂起到助滤作用。石英砂一定要用水和洗脱溶剂处理干净，防止带入色素等杂质干扰分离结果。

【实训思考】

1. 吸附薄层色谱操作过程是什么？
2. 柱色谱的洗脱剂如何选择？

答案解析

一、选择题

（一）单项选择题

1. 下列溶剂中，极性最小的是（　　）

A. 甲醇   B. 石油醚   C. 三氯甲烷

D. 丙酮   E. 乙酸乙酯

2. 下列能与水互溶的溶剂是（　　）

A. 正丁醇   B. 石油醚   C. 异戊醇

D. 丙酮   E. 三氯甲烷

3. 提取时间长受热稳定的脂溶性成分，可选用（　　）

A. 煎煮法   B. 连续回流提取法   C. 浸渍法

D. 渗漉法   E. 水蒸气蒸馏法

4. 煎煮法不宜使用的器皿是（　　）

A. 不锈钢器   B. 铁器   C. 瓷器

D. 陶器   E. 砂器

5. 从中药中提取对热不稳定的成分，宜选用（　　）

A. 回流提取法   B. 煎煮法   C. 渗漉法

D. 连续回流法   E. 常压蒸馏法

6. 提取含淀粉较多的天然药物宜用（　　　）

    A. 回流提取法   B. 浸渍法   C. 煎煮法

    D. 蒸馏法   E. 连续回流法

7. 用水蒸气蒸馏法提取，主要提取出的成分是（　　　）

    A. 挥发油   B. 氨基酸   C. 苷

    D. 鞣质   E. 蛋白质

8. 纸色谱的英文缩写符号为（　　　）

    A. PC   B. TLC   C. CC

    D. HPLC   E. CMC – Na

9. 利用在两相溶剂中分配系数不同进行分离的方法是（　　　）

    A. 萃取法   B. 结晶法   C. 沉淀法

    D. 盐析法   E. 分馏法

10. 利用透析法进行分离时，能通过透析膜的是（　　　）

    A. 多糖   B. 蛋白质   C. 鞣质

    D. 无机盐   E. 树脂

（二）多项选择题

1. 下列属于水溶性成分的是（　　　）

    A. 单糖   B. 油脂   C. 游离生物碱

    D. 蛋白质   E. 挥发油

2. 影响溶剂提取法的因素是（　　　）

    A. 溶剂的类型   B. 提取温度   C. 提取时间

    D. 药材粉碎度   E. 提取方法

3. 能用 pH 梯度萃取法进行分离的植物成分有（　　　）

    A. 蒽醌类   B. 黄酮类   C. 生物碱类

    D. 糖类   E. 无机盐

4. 可被水提醇沉法沉淀的是（　　　）

    A. 淀粉   B. 蛋白质   C. 多糖

    D. 树脂   E. 黏液质

5. 用溶剂从中药中提取化学成分的方法是（　　　）

    A. 升华法   B. 透析法   C. 渗漉法

    D. 回流法   E. 色谱法

二、名词解释

1. 溶剂提取法

2. 吸附色谱法

三、问答题

1. 天然药物中有效成分的提取方法有哪些？其中最常用的方法是什么？

2. 溶剂提取法常用方法有哪些？其中哪些方法需加热？哪些方法提取效率高？哪些方法不适于受热易破坏成分的提取？

3. 色谱法按原理可分为哪几类？按操作形式又可分为哪几类？

书网融合……

知识回顾　　　微课2　　　习题

（韩晓静　唐　敏）

第三章 糖与苷类化合物的提取分离技术

学习引导

灵芝为多孔菌科真菌赤芝或紫芝的干燥子实体，又称瑞草、仙草、灵草，是我国传统的珍贵药材。灵芝性平、味甘，归心、肺、肝、肾经，具有补气安神、止咳平喘的功效。相关研究表明，多糖是灵芝的主要次生代谢产物之一，具有抗肿瘤、调节免疫、抗糖尿病、保护肝脏、保护心肌细胞、抗癫痫、抗辐射等多种药理作用。那么，多糖类化合物结构性质如何？请举例说明具有一定生物活性的植物多糖。

本章主要介绍糖与苷类化合物结构类型、理化性质、提取分离、检识方法及应用实例。

📖 学习目标

1. **掌握**　糖与苷的定义、结构类型、理化性质及检识；苷键的裂解方式及特点。
2. **熟悉**　糖、苷类化合物提取分离方法及应用。
3. **了解**　苷的氧化开裂法；糖类化合物的生物活性。

糖类（saccharides）是多羟基醛或多羟基酮及其衍生物、聚合物的总称，因多具有 $C_x(H_2O)_y$ 通式，故又称为碳水化合物（carbohydrates）。糖是植物通过光合作用而产生的一次代谢产物，也是多数植物中二次代谢产物生物合成的初始原料，在自然界的分布十分广泛。糖在植物的根、茎、叶、花、果实、种子等各个部位中均有分布，常占植物干重的 80% ~ 90%，是植物细胞生命活动不可缺少的营养物质和支撑物质，是构成生物机体的重要基础物质之一，也是提供动物生理活动以及运动所需的能量来源。糖及其衍生物是天然药物中重要生物活性成分之一，如人参、黄芪、党参、枸杞、灵芝、香菇等含大量的糖类，多具有抗肿瘤、抗衰老、保护肝肾、调节机体免疫力、治疗心血管疾病等生物活性。

苷类（glycosides）是糖或糖的衍生物通过其端基碳上的半缩醛羟基或半缩酮羟基与非糖部分缩合脱水形成的一类化合物，又称配糖体，其中非糖部分称苷元（genin）或配糖基（aglycone）。植物体中，糖是普遍存在的一类化合物，与之共存的各类型天然药物化学成分均可作为苷元与糖结合成苷，所以苷类化合物在自然界分布广泛，尤以高等植物分布最多。苷类化合物具有多种生物活性，是天然药物的有效成分之一。如番泻叶中的番泻苷具有促进肠胃蠕动致泻的作用，黄芩中的黄芩苷具有抗病毒的作用，三七中的三七皂苷具有活血化瘀的作用等。

第一节 结构类型

一、糖的结构与分类

天然药物中的糖根据含单糖的数量分为单糖（monosaccharide）、低聚糖（oligosaccharide）和多糖（polysaccharide）。

（一）单糖

单糖是组成糖类及其衍生物的基本单位，也是不能再水解的最简单的糖。自然界中已发现的天然单糖有 200 余种，从三碳糖到八碳糖，其中以五碳（戊）糖、六碳（己）糖多见。大多数单糖在生物体内呈结合状态，仅葡萄糖和果糖等少数单糖呈游离状态存在。此外，天然药物中还含有多种糖的衍生物，如糖醛酸、糖醇、氨基糖等。天然药物中常见的单糖及其衍生物类型如下。

1. 五碳醛糖 常见的有 D-木糖（D-xylose，Xyl）、L-阿拉伯糖（L-arabinose，Ara）和 D-核糖（D-ribose，Rib）。

D-木糖 L-阿拉伯糖 D-核糖

2. 甲基五碳糖 亦称 6-去氧糖。常见的有 L-鼠李糖（L-rhamnose，Rha）、L-夫糖（L-fucose，Fuc）、D-鸡纳糖（D-guinovose，Gui）。

L-鼠李糖 L-夫糖 D-鸡纳糖

3. 六碳醛糖 常见的有 D-葡萄糖（D-glucose，Glc）、D-甘露糖（D-mannose，Man）和 D-半乳糖（D-galactose，Gal）。

D-葡萄糖 D-甘露糖 D-半乳糖

4. 六碳酮糖 常见的为 D-果糖（D-fructose，Fru）。

D-果糖

5. 糖醛酸 单糖中的伯醇羟基被氧化为羧基的化合物称为糖醛酸，主要以多糖及苷类化合物的形式存在于动植物体内。常见的有 D-葡萄糖醛酸（D-glucuronic acid）和 D-半乳糖醛酸（D-galacturonic acid）。

D-葡萄糖醛酸　　　　　　　　　D-半乳糖醛酸

6. 糖醇　单糖的醛或酮基被还原成羟基后得到的多元醇称为糖醇，多有甜味。糖醇在自然界分布广泛，如 D-甘露醇（D-mannitol）、D-山梨醇（D-sorbitol）、L-卫矛醇（L-dulcitol）。

D-甘露醇　　　　　　　　D-山梨醇　　　　　　　　L-卫矛醇

此外，自然界中还存在一些结构较为特殊的单糖及其衍生物。在单糖的 2,6 位失去氧，为 2,6-去氧糖，如 D-洋地黄毒糖（D-digitoxose），这类去氧糖主要存在于强心苷类成分中。单糖的伯或仲羟基被置换为氨基，即为氨基糖，如 2-氨基-2-去氧-D-葡萄糖（2-amino-2-deoxy-D-glucose），天然氨基糖主要存在于动物和菌类中。自然界也发现一些有分支碳链的糖，如 D-芹糖（D-apipse，Api）。

D-洋地黄毒糖　　　　　　2-氨基-2-去氧-D-葡萄糖　　　　　　D-芹糖

（二）低聚糖

低聚糖又称寡糖，由 2~9 个单糖基通过苷键聚合而成。根据是否含有游离的醛基或酮基，可分为还原性低聚糖与非还原性低聚糖。天然存在的低聚糖多数由 2~4 个单糖组成。根据含有单糖基的数目可分为二糖、三糖、四糖等，如常见芸香糖（rutinose）、蔗糖（sucrose）。

芸香糖　　　　　　　　　　　　　蔗糖

（三）多糖

多糖又称多聚糖，由 10 个以上单糖基通过糖苷键聚合而成，分子量较大，通常由几百个至几千个单糖分子组成。多糖一般无甜味，也无还原性。

根据多糖在生物体内的功能可分为两类。一类为水不溶性多糖，在动植物体内主要起支持组织的作用，分子呈直链型，不溶于水，如植物中的半纤维素和纤维素，动物甲壳中的甲壳素等。另一类为水溶性多糖，如菊糖、黏液质、果胶、树胶和动植物体内贮藏的营养物质淀粉等，可溶于热水形成胶体溶液。多糖有直糖链分子，但多为支糖链分子。由同一种单糖组成的多糖为均多糖，由两种或两种以上单糖组成的多糖为杂多糖。

纤维素

许多天然药物中的多糖具有较强的生物活性。如人参多糖具有明显的抗肿瘤作用和抗突变作用，茶叶多糖具有抗凝血、抗血栓和降血脂作用，女贞子多糖具有明显的增强免疫作用等。

 知识链接

多糖类化合物的生物活性

20 世纪 50～60 年代，多糖类成分的抗肿瘤、治疗心血管疾病和抗衰老等多方面的生物活性被人们所认识。后来经过进一步的研究发现，多糖类成分主要作用于网状内皮系统和造血系统，影响 RNA、DNA、蛋白质的合成，调控 cAMP 与 cGMP、补体的表达，及对干扰素的诱生作用等。

目前我国批准上市的治疗用植物多糖品种有黄芪多糖、香菇多糖、银耳多糖、猪苓多糖等。黄芪多糖可增强人体的免疫功能；香菇多糖对肿瘤生长有明显的抑制作用；银耳多糖能有效保护肝细胞；猪苓多糖具有抗肿瘤转移、调节免疫、抗辐射、保肝等作用。

二、苷的结构与分类 微课3

苷类是由糖和糖的衍生物通过其端基碳上的半缩醛或半缩酮羟基与非糖物质（又称苷元或配基）缩合脱水形成的一类化合物，在自然界中分布广泛，尤以高等植物分布最多。

（一）苷的结构

苷类化合物中非糖部分称苷元，苷元与糖上端基碳之间连接的化学键称苷键，苷键上的原子，称苷键原子。常见的苷键原子有 O、S、N、C 四种，其中 O 原子居多。

（二）苷的分类

根据苷在生物体内是原生的还是次生的，可将苷分为原生苷和次生苷（从原生苷中脱掉一个以上单糖的苷称为次生苷或次级苷）。根据苷中含有的单糖基的个数，可将苷分为单糖苷、双糖苷、三糖苷等。根据苷元上与糖连接位置的数目，可将苷分为单糖链苷、双糖链苷等。根据苷元化学结构的类型，可将苷分为黄酮苷、蒽醌苷、苯丙素苷等。根据苷的某些特殊性质或生理活性，可将苷分为皂苷、强心苷等。最常见苷的分类方法是根据苷键原子的不同分为氧苷、氮苷、硫苷、碳苷，其中氧苷最多。

1. 氧苷（O – 苷） 苷元通过氧原子和糖相连接而成的苷称为氧苷。氧苷是数量最多（占苷类的90%以上）、最常见的苷类。根据形成苷键的苷元羟基类型不同，又分为醇苷、酚苷、酯苷、氰苷和吲哚苷。

（1）醇苷 通过苷元上的醇羟基与糖或糖的衍生物的半缩醛或半缩酮羟基脱去一分子水缩合而成的化合物称为醇苷。如红景天中具有抗疲劳、抗衰老、免疫调节等作用的红景天苷（rhodioloside），毛茛中具有杀虫、抗菌作用的毛茛苷（ranunculin）。

红景天苷　　　　　　　　　　毛茛苷

（2）酚苷 通过苷元的酚羟基与糖或糖的衍生物的半缩醛或半缩酮羟基脱去一分子水缩合而成的化合物称为酚苷。很多天然药物的有效成分为酚苷。如天麻中的天麻苷（gastrodin）具有镇静作用；红花中的红花苷（carthamin）能显著提高耐缺氧能力，对缺血缺氧性脑病有保护作用。

天麻苷　　　　　　　　　　红花苷

（3）酯苷 通过苷元上的羧基与糖或糖的衍生物的半缩醛或半缩酮羟基脱去一分子水缩合而成的化合物称为酯苷。所形成的酯苷既有缩醛性质又有酯的性质，容易被稀酸或稀碱水解。如山慈菇苷A和B（tuliposide A、B）均具有抗菌活性，但二者性质不稳定，水解放置后结构发生改变，失去抗菌活性。

山慈菇苷A　R＝H
山慈菇苷B　R＝OH

（4）氰苷 是一类具有 α – 羟腈的苷。该类苷多数易溶于水，不易结晶，易水解，尤其是在酸或酶的催化下更易水解。生成的苷元 α – 羟腈很不稳定，很快分解成醛或酮和氢氰酸。氢氰酸具有止咳作用，但会引起人和动物的中毒。如中药苦杏仁中具有镇咳作用的苦杏仁苷（amygdalin）。桃仁具有活血祛瘀，润肠通便，止咳平喘之功效，桃仁含有氰苷化合物，其中苦杏仁苷的量为 1.5%～3.0%。《中国药典》收载的中药桃仁、郁李仁均以苦杏仁苷为指标成分进行含量测定。

苦杏仁苷

答案解析

即学即练 3−1

《中国药典》规定，以苦杏仁苷为含量测定指标成分的中药（　　）。

A. 苦杏仁　　　B. 桃仁　　　C. 郁李仁　　　D. 红景天　　　E. 大青叶

⑤ 吲哚苷　苷元具有吲哚母核，以苷元吲哚醇中的羟基与糖的半缩醛或半缩酮羟基缩合而成。如靛苷（indican）为中药大青叶的主要成分。

靛苷

2. 硫苷（S-苷）　通过苷元上的巯基（—SH）与糖或糖的衍生物的半缩醛或半缩酮羟基脱去一分子水缩合而成的化合物称硫苷。如萝卜中的萝卜苷（glucoraphenin），黑芥子中黑芥子苷（sinigrin）。这类苷的苷元性质不稳定，水解后的苷元进一步分解。如煮萝卜时的特殊气味即与含硫苷元的分解有关，芥子苷经酶解后形成的芥子油实际上是异硫氰酸酯类、葡萄糖和硫酸盐的混合物，具有止痛和消炎作用。

萝卜苷　　　　　　　　　　黑芥子苷

3. 氮苷（N-苷）　通过苷元上的氨基与糖或糖的衍生物的半缩醛（半缩酮）羟基脱去一分子水缩合而成的化合物称为氮苷。如巴豆中具有抗菌作用的巴豆苷（crotonoside），麦角菌科真菌冬虫夏草中分离得到的具有抗肿瘤、抗菌、抗病毒、免疫调节、改善新陈代谢、清除自由基等多种作用的虫草素（cordycepin），以及构成核酸的重要物质，如腺苷（adenosine）、鸟苷（guanosine）、胞苷（cytidine）、尿苷（uridine）等。

巴豆苷　　　　　　　　　　虫草素　　　　　　　　　　腺苷

鸟苷　　　　　　　　　胞苷　　　　　　　　　尿苷

4. 碳苷（C－苷）　通过苷元碳上氢与糖或糖的衍生物的半缩醛及半缩酮羟基脱水缩合而成的化合物称为碳苷。组成碳苷的苷元多为黄酮类、蒽醌类及酚酸类，其中以黄酮碳苷最为多见。如具有泻下作用的芦荟苷（aloin）。碳苷类具有水溶性小，难于水解的共同特性。

牡荆素　　　　　　　　　　　　　　芦荟苷

>> **实例分析**

　　实例　苦杏仁为常用中药，味苦，微温；有小毒。归肺、大肠经。具有降气止咳平喘，润肠通便的功效。用于咳嗽气喘，胸满痰多，肠燥便秘。内服不宜过量，以免中毒。通常苦杏仁采用焯法加工炮制，起到"杀酶保苷"作用并能方便去皮。

　　问题　1. 苦杏仁为什么会有小毒？止咳平喘作用的物质基础是什么？

　　　　　　2. 为什么苦杏仁采用焯法加工炮制能起到"杀酶保苷"的作用？

答案解析

第二节　理化性质

　　苷类化合物是由糖、苷键和苷元组成的，由于苷元的结构比较复杂，使苷显示不同的特性，但由于结构中均有糖和苷键的部分，又使苷类成分具有一定的通性。

一、性状

　　单糖和分子量较小的低聚糖以及大部分糖的衍生物一般为无色或白色晶体，分子量较大的低聚糖较难结晶。糖类物质常在熔融前碳化分解。分子量较小的糖有甜味。多糖常为无色或白色无定形粉末，基本无甜味。

　　苷类化合物多为固体，含糖基少的苷可形成完好的结晶，含糖基多的苷一般呈无定形粉末，且具有吸湿性。大多数的苷类化合物为无色或白色，有些苷具有一定的颜色，如黄酮苷、蒽醌苷等，颜色的深浅取决于苷元结构中共轭系统的情况和助色团的多少。苷类化合物一般无味，但有的苷具苦味、甜味或辛辣味，如龙胆苦苷味苦、甘草皂苷味甜。有些苷类对黏膜有刺激作用，如皂苷、强心苷等。

二、旋光性

单糖均具有旋光性，且多为右旋，个别为左旋。因单糖水溶液一般是环状及开裂式结构共存的平衡体系，故单糖多具有变旋现象，如 $\beta-D-$葡萄糖的比旋光度是 $+113°$，$\alpha-D-$葡萄糖是 $+19°$，在水溶液中两种构型互相转变，达到平衡时葡萄糖水溶液的比旋光度是 $+52.5°$。

苷类均有旋光性，天然苷类化合物多呈左旋，但苷类水解后混合物呈右旋，是由于生成的单糖是右旋结构，同时也多具有还原性。通过比较水解前后旋光性的变化、还原性的有无，初步判断苷类成分的存在。苷类化合物旋光度的大小与苷元和糖的结构以及苷元和糖、糖和糖之间的连接方式均有一定的关系。

三、溶解性

单糖和低聚糖易溶于水，尤其易溶于热水，可溶于稀醇、吡啶和热醇中，不溶于亲脂性有机溶剂。多聚糖一般难溶于水，或溶于热水形成胶体溶液，但随着醇的浓度增加溶解度降低，不溶于有机溶剂。纤维素和甲壳素几乎不溶于任何溶剂。

苷类化合物结构中因含有糖基，具有亲水性，一般可溶于水、甲醇、乙醇、含水正丁醇等亲水性有机溶剂，不溶或难溶于石油醚、苯、三氯甲烷、乙醚等亲脂性有机溶剂。碳苷较为特殊，无论在水或其他溶剂中的溶解度都较小。苷的亲水性大小与糖基数目、苷元性质有关。一般情况下，糖基数目多，苷元上极性基团多则亲水性大，在水中溶解度相应增加。因此当用不同极性溶剂顺次提取时，不同提取液均有发现苷的可能。

苷元部分因结构中不含糖，一般具亲脂性，不溶或难溶于水，可溶于甲醇、乙醇、丙酮，易溶于乙酸乙酯、三氯甲烷、乙醚等。但有些苷元易溶于水，如环烯醚萜苷元易溶于水和甲醇，难溶于三氯甲烷、乙醚和苯等溶剂。

四、化学性质

苷由糖和苷元组成，含有糖基是苷类化合物的共性。因此，苷类化合物除需检识分子中的苷元外，还要对糖进行检识。

（一）糠醛形成反应

单糖在浓酸作用下加热脱去三分子水，生成具有呋喃环结构的糠醛及其衍生物。糠醛及其衍生物可以和许多芳胺、酚类及其具有活性次甲基的化合物缩合生成有色产物。由于不同类型的糖形成糠醛衍生物的难易不同、产物不同，与芳胺、酚类等形成的缩合物颜色也不相同，可以利用这一反应来区别不同类型的糖。

Molisch 反应是检查糖和苷类化合物常用的反应。Molisch 试剂由浓硫酸和 $\alpha-$萘酚组成，与单糖发生反应，生成物一般呈紫红色。反应机制是苷类和多糖类化合物在浓硫酸条件下水解生成单糖，单糖经浓硫酸作用，脱水闭环形成糠醛类化合物，进而再与 $\alpha-$萘酚发生酚醛缩合反应，生成紫红色缩合产物。

糖醛(R=H)　　　　　　　　　糖醛及衍生物与α-萘酚的缩合物(R=H)
5-甲基糖醛(R=CH₃)　　　　　　　　　(R=H或CH₃)(紫色)

（二）氧化反应

还原糖分子中有醛（酮）基、醇羟基及邻二醇等结构单元，通常醛基最易被氧化，伯醇次之。在控制反应条件的情况下，不同的氧化剂可选择性地氧化某些特定基团。如 Ag^+、Cu^{2+} 以及溴水可将醛基氧化成羧基。

1. Fehling 试剂（碱性酒石酸铜试剂） 可以将还原糖中游离的醛（酮）基氧化成羧基，同时 Fehling 试剂中的铜离子由二价还原成一价，生成砖红色氧化亚铜沉淀，即为 Fehling 反应（斐林反应）。

2. Tollen 试剂（氨性硝酸银试剂） 能够将还原糖中的醛（酮）基氧化成羧基，同时 Tollen 试剂中的银离子被还原成金属银，生成银镜或黑褐色银沉淀，称为 Tollen 反应（多伦反应或银镜反应）。

第三节　苷键的裂解

在一定条件下，苷键可发生断裂，水解成为苷元和糖。苷键的裂解反应是研究苷类和多糖结构的重要方法，通过苷键的裂解，有助于了解苷元的结构、糖的种类和组成，确定苷元与糖、糖与糖之间的连接方式。按催化剂不同，苷键裂解可分为酸催化水解、碱催化水解、酶催化水解和氧化开裂法等。

一、酸催化水解

苷键具有缩醛（酮）结构，易被稀酸催化水解。常用的酸有稀盐酸、稀硫酸、甲酸等，在水或稀醇中进行。其反应机制是苷键原子在酸性条件下质子化，苷键断裂生成糖基正离子或半椅式中间体，该中间体在水中溶剂化，再脱去氢离子而形成糖分子。以葡萄糖苷为例，反应历程如下：

由此反应历程可见，苷类酸催化水解难易，与苷键原子的碱性、电子云密度及空间环境密切相关。凡有利于苷键原子质子化的因素，都将促进苷的酸水解。苷类酸水解规律如下：

（一）按苷键原子的不同

苷类化合物酸水解的难易顺序为：$C-苷 > S-苷 > O-苷 > N-苷$。氮原子电子云密度大，碱度高，最易接受质子，最容易发生酸水解；而碳苷上的碳原子无共用电子对，不能质子化，故碳苷最难发生水解。

（二）按糖的种类不同

1. 呋喃糖苷较吡喃糖苷易水解，水解速率大 50～100 倍。由于五元呋喃环是平面结构，各取代基处于重叠位置，因此环张力较大，酸水解形成的中间体可使环张力减少，故有利于水解。一般果糖苷、核糖苷等多为呋喃糖苷，较易水解；葡萄糖苷、半乳糖苷和鼠李糖苷等醛糖以吡喃糖苷存在，较难水解。

2. 酮糖苷较醛糖苷易水解。酮糖多数为呋喃糖，在端基上增加了一个—CH_2OH 大基团，增加呋喃环的拥挤状况，使水解较容易发生，醛糖则多为吡喃糖。

3. 吡喃糖苷中，由于吡喃环上 C_5 取代基会对质子进攻苷键造成一定的位阻，故取代基愈大，则愈难水解。其水解的难易程度是：糖醛酸苷＞七碳糖苷＞六碳糖苷＞甲基五碳糖苷＞五碳糖苷。

4. 2－氨基糖苷较 2－羟基糖苷难水解，而 2－羟基糖苷又较 2－去氧糖苷难水解。这是由于 C_2 上的吸电子取代基对质子的竞争性吸引和诱导效应，使苷键原子的电子云密度降低，苷键原子质子化能力下降所致。其水解速率的顺序为：2,6－二去氧糖苷＞2－去氧糖苷＞6－去氧糖苷＞2－羟基糖苷＞2－氨基糖苷。

（三）按苷元结构的不同

芳香族苷因 p－π 共轭效应的影响，芳环或双键对苷键原子具有一定的供电作用，可使苷键原子电子云密度增加，水解比脂肪族苷容易。某些酚苷，如蒽醌苷、香豆素苷不用加酸，只需加热即可发生水解。

对于较易水解的苷类化合物，常采用稀酸水解；对于难以水解的苷，常需要增加酸的浓度、延长水解时间，来达到水解的目的。但在剧烈的水解条件下会引起苷元脱水导致结构的改变。因此，为防止苷元结构被破坏，常采用两相酸水解法，即向水解液中加入与水不相混溶的有机溶剂（如苯、三氯甲烷等），苷元一旦生成即可进入有机相，避免与酸的长时间接触，从而获得真正的苷元。

二、碱催化水解

苷键具有缩醛或缩酮结构，大多数苷类化合物对碱性试剂比较稳定，不易发生碱水解。但有些苷键易被碱水解，如酯苷、酚苷、烯醇苷及 β－吸电子基团的苷，如藏红花苦苷、山慈菇苷 A、水杨苷、靛苷等。

三、酶催化水解

酶催化水解具有反应条件温和，专属性高的特点。根据所用酶的特点可确定苷键构型，根据获得的次级苷、低聚糖可推测苷元与糖、糖与糖的连接关系，能够获得原苷元等。常用的酶有转化糖酶、麦芽糖酶、杏仁糖酶、纤维素酶、蜗牛酶等。

一般情况下，酶具有高度专属性，特定的酶只能催化水解特定构型的苷键，即 α－苷酶只能水解 α－苷，β－苷酶只能水解 β－苷。如转化糖酶只水解 β－果糖苷键；麦芽糖酶只水解 α－葡萄糖苷键；苦杏仁酶主要水解 β－葡萄糖苷键等，但专属性较差，也能水解一些其他六碳糖的 β－苷。

苷类化合物在天然植物体内常与自身水解酶共存，因此在天然药物采收、加工、贮藏和提取过程中，必须充分考虑到酶的活性对苷类化合物的影响。随着酶分离纯化手段的提高和酶种类的增多，酶水解在苷类成分的应用前景将更加广阔。

四、氧化裂解法

苷类化合物分子中的糖基具有邻二醇结构，可以被过碘酸氧化开裂。Smith 降解法是常用的氧化开裂法。此法先用过碘酸氧化糖苷，使之生成二元醛和甲酸，再用四氢硼钠将二元醛还原成相应的二元醇，然后在室温下与稀酸作用，即可水解生成苷元、多元醇、羟基乙醛。以葡萄糖苷的氧化开裂反应为例，反应过程式如下。

Smith 降解法在苷的结构研究中发挥重要作用。对于难以被酸催化水解的碳苷，也可以用此法进行水解，可获得在苷元上多一个醛基，其他结构保持不变的苷元。

此外，对一些苷元结构不太稳定的苷类化合物，为了避免酸水解使苷元发生脱水或结构上的变化以获取真正的苷元，也常使用 Smith 降解法进行水解。如在研究远志、人参、柴胡等天然药物中的皂苷时可采用此法。值得注意的是，Smith 降解法可能破坏具有邻二醇的苷元结构。

即学即练 3-2

按照苷原子的不同，苷酸水解的由易到难的顺序为（　　）。

A. N > C > O > S　　　　B. N > O > S > C　　　　C. O > N > C > S

D. N > S > C > O　　　　E. O > N > S > C

答案解析

第四节　提取与分离

一、提取

（一）糖类化合物的提取

单糖为多羟基衍生物，易溶于水，难溶于低极性的有机溶剂。低聚糖和单糖的物理性质类似。通常提取单糖和低聚糖常用水或稀醇作为提取溶剂。

多糖随着聚合度的增加，性质和单糖相差较大，一般为非晶形，无甜味，难溶于冷水或溶于热水成胶体溶液。如黏液质、树胶、木聚糖、菊糖、肝糖等可溶于热水而不溶于乙醇。酸性多糖、半纤维素可溶于稀碱，碱性多糖（如含有氨基的多糖）可溶于稀酸，而纤维素类则在各种溶剂中均不溶。多糖的提取方法有水提法、酸提法、碱提法、酶提法。

（二）苷类化合物的提取

苷类成分因其苷元结构及其连接糖的数量和种类不同，其性质差异较大。常采用水或乙醇等溶剂提取。具体操作时应充分考虑苷类化合物的共性和个性，结合苷的性质及提取目的综合考虑。由于苷类与水解它的酶共存于同一植物中，在提取过程中还需考虑酶的性质。

提取原生苷时，需要抑制或破坏酶的活性。常采用的方法有：新鲜药材迅速干燥（晒干或晾干）；可在天然药物中加入一定量的无机盐（如碳酸钙、硫酸铵）；也可采用沸水、甲醇或60%以上乙醇提取，同时在提取中尽量避免与酸和碱接触，以免苷键被水解。

提取次生苷时，需要有目的地利用和控制酶、酸或碱的水解。如以水为溶剂，可采取30~40℃发酵（温水放置24~48小时）处理药材，再根据苷类的极性大小，选择适宜的溶剂提取。

二、分离

（一）糖类化合物的分离

若提取物中单糖或二糖含量很高，可用结晶法分离。但糖混合物一般需要通过色谱法分离。常用活性炭、大孔吸附树脂和纤维素等色谱法进行分离。此外，也可以用硅胶及反相硅胶进行色谱分离。

多糖分离方法很多，主要有大孔吸附树脂色谱法、凝胶滤过色谱法、有机溶剂沉淀法、金属络合法等。

（二）苷类化合物的分离

苷类化合物一般极性较大，多为非结晶性固体。苷类提取物往往含有大量杂质，需要除去这些混存的杂质才能进一步分离。纯化方法有溶剂法、色谱法等。溶剂法是先将粗提物溶于甲醇，滴加丙酮或乙醚，使苷类沉淀析出；或者将粗提物溶于水，吸附于大孔树脂柱，先用水洗去无机盐、糖、肽类等水溶性杂质，再以不同浓度的乙醇溶液梯度洗脱可得苷类化合物。苷的分离常选用硅胶、聚酰胺、葡聚糖凝胶等色谱技术。

第五节 检 识

苷元和糖组成了苷类化合物，含有糖基是苷类的共性。因此，苷类化合物除需检识分子中的苷元外，还要对糖进行检识。

一、理化检识

从天然药物中提取分离得到的苷类化合物，可采用经过物理和化学方法鉴定。物理方法主要依据化合物的形态、颜色、熔点、比旋度等进行鉴定。化学方法可通过颜色反应，如糖苷类可以利用 Molisch

反应，有紫红色环出现，Fehling 试剂或 Tollen 试剂来检识还原糖的存在等。

（一）Molisch 反应

取试样液于试管中，加入 α - 萘酚乙醇溶液混合后，沿试管壁滴加浓硫酸使出现两层，两液层交界面处产生紫红色环。

（二）Fehling 反应

取试样于试管中，加入等量 Fehling（斐林）试剂，水浴加热，如产生砖红色氧化亚铜沉淀，表明供试样品中含有还原糖。

（三）Tollen 反应

取试样于试管中，加入新配置的 Tollen（多伦）试剂，水浴加热，如产生银镜或黑色的银沉淀生成，表明供试样品中含有还原糖。

二、色谱检识

苷类化合物的色谱检识主要有薄层色谱和纸色谱，薄层色谱常用的吸附剂是硅胶、反相硅胶，也可用纤维素进行薄层色谱，常在同一色谱上，用样品与相应苷的对照品进行比较来检识。

（一）薄层色谱

常用硅胶为吸附剂，极性较大的溶剂系统做展开剂，如正丁醇 - 醋酸 - 水（4:1:5 上层，BAW），三氯甲烷 - 甲醇 - 水（65:35:10 下层）等三元溶剂系统。对于极性较小的苷类，也常用一定比例的三氯甲烷 - 甲醇、丙酮 - 甲醇等二元溶剂系统。反相硅胶薄层色谱时，常用不同比例的甲醇 - 水、乙腈 - 甲醇 - 水为展开剂。

薄层色谱的显色剂常用苯胺 - 邻苯二甲酸、茴香醛 - 浓硫酸、硝酸银等试剂。

（二）纸色谱

糖类极性大，适合用纸色谱进行鉴定，展开剂一般常采用水饱和的有机溶剂，如正丁醇 - 醋酸 - 水（4:1:5 上层，BAW）。R_f 与糖结构中碳原子数、羟基数有关。在单糖中，碳原子少的糖 R_f 比碳原子多的糖大，酮糖比醛糖大，去氧糖则更大。R_f 还与溶剂的含水量有关，因此在配制展开剂时要特别注意。

糖的纸色谱分离后，常用的显色剂有：苯胺 - 邻苯二甲酸、硝酸银、3,5 - 二羟基甲苯 - 盐酸等试剂。

第六节 应 用 实 例

实例一 苦杏仁中苦杏仁苷的提取分离技术

苦杏仁为蔷薇科植物山杏（*Prunus armeniaca* L. Var. *ansu* Maxim.）、西伯利亚杏（*Prunus sibirica* L.）、东北杏 [*Prunus mandshurica*（Maxim.）Koehne] 或杏（*Prunus armeniaca* L.）的干燥成熟种子。苦杏仁性味苦、温，有小毒。具有降气止咳平喘，润肠通便之功效。临床用于咳嗽气喘，胸满痰多，肠燥便秘。

一、苦杏仁中主要有效成分的结构、理化性质

苦杏仁中主要成分是苦杏仁苷、苦杏仁酶、樱叶酶、油酸等，《中国药典》采用高效液相法以苦杏仁苷为指标成分对苦杏仁进行含量测定，规定其含量不低于 3.0%。

苦杏仁苷为斜方柱状结晶（水），mp. 200℃（三水化合物），mp. 220℃（无水物），$[\alpha]$ -42°（H_2O）。易溶于水和醇，几乎不溶于乙醚。苦杏仁苷的水解过程见图 3-1。

图 3-1 苦杏仁苷水解过程

二、苦杏仁中苦杏仁苷的提取分离

（一）工艺流程（图 3-2）

```
              苦杏仁
                │ 压榨去油脂
             苦杏仁饼
                │ 乙醇回流提取2次
        ┌───────┴───────┐
      提取液            药渣
        │ 减压回收乙醇，放冷，
        │ 或加入适量乙醚，过滤
     苦杏仁苷粗品
        │ 冷乙醇洗涤
      苦杏仁苷
```

图 3-2 苦杏仁苷提取分离流程图

（二）流程说明

苦杏仁为种仁类药材，含有丰富的油脂，故提取前采用压榨法去除油脂类成分。根据苦杏仁苷易溶于醇，难溶于乙醚的性质，采用乙醇回流法提取并回收醇后，再加入适量乙醚使之沉淀析出，滤过后再用乙醇洗涤，即得苦杏仁苷。

实例二 猪苓中猪苓多糖的提取分离技术

猪苓为多孔菌科真菌猪苓 [*Polyporus umbellatus* (Pers.) Fres] 的菌核。猪苓性味甘、平，具有利水渗湿之功效。临床用于小便不利、水肿、泄泻、淋浊、带下等的治疗。

一、猪苓中主要有效成分的结构、理化性质

猪苓中主要含有麦角甾醇、粗蛋白、苹果酸、维生素 H 及多糖等，水溶性多糖为葡聚糖，名为猪苓多糖（polyporussua bellatus）。

二、猪苓中猪苓多糖的提取分离

（一）工艺流程（图 3 – 3）

图 3 – 3 猪苓多糖提取分离流程图

（二）流程说明

依据多糖的性质，采用水提醇沉法得到猪苓多糖。其中含蛋白质杂质，采用鞣酸沉淀法除去，少量的蛋白质采用三氯甲烷 – 正丁醇反复处理。小分子杂质通过透析法除去，最后醇沉得到猪苓多糖纯品。

答案解析

一、选择题

（一）单项选择题

1. 下列哪种糖不属于多糖（　　）

　　A. 甲壳素　　　　　　　　B. 纤维素　　　　　　　　C. 蔗糖

　　D. 半纤维素　　　　　　　E. 淀粉

2. 低聚糖又称寡糖，由（　　）单糖基通过苷键聚合。

　　A. 1 个　　　　　　　　　B. 2 个　　　　　　　　　C. 2 ~ 9 个

D. 10 个以上　　　　　　　　　E. 100 个以上

3. 苷类化合物中的非糖部分称为（　　　）

　　A. 苷元　　　　　　　　　B. 单糖　　　　　　　　　C. 双糖

　　D. 低聚糖　　　　　　　　E. 配糖体

4. 按苷键原子分，毛茛苷属于（　　　）

　　A. 氧苷　　　　　　　　　B. 硫苷　　　　　　　　　C. 碳苷

　　D. 氮苷　　　　　　　　　E. 都不属于

5. 按苷键原子分，牡荆素苷属于（　　　）

　　A. 氧苷　　　　　　　　　B. 硫苷　　　　　　　　　C. 碳苷

　　D. 氮苷　　　　　　　　　E. 都不属于

6. 《中国药典》收载的中药苦杏仁、桃仁、郁李仁以（　　　）为指标成分进行含量测定。

　　A. 牡荆素　　　　　　　　B. 巴豆苷　　　　　　　　C. 苦杏仁苷

　　D. 天麻苷　　　　　　　　E. 红景天苷

7. 氰苷在酸和酶的作用下易水解，生成的苷元 α - 羟腈很不稳定，立即分解成醛（或酮）和（　　　）。

　　A. 乙酸　　　　　　　　　B. 甲酸　　　　　　　　　C. 盐酸

　　D. 氢氰酸　　　　　　　　E. 磷酸

8. 苷类化合物（　　　）。

　　A. 多呈左旋　　　　　　　B. 具有香气　　　　　　　C. 呈亲脂性

　　D. 具有还原性　　　　　　E. 大多苦味

9. Fehling 反应产生的沉淀颜色是（　　　）。

　　A. 绿色　　　　　　　　　B. 银镜　　　　　　　　　C. 砖红色

　　D. 蓝色　　　　　　　　　E. 黑色

10. 检识苷类化合物的反应是（　　　）。

　　A. 碘化铋钾　　　　　　　B. Molisch 反应　　　　　　C. 菲林试剂

　　D. 盐酸 - 镁粉　　　　　　E. 碱性试剂

（二）多项选择题

1. 根据含单糖的数量，糖类化合物可分为（　　　）

　　A. 单糖　　　　　　　　　B. 低聚糖　　　　　　　　C. 多糖

　　D. 氧苷　　　　　　　　　E. 氮苷

2. 根据苷键原子的不同，苷类化合物可分为（　　　）

　　A. 氧苷　　　　　　　　　B. 碳苷　　　　　　　　　C. 多糖

　　D. 氮苷　　　　　　　　　E. 硫苷

3. 属于还原糖的显色反应的是（　　　）

　　A. Molisch 反应　　　　　　B. Fehling 试验反应　　　　C. Smith 降解反应

　　D. Tollen 反应　　　　　　E. 碱液反应

4. 苷键裂解的方法主要有（　　　）等。

　　A. 酸水解　　　　　　　　B. 碱水解　　　　　　　　C. 酶水解

　　D. 氧化开裂法　　　　　　E. 加热分解

5. 下列苷类属于氧苷的是（　　　）

　　A. 醇苷　　　　　　　　B. 酯苷　　　　　　　　C. 硫苷

　　D. 酚苷　　　　　　　　E. 氮苷

二、名词解释

1. 苷

2. 原生苷

3. 次生苷

三、问答题

1. 按照苷键原子的不同，苷分为几类？分别是什么？

2. 简述酸水解的原理及影响酸水解的因素

书网融合……

知识回顾　　　　　　微课3　　　　　　习题

（江　芳）

学习引导

灯盏花，又名短葶飞蓬、地朝阳、灯盏细辛等。史载于傣医药传统经方《贝叶经》和云南明代著名医药学家兰茂所著的《滇南本草》。因花似灯盏，根似细辛而得名，具有活血通络止痛，祛风散寒等功效。2000 年灯盏花注射液被列入国家中药保护品种和处方药，用于治疗闭塞性脑血管疾病和脑出血后遗症。那么灯盏花中主要有效成分是什么？有何结构特点？

本章主要介绍黄酮类化合物的结构类型、理化性质、提取分离、检识方法及应用实例。

学习目标

1. **掌握** 黄酮类化合物的结构类型、理化性质、提取分离、检识及应用。
2. **熟悉** 黄酮类的典型化合物。
3. **了解** 黄酮类化合物生物活性及分布。

黄酮类（flavonoids）化合物广泛存在于自然界中，是一类重要的天然有机化合物，约有1/4 的植物含有此类成分，其数量之多列天然酚类化合物之首，主要分布于双子叶植物，如芸香科、豆科、菊科、唇形科、伞形科等；其次为裸子植物，如银杏科等；而在菌类、藻类、地衣类等低等植物中则较少见。许多天然药物如黄芩、补骨脂、桑白皮、槐花、芫花、忍冬、红花、葛根等都含有黄酮类成分。黄酮类在植物体内主要以与糖结合成苷的形式存在，部分以游离形式存在。

黄酮类化合物具有多种生物活性。如芦丁、橙皮苷、香叶木苷具有维生素 P 样作用，能维持毛细血管的正常渗透性，降低血管脆性，用于防治高血压及动脉硬化的辅助治疗；葛根素具有扩张冠状动脉血管的作用；灯盏花素具有扩张冠状血管、疏通微循环、抗血栓形成、保护脑神经、减少脑组织缺血及再灌注损伤等功能；银杏素具有降低胆固醇的作用；儿茶素、水飞蓟素、异水飞蓟素具有保肝作用；杜鹃素具有止咳、平喘、祛痰作用；木犀草素、黄芩苷具有抗菌作用；槲皮素、山奈酚、桑色素具有抗病毒活性；牡荆素有抗癌作用；大豆素、染料木素具有雌激素样作用；甘草查耳酮 A 对艾滋病毒有一定的抑制作用等。

 知识链接

黄酮类化合物的生物合成途径

黄酮类化合物在植物体内的生物合成途径是复合型的，是由莽草酸途径和多酮化途径生物合成的产物。首先通过苯丙烷途径将苯丙氨酸转化为香豆酰辅酶 A（coumaroyl CoA），香豆酰辅酶 A 再进入黄酮合成途径与 3 分子丙二酰辅酶 A（malonyl CoA）结合生成查耳酮，然后经过分子内的环化反应生成二氢黄酮类化合物。二氢黄酮是其他黄酮类化合物的主要前体物质，通过不同的分支合成途径，分别生成黄酮、异黄酮、黄酮醇、黄烷醇和花色素等。

第一节　结构类型 微课 4

黄酮类化合物主要是指具有 2 - 苯基色原酮基本母核结构的一系列化合物，因分子结构中含有酮基，且多为黄色，故称为黄酮。现在则是泛指两个苯环（A 环与 B 环）通过三碳链相互连接而成的一系列化合物，大多具有 C_6 - C_3 - C_6 的基本骨架结构。

色原酮　　　　　　　2-苯基色原酮　　　　　　C_6-C_3-C_6

根据黄酮类化合物 A 环和 B 环之间三碳链的氧化程度、是否构成环状结构以及 B 环的连接位置（2 位或 3 位）的不同，将黄酮类化合物进行分类。黄酮类化合物苷元的主要结构类型见表 4 - 1。

表 4 - 1　黄酮类化合物苷元的主要结构类型

类　型	基本结构	类　型	基本结构
黄酮 flavone		二氢查耳酮 dihydrochalcone	
黄酮醇 flavonol		花色素 anthocyanidin	
二氢黄酮 flavanone		黄烷 - 3 - 醇 flavan - 3 - ol	
二氢黄酮醇 flavanonol		黄烷 - 3，4 - 二醇 flavan - 3，4 - diol	
异黄酮 isoflavone		𠮾酮 xanthone	

续表

类 型	基本结构	类 型	基本结构
二氢异黄酮 isoflavanone		橙酮 aurones	
查耳酮 chalcone		双黄酮 biflavone	

一、黄酮类

黄酮类（flavones）是以 2‑苯基色原酮为基本母核，3 位无含氧取代基的一类化合物，广泛分布于被子植物中，以芸香科、石楠科、唇形科、玄参科、爵床科、菊科等植物中存在较多。如存在于金银花、忍冬藤、菊花等中药中的木犀草素（luteolin），有抗菌、抗炎、解痉、降压等作用；存在于芫花中的芹菜素（apigenin），有止咳祛痰作用；存在于黄芩中的黄芩素（baicalein）和黄芩苷（baicalin），具有抗菌作用；存在于甘草中的甘草黄酮 A（licoflavone A），具有抑制酪氨酸酶的活性、抑制多巴色素互变等活性作用。此外，具有扩冠作用的人工合成品立可定（recordil）（心脉舒通、乙氧黄酮），其母核也属于黄酮类化合物。

黄酮

木犀草素

芹菜素

黄芩素

黄芩苷

甘草黄酮A

立可定（合成品）

二、黄酮醇类

黄酮醇类（flavonols）是在黄酮基本母核的 3 位上有羟基或其他含氧基团的一类化合物，较广泛分布于双子叶植物中，尤其在一些木本植物的花和叶中。如存在于山奈中的山奈酚（kaempferol），具有止咳、祛痰、抗癌等作用；存在于槐米、荞麦叶等植物中的芦丁（rutin），具有维生素 P 样作用，其苷元槲皮素（quercetin）是植物界分布最广的黄酮醇衍生物，具有祛痰、止咳、降压、增加冠脉流量的作用；存在于淫羊藿中的淫羊藿苷（icariin），具有壮阳、免疫调节、骨保护等作用。金钱草的主要成分为槲皮素和山奈酚，《中国药典》采用高效液相法进行含量测定，要求含槲皮素和山奈酚总量不得少于 0.10%。

黄酮醇　　　　　　　　山奈酚　　　　　　　　槲皮素

芦丁　　　　　　　　　　　　　淫羊藿苷

三、二氢黄酮类

二氢黄酮类（flavanones）是黄酮基本母核 2，3 位间的双键被两个氢饱和的一类化合物。分布较普遍，在蔷薇科、豆科、杜鹃花科、菊科、姜科中较为常见。如存在于甘草中的甘草素（liquiritigenin）和甘草苷（liquiritin），对消化性溃疡有抑制作用；陈皮中的橙皮素（hesperetin）和橙皮苷（hesperidin），具有降低毛细血管脆性，防止微血管破裂出血的作用等。

二氢黄酮　　　　　　　　甘草素　　　　　　　　甘草苷

橙皮素　　　　　　　　　　　　橙皮苷

四、二氢黄酮醇类

二氢黄酮醇类（flavanonols）是二氢黄酮基本母核的 3 位上有羟基或其他含氧基团的一类化合物。在双子叶植物中较普遍存在，尤以豆科植物中较为常见，在裸子植物、单子叶植物姜科等少数植物中也有存在。如存在于落叶松中的二氢槲皮素（dihydroquercetin），具有抗炎、抗肿瘤等作用；存在于黄柏

叶中的黄柏素 – 7 – O – 葡萄糖苷（phellamurin），具有抗癌活性；存在于桑枝中的二氢桑色素（dihydro-morin）等，均属于二氢黄酮醇类化合物。

二氢黄酮醇

二氢槲皮素

黄柏素-7-O-葡萄糖苷

二氢桑色素

五、异黄酮类

异黄酮类（isoflavones）基本母核为 3 – 苯基色原酮，即 B 环连在 C 环的 3 位上。该类主要分布在被子植物中，在豆科蝶形花亚科和鸢尾科植物中多有存在。如存在于大豆中的大豆素（daidzein），具有雌激素样作用；存在于槐角、柘木等植物中的染料木素（genistein），具有抗肿瘤、预防心血管疾病等作用；存在于葛根中的葛根素（puerarin），具有镇静、扩张血管、降低血压、增加冠脉流量、改善微循环等作用；存在于射干中的鸢尾苷（tectoridin），具有抗炎、抗氧化等作用。

异黄酮

大豆素

染料木素

葛根素

鸢尾苷

六、二氢异黄酮类

二氢异黄酮类（isoflavanones）是异黄酮的 2，3 位被氢化的基本母核结构。如存在于广豆根中的紫檀素（pterocarpin），具有抗癌活性，且苷的活性大于苷元；存在于苦参中的三叶豆紫檀苷（trifolirhiz-in），具有抗菌抗炎作用；存在于美丽崖豆藤、金雀根等中的高丽槐素（maackiain），具有抗菌、抗癌及抗寄生虫等作用；存在于毛鱼藤中的鱼藤酮（rotenone），具有杀虫和毒鱼的作用等。

二氢异黄酮　　　　　紫檀素　　　　　　R=CH₃　　　　　　鱼藤酮
　　　　　　　　　　三叶豆紫檀苷　　　R=glc
　　　　　　　　　　高丽槐素　　　　　R=H

七、查耳酮类

查耳酮类（chalcones）是二氢黄酮 C 环的 1，2 位键断裂生成的开环衍生物，因三碳链没有成环，故母核碳原子的编号也与其他黄酮类化合物不同。查尔酮类化合物较多分布在菊科、豆科、苦苣苔科植物中。如存在于甘草中的异甘草素（isoliquiritin），具有抗溃疡、抗艾滋病毒等作用。邻羟基查耳酮（即 2′–羟基查耳酮）是二氢黄酮的异构体，二者可相互转化，在酸性条件下转为无色的二氢黄酮，碱化后又转为深黄色的邻羟基查耳酮，在植物界二者往往共存。

查耳酮　　　　　　　　　　　　　　　　　异甘草素

2′-羟基查耳酮　　　　　　　　　　　　　二氢黄酮

红花中的红花苷（carthamin）是第一个被发现的查耳酮类成分，具有活血的作用。红花在开花初期，花中主要含有无色的新红花苷（neocarthamin）及微量的红花苷，故花冠呈淡黄色，开花期由于花中主要含有红花苷而呈深黄色，开花后期则因氧化变成红色的醌式红花苷（carthamone）而显红色。

新红花苷　　　　　　　　　　　　　红花苷　　　　　　　　　　　　醌式红花苷

八、二氢查耳酮类

二氢查耳酮类（dihydrochalcones）是查耳酮的 α，β 位双键氢化而成，在植物中较少存在，主要分布在菊科、蔷薇科、杜鹃花科、山矾科等植物中。如存在于苹果、梨等植物根皮中的根皮苷（phloridzin），具有降低血糖、改善记忆力、抗过敏、抗癌等生物活性，在食品、美容和保健品行业都有一定的利用价值；存在于苦参中的次苦参醇素（kuraridinol）等均属于二氢查耳酮类化合物。

二氢查耳酮　　　　　　　　　　　　　　　根皮苷

次苦参醇素

九、花色素类

花色素（anthocyanidin）又称花青素，基本母核中 C 环无羰基，1 位氧原子以鲜盐形式存在。在植物中花色素类多与糖结合形成花色苷类。花色素及其苷类由于其离子形式和高度共轭的母核结构而呈现鲜艳颜色，使植物的花、果实、叶等呈现红、紫、蓝等颜色。已知天然花青素有 21 种，常见的有矢车菊素（cyanidin）、飞燕草素（delphinidin）、天竺葵素（pelargonidin）、锦葵花素（malvidin）等。

矢车菊素　$R_1 = OH$　$R_2 = H$
飞燕草素　$R_1 = R_2 = OH$
天竺葵素　$R_1 = R_2 = H$
锦葵花素　$R_1 = R_2 = OCH_3$

花色素

十、黄烷醇类

黄烷醇类（flavanols）在植物体内可作为鞣质的前体，根据 C 环 3，4 位所连羟基的不同分为：黄烷 – 3 – 醇（flavan – 3 – ols）、黄烷 – 4 – 醇（flavan – 4 – ols）和黄烷 – 3,4 – 二醇（flavan – 3,4 – diols）。黄烷 – 3 – 醇衍生物称为儿茶素类，如存在于儿茶、罗布麻中的儿茶素 ［（＋）– catechin］和表儿茶素 ［（－）– epicatechin］，儿茶素有一定的抗癌活性。以黄烷醇单体聚合而成的低聚体称原花青素类（proanthocyanidins），如表儿茶素 –（4β→8）– 儿茶素。原花青素类以二、三聚体多见，此外还有四、五、六聚体。

黄烷–3–醇　　　　　　（＋）–儿茶素　　　　　　（－）–表儿茶素

十一、𠮩酮类

𠮩酮类（xanthones）又称双苯吡酮或苯并色原酮，也称咕吨酮类，其基本母核由苯环与色原酮的 2，

3 位骈合而成，是较为特殊的黄酮类化合物。常存在于龙胆科、藤黄科、百合科等植物中。如藤黄中的藤黄酸（gambogic acid），具有抗菌、抗真菌、抗炎、抗病毒、抗肿瘤及杀虫等作用；存在于石苇、芒果叶和知母叶中的异芒果苷（isomengiferin），有止咳祛痰作用。

| 𠮷酮 | 藤黄酸 | 异芒果苷 |

十二、橙酮类

橙酮（aurones）又称噢哢类，其结构特点是 C 环为含氧五元环，在玄参科、菊科、苦苣苔科及单子叶植物莎草科中有分布，但数量很少。如存在于观赏植物黄波斯菊中的硫磺菊素（sulphuretin），为细胞碘化甲腺氨酸脱碘酶抑制剂。

| 橙酮 | 硫磺菊素 |

十三、双黄酮类

双黄酮类（biflavones）是由两分子黄酮衍生物以 C－C 或 C－O－C 键聚合而成二聚物，主要存在于除松科以外的裸子植物中，以银杏纲最普遍。另外，在蕨类卷柏属植物中也有存在。如存在于银杏叶中的银杏素（ginkgetin）、异银杏素（isoginkgetin）和白果素（bilobetin），具有扩张血管，增加冠脉及脑血管流量，降低血黏度等功效；存在于侧柏叶中的扁柏黄酮（hinokiflavone），具有凉血、止血、止咳作用等。

银杏素　R₁＝CH₃　R₂＝H
异银杏素　R₁＝H　　R₂＝CH₃
白果素　　R₁＝H　　R₂＝H

扁柏黄酮

另有少数黄酮类化合物结构复杂，如存在于水飞蓟种子中具有保肝作用的水飞蓟素（silybin）为黄酮木脂素类化合物（flavonolignans）；而榕碱（ficine）和异榕碱（isoficine）为黄酮生物碱（flavonoid alkaloids）等。

水飞蓟素

榕碱

异榕碱

天然黄酮类化合物多以苷类形式存在，由于糖的种类、数量、连接位置、连接方式以及苷元的不同，形成了各种各样的黄酮苷类，包括单糖苷、双糖苷、三糖等。黄酮苷中糖的连接位置与苷元的结构类型有关，如黄酮醇类常形成 3 -、7 -、3′ -、4′ - 单糖苷或 3, 7 -、3, 4′ - 或 7, 4′ - 双糖苷等。黄酮苷中除了常见的 D - 葡萄糖、D - 半乳糖、D - 木糖、L - 鼠李糖、L - 阿拉伯糖及 D - 葡萄糖醛酸等外，还有芹糖。除 O - 苷外，天然黄酮类化合物中还发现有 C - 苷，如葛根素、葛根素木糖苷（puerarin xyloside）为葛根中具有扩张冠状血管作用的有效成分；又如牡荆素（vitexin）等都属于 C - 苷类化合物。

葛根素　R= H
葛根素木糖苷　R=xylose

牡荆素

即学即练 4 - 1

银杏叶中具有扩张冠状动脉血管作用的有效成分属于（　　　）化合物。

答案解析　A. 黄酮类　　B. 蒽醌类　　　C. 香豆素类　　D. 强心苷　　E. 生物碱

PPT

第二节　理化性质

一、性状

（一）形态

黄酮类化合物多为结晶性固体，少数为无定形粉末，如黄酮苷类。

（二）颜色

黄酮类化合物多数呈黄色，所呈颜色与分子中是否存在交叉共轭体系及助色团（—OH、—OCH$_3$等）的类型、数目以及位置有关。以黄酮为例，其色原酮部分原本无色，但在 2 位上引入苯基后，即形成交叉共轭体系，并通过电子转移、重排，使共轭链延长，因而显现出颜色。

一般黄酮、黄酮醇及其苷类多显灰黄～黄色；查耳酮为黄～橙黄色；二氢黄酮、二氢黄酮醇，因不具有交叉共轭体系而不显色；异黄酮类共轭链较短显微黄色。若黄酮、黄酮醇分子中 7 位及 4′位引入—OH 或—OCH$_3$等助色团后，可促使电子转移、重排，使化合物颜色加深。但在其他位置引入—OH、—OCH$_3$等助色团，则影响较小。花色素及其苷类不仅有交叉共轭体系，而且以鳝盐的形式存在，故呈现鲜艳的颜色，其颜色随 pH 值不同而改变，一般 pH＜7 时显红色，pH 为 8.5 时显紫色，pH＞8.5 时显蓝色。

>> **实例分析**

实例　中药红花中含有红花苷（carthamin）、新红花苷（neocarthamin）和醌式红花苷（carthamone），在不同开花时期花冠的颜色会有不同的变化。红花在开花后期或采收干燥过程中，因受植物体内酶的作用花冠颜色变为红色或深红色。

问题　1. 红花在不同开花时期花冠颜色发生了怎样的变化？
　　　　2. 花冠发生颜色变化的原因是什么？

答案解析

（三）旋光性

游离的二氢黄酮、二氢黄酮醇、二氢异黄酮及黄烷醇等因分子中含有手性碳原子而有旋光性，其他如黄酮、黄酮醇、查耳酮、异黄酮等由于结构中无手性碳原子则无旋光性。黄酮苷类化合物由于结构中有糖基，含手性碳原子，因而有旋光性，且多为左旋。

（四）荧光

黄酮类化合物在紫外灯下可呈现不同颜色的荧光。黄酮醇的荧光显亮黄色或黄绿色，但 3 – OH 甲基化或与糖结合成苷后，则荧光暗淡，常为棕色；黄酮类显淡棕色或棕色荧光；异黄酮显紫色荧光；查耳酮显亮黄棕色或亮黄色荧光；花色苷显棕色荧光。

二、溶解性

黄酮类化合物的溶解性因结构及存在状态（苷或苷元、单糖苷、双糖苷或三糖苷）不同而有很大差别。

一般地，游离黄酮类化合物（苷元）难溶或不溶于水，易溶于甲醇、乙醇、乙酸乙酯、乙醚等有机溶剂及碱水、吡啶、二甲基甲酰胺等碱性溶剂。且黄酮苷元的溶解性因受其结构及结构中取代基的类型和数量的影响而有差异，其中黄酮、黄酮醇、查耳酮等分子中存在交叉共轭体系，具有平面性，因此分子与分子之间排列紧密，分子间引力较大，难溶于水；二氢黄酮、二氢黄酮醇由于吡喃环（C环）双键被氢化，成为近似半椅式构象，破坏了分子的平面性，使分子排列不紧密，分子间引力降低，有利于水分子进入，故水中溶解度稍大；异黄酮类的B环受吡喃酮环羰基立体结构的阻碍，分子的平面性降低，故亲水性也比平面分子大；花色素类虽为平面型结构，但因其以离子形式存在，具有盐的通性，亲水性较强，在水中的溶解度较大。

二氢黄酮　　　R=H
二氢黄酮醇　　R=OH

花色素

黄酮苷元的溶解性与取代基的种类、数目和位置有关。在黄酮苷元分子中引入羟基后，则亲水性增强，亲脂性降低，而羟基甲基化后，则亲脂性增强，亲水性降低。如黄酮类一般为多羟基化合物，不溶于石油醚，故可与脂溶性杂质分开，但川陈皮素（5,6,7,8,3′,4′-六甲氧基黄酮）却可溶于石油醚。

黄酮类化合物与糖结合成苷后，亲水性增强。一般易溶于热水、甲醇、乙醇等极性溶剂，难溶或不溶于乙醚、三氯甲烷、苯等有机溶剂。且结构中糖的数目和位置对其溶解性有影响，多糖苷的水溶性大于单糖苷，单糖苷的糖链越长，亲水性越强。另外，糖的结合位置不同，对苷的水溶性也有一定影响，以棉黄素（3,5,7,8,3′,4′-六羟基黄酮）为例，其3-O-葡萄糖苷的水中溶解度大于7-O-葡萄糖苷。

由于黄酮苷和苷元的结构中含有酚羟基，故均可溶于碱性溶液。

三、酸碱性

（一）酸性

黄酮类化合物结构中多含酚羟基，故显酸性，可溶于碱性水溶液、吡啶、甲酰胺及二甲基甲酰胺中。由于酚羟基的数目及位置不同，其酸性强弱也不同，以黄酮为例，其酚羟基酸性强弱顺序依次为：

$$7,4′-二OH > 7 或 4′-OH > 一般酚羟基 > 5-OH$$

由于7-OH或4′-OH位于C＝O的对位，在p-π共轭效应的影响下，可使酸性增加，而5-OH因能与4-羰基形成分子内氢键，故酸性较弱。一般酚羟基包括6-、8-、2′-、3′-、5′-、6′-羟基。利用黄酮类化合物具有的酸性及其酸性强弱的不同，可进行提取和pH梯度萃取分离。

（二）弱碱性

黄酮类化合物分子中 γ – 吡喃酮环上的 1 位氧原子因具有未共用电子对，故表现出微弱的碱性，可与强无机酸如浓硫酸、浓盐酸等生成鎓盐，但鎓盐极不稳定，遇水即可分解。黄酮类化合物溶于浓硫酸中生成的鎓盐，常常表现出特殊的颜色，如黄酮、黄酮醇显黄 ~ 橙色并有荧光，二氢黄酮橙色（冷时）~ 紫红色（紫红色）等，可用于鉴别。

四、显色反应

黄酮类化合物的显色反应多与分子结构中存在的酚羟基和 γ – 吡喃酮环有关见表 4 – 2。

表 4 – 2　各类黄酮类化合物的显色反应

类别	黄酮	黄酮醇	二氢黄酮	查耳酮	异黄酮	橙酮
盐酸 + 镁粉	黄→红	红→紫红	红、蓝、紫	—	—	—
盐酸 + 锌粉	红	紫红	紫红	—	—	—
四氢硼钠	—	—	蓝→紫红	—	—	—
硼酸 + 枸橼酸	绿黄	绿黄*	—	黄	—	—
醋酸镁	黄*	黄*	橙*	黄*	黄*	—
三氯化铝	黄	黄绿	蓝绿	黄	黄	淡黄
氢氧化钠水溶液	黄	深黄	黄→橙（冷）深红→紫（热）	橙红→红	黄	红→紫红
浓硫酸	黄→橙*	黄→橙*	橙→紫	橙、紫	黄	红、洋红

注：* 表示有荧光

（一）还原反应

1. 盐酸 – 镁粉（或锌粉）反应　此法为鉴定黄酮类化合物最常用的显色反应。

方法　将试样溶于 1ml 甲醇或乙醇中，加入少许镁粉（或锌粉）振摇，再滴加几滴浓盐酸，1 ~ 2 分钟内（必要时微热）即可显色。多数黄酮、黄酮醇、二氢黄酮及二氢黄酮醇类化合物显橙红 ~ 紫红色，少数显紫 ~ 蓝色。当分子中 B 环上有—OH 或—OCH$_3$ 取代时，呈现的颜色亦即随之加深。但查耳酮、橙酮、儿茶素类则无该显色反应。异黄酮类除少数例外，也不显色。

利用此反应进行黄酮类化合物鉴别时，需注意花色素类及部分橙酮、查耳酮等在浓盐酸下形成鎓盐也会显红色，出现假阳性，故必要时应做对照试验，即在试样溶液中只加浓盐酸，不加镁粉，若产生红色则表明试样溶液中含有花色素、某些查耳酮或橙酮化合物。

2. 四氢硼钠（钾）反应　四氢硼钠（NaBH$_4$）是对二氢黄酮类化合物专属性较高的一种还原剂。

方法　在试样中加等量的 2% NaBH$_4$ 甲醇溶液，1 分钟后再加浓盐酸或浓硫酸数滴即可；也可在滤纸上进行，先在滤纸上喷 2% NaBH$_4$ 甲醇溶液，1 分钟后再加浓盐酸，观察现象。与二氢黄酮类或二氢黄酮醇类产生紫 ~ 紫红色，与其他黄酮类化合物均不显色。若 A 环与 B 环有一个以上—OH 或—OCH$_3$

取代则颜色加深。其他黄酮类化合物均不显色，借此区别。

另外，二氢黄酮可与磷钼酸试剂反应呈棕褐色，也可作为二氢黄酮类化合物的特征性鉴别反应。

（二）与金属盐类试剂的络合反应

黄酮类化合物分子中常具有下列结构：3 – OH、4 – 羰基；5 – OH、4 – 羰基或邻二酚羟基，可与许多金属盐类试剂如铝盐、锆盐、镁盐、锶盐、铁盐等发生反应，生成有色的络合物或有色沉淀，有的还有荧光，可用于检识。

1. 铝盐反应　常用试剂为 1% 三氯化铝乙醇溶液。

方法　在供试品乙醇溶液加入 1% $AlCl_3$ 乙醇溶液，生成的络合物多呈黄色（λ_{max} = 415nm），置紫外灯下显鲜黄色荧光，可用于定性及定量分析。

2. 铅盐反应　常用 1% 醋酸铅及碱式醋酸铅水溶液，可生成黄 ~ 红色沉淀。黄酮类化合物与铅盐生成沉淀的色泽，因羟基的数目及位置不同而异。其中醋酸铅只能与分子中具有邻二酚羟基或兼有 3 – OH，4 – 羰基或 5 – OH，4 – 羰基结构的化合物反应生成沉淀。而碱式醋酸铅的沉淀范围更广，一般酚羟基类化合物均可与之生成沉淀，可用于提取及分离。

3. 锆 – 枸橼酸反应　常用试剂为 2% 二氯化氧锆（$ZrOCl_2$）甲醇溶液。此反应可用于鉴别 3 – OH 或 5 – OH 的存在。

方法　取少量试样甲醇液，加 2% $ZrOCl_2$ 甲醇溶液显黄色后，再加入 2% 枸橼酸甲醇溶液，观察颜色变化。黄酮类化合结构中若有游离 3 – OH 或 5 – OH 时，均可与 $ZrOCl_2$ 试剂生成黄色的锆络合物。因两种锆络合物对酸的稳定性不同，3 – OH、4 – 羰基生成的锆络合物比 5 – OH、4 – 羰基的锆络合物更加稳定（但二氢黄酮醇除外），当在反应液中加入枸橼酸后，5 – 羟基黄酮的黄色溶液显著褪色，而 3 – 羟基黄酮溶液仍呈鲜黄色。此反应也可在滤纸上进行，得到的锆盐络合物斑点多呈黄绿色并有荧光。

锆络合物

4. 醋酸镁反应　常用试剂为醋酸镁甲醇溶液。此反应可在滤纸上进行。

方法　将供试液滴于滤纸上，喷醋酸镁甲醇溶液，加热干燥，于紫外灯下观察。二氢黄酮、二氢黄酮醇类呈天蓝色荧光，若有 C_5 – OH 时色泽更为明显。而黄酮、黄酮醇及异黄酮类等化合物则显黄 ~ 橙、黄 ~ 褐色。

5. 氨性氯化锶反应　黄酮类化合物的分子中如果有邻二酚羟基，则可与氨性氯化锶甲醇溶液反应生成绿 ~ 棕色乃至黑色沉淀。

方法　取少许供试品置于试管中，加入 1ml 甲醇溶解（必要时水浴加热），加入 3 滴 0.01mol/L 的氯化锶甲醇溶液和 3 滴被氨气饱和的甲醇溶液，如产生绿色至棕色乃至黑色沉淀，则表示有邻二酚羟基存在。

$$+ Sr^{2+} + 2OH^- \longrightarrow + 2H_2O$$

6. 三氯化铁反应　三氯化铁水溶液或醇溶液是常用的酚类显色试剂。多数黄酮类化合物分子中含有酚羟基，故可发生阳性反应。依黄酮类化合物分子中所含酚羟基的数目及位置不同，可呈现紫、绿、蓝等不同颜色。

（三）硼酸显色反应

当黄酮类化合物分子中有 ![structure] 时，在无机酸或有机酸存在条件下，可与硼酸反应，生成亮黄色。如在草酸条件下显黄色并具有绿色荧光，在枸橼酸丙酮条件下，则只显黄色而无荧光。5－羟基黄酮及6′－羟基查耳酮类的结构符合上述要求，因此呈现阳性反应。而有同样羟基结构的二氢黄酮、异黄酮、橙酮等则多为阴性反应。借此反应可将5－羟基黄酮、6′－羟基查耳酮类化合物与其他类型的黄酮类化合物区分开。

（四）碱性试剂显色反应

在可见光或紫外光下，通过在滤纸上的反应，观察与碱性试剂反应后的颜色变化，对于鉴别黄酮类化合物的类型有一定意义。其中，用氨蒸气处理后呈现的颜色变化置空气中随即褪去，但经碳酸钠水溶液处理而呈现的颜色置空气中却不褪色。

此外，利用碱性试剂的反应还可帮助鉴别分子中的某些结构特征。例如：

1. 二氢黄酮类　二氢黄酮类易在碱液中开环，转变成相应的异构体——查耳酮类化合物，在冷碱中呈黄～橙色，放置一段时间或加热则呈深红～紫红色。

2. 黄酮醇类　在碱液中先呈黄色，当溶液中通入空气后，因3－羟基易被氧化，溶液即转变为棕色，据此可与其他黄酮类区别。

3. 黄酮类　分子结构中含有邻二酚羟基或3,4′－二羟基取代时，在碱液中不稳定，易被氧化，生成黄色→深红色→绿棕色沉淀。

即学即练 4－2

下列可与四氢硼钠发生阳性反应的是（　　　）化合物。

A. 黄酮类　B. 黄酮醇类　C. 二氢异黄酮类　D. 二氢黄酮醇类　E. 查耳酮类

答案解析

第三节　提取与分离

PPT

一、提取

黄酮类化合物在植物的花、叶、果实等组织中常以苷的形式存在，而在木质部坚硬组织中则多以游离苷元的形式存在。由于苷和苷元的极性差别较大，在溶剂中的溶解度不同，故提取时应根据黄酮类化合物存在部位及其溶解性选用合适的提取溶剂及方法。

大多数黄酮苷元宜用极性较小的溶剂，如三氯甲烷、乙醚、乙酸乙酯等进行提取，而对多甲氧基的黄酮苷元还可用苯进行提取。黄酮苷类和极性大的苷元（如羟基黄酮、双黄酮、橙酮、查耳酮等），一般可用乙酸乙酯、丙酮、乙醇、甲醇、水或某些极性较大的混合溶剂如乙醇（甲醇）－水（1:1）进行提取。一些多糖苷类则可用沸水进行提取。在提取花色苷类时可加少量0.1%盐酸。但提取一般黄酮苷类时则应慎重，否则有可能发生水解反应。为了避免在提取过程中黄酮苷类发生酶水解，可按一般提取苷的方法预先破坏酶的活性。

由于黄酮类化合物在植物体内存在的部位不同，所含杂质亦不一样，对提取得到的粗提物可用溶剂萃取法进行精制处理。如植物叶子或种子的醇提取液，可用石油醚处理除去叶绿素等脂溶性色素及油脂等。而某些提取物的水溶液经浓缩后可加入多倍量的浓醇，沉淀除去蛋白质、多糖等水溶性杂质。有时也可用逆流分配法，如用水－乙酸乙酯，正丁醇－石油醚等溶剂系统进行连续萃取。

（一）醇类溶剂提取法

乙醇或甲醇是提取黄酮类化合物最常用的溶剂，高浓度醇（如90%～95%）适于提取黄酮苷元，60%左右浓度的醇适于提取黄酮苷类。提取方法包括冷浸法、渗漉法和回流提取法等。例如橙皮苷的提取可采用50%或60%的乙醇进行渗漉提取；银杏叶总黄酮采用70%乙醇回流提取，收率大大高于水煎煮法；葛根总黄酮可用95%的乙醇或甲醇进行冷浸提取。

（二）碱溶酸沉法

根据黄酮类化合物多在结构中具有酚羟基，可用碱水或碱性乙醇溶液进行提取，提取液加酸酸化后，黄酮类化合物即游离，可经沉淀析出或用有机溶剂萃取。该法因具有经济、安全、使用方便等优点而被广泛应用。常用的碱水有饱和石灰水溶液、5%碳酸钠水溶液或稀氢氧化钠溶液等。若药材为花类和果实类时，宜用石灰水提取，可使药材中的酸性多糖如果胶、黏液质等水溶性杂质生成钙盐而沉淀，有利于黄酮类化合物的纯化。

用碱溶酸沉法提取时，应注意所用碱液的浓度不宜过高，以免在强碱性条件下，尤其加热时破坏黄酮母核。加酸酸化时，酸性也不宜过强，否则生成鎓盐，会使析出的黄酮类化合物又重新溶解，使产率降低。

（三）热水提取法

由于黄酮苷类化合物易溶于水，故对含黄酮苷类较高的原料，可以采用热水提取法。提取时常将原料投入沸水中以破坏酶的活性，如从黄芩中提取黄芩苷。此方法成本低、安全、设备简单，适合于工业化生产。但蛋白质、糖类等水溶性杂质也容易同时被提取出来，后续分离变得困难。如淫羊藿所含黄酮类成分主要以淫羊藿苷及淫羊藿次苷等黄酮苷为主，因此可以用水煎煮提取。

二、分离

黄酮类化合物的分离包括黄酮类与非黄酮类的分离，以及黄酮类化合物中各单体的分离。黄酮类化合物的分离是根据极性差异、酸性强弱、分子量大小和有无特殊结构等，主要以色谱法为主。

（一）溶剂萃取法

用水或不同浓度的醇提取得到的浸提物成分复杂，往往不能析出黄酮类化合物，需经过处理后，用不同极性的溶剂进行萃取，可使游离黄酮与黄酮苷分离或使极性较小与极性较大的黄酮分离。例如先用乙醚从水溶液中萃取游离黄酮再用乙酸乙酯或正丁醇反复萃取得到黄酮苷。萃取得到的组分，可进一步采用不同方法纯化分离。

不同极性的黄酮类化合物也可以采用系统溶剂法分离，即先用石油醚或正己烷脱脂，再用三氯甲烷、乙醚等得到极性小的黄酮苷元，然后再用乙酸乙酯或正丁醇萃取得到极性较大的黄酮苷元和黄酮苷等。

（二）pH 梯度萃取法

此法适用于酸性强弱不同的黄酮苷元的分离。根据黄酮类化合物酚羟基数目及位置不同其酸性强弱也不同的性质，将混合物溶于有机溶剂（如乙醚、苯等）中，依次用 5% $NaHCO_3$ 萃取出 7,4′- 二羟基黄酮，5% Na_2CO_3 萃取出 7 - 或 4′- 羟基黄酮，0.2% NaOH 萃取出一般酚羟基的黄酮，4% NaOH 萃取出 5 - 羟基黄酮，从而达到分离的目的。

（三）柱色谱法

分离黄酮类化合物常用的吸附剂或载体有硅胶、氧化铝、聚酰胺、葡聚糖凝胶、纤维素粉和微晶纤维素等，其中以硅胶和聚酰胺最常用。

1. 硅胶柱色谱 此法应用广泛，主要适用于分离二氢黄酮、二氢黄酮醇、异黄酮及高度甲基化（或乙酰化）的黄酮及黄酮醇类。少数情况下，硅胶在加水减活化后也可用于分离极性较大的化合物，如多羟基黄酮醇及黄酮苷类等。分离黄酮苷元常用三氯甲烷 – 甲醇混合溶剂作洗脱剂，分离黄酮苷类时常用含水的溶剂系统洗脱，如三氯甲烷 – 甲醇 – 水或乙酸乙酯 – 丙酮 – 水等。

2. 聚酰胺柱色谱 聚酰胺对各种黄酮类化合物（包括苷和苷元）有较好的分离效果，且因其容量比较大，适用于制备性分离。一般认为聚酰胺的吸附作用主要是通过其酰胺基与黄酮类化合物分子中的酚羟基形成氢键缔合而产生的。黄酮类化合物在聚酰胺柱上洗脱的顺序取决于分子中酚羟基的数目与位置，同时也受洗脱剂的种类与极性影响。黄酮类化合物在聚酰胺柱上洗脱时，大体有如下规律：

（1）苷元相同，连糖基越多，吸附越弱，故洗脱的先后顺序是三糖苷、双糖苷、单糖苷、苷元。

（2）形成氢键的基团数目越多，则吸附能力越强，洗脱速度相应减慢。当分子中的酚羟基数目相同时，酚羟基所处的位置对吸附也有影响。处于羰基间位或对位的酚羟基，吸附力强于羰基邻位的酚羟基，故后者先被洗脱。

（4）分子中芳香核、共轭双键多者易被吸附。如查耳酮结构中的共轭双键较二氢黄酮多，故查耳酮比相应的二氢黄酮难于洗脱。

（5）不同类型的黄酮类化合物，吸附由强到弱的顺序为：黄酮醇 > 黄酮 > 二氢黄酮醇 > 异黄酮。

由于聚酰胺的吸附是在溶液中进行，故洗脱剂也参与吸附剂表面的争夺，或通过改变聚酰胺对溶质的氢键结合能力而影响吸附过程。聚酰胺柱色谱分离苷元时，可用三氯甲烷 – 甲醇 – 丁酮 – 丙酮（40:20:5:1）或苯 – 石油醚 – 丁酮 – 甲醇（60:26:3.5:3.5）等作洗脱剂；分离黄酮苷时，可用不同浓度甲醇或乙醇的水溶液进行梯度洗脱。

3. 葡聚糖凝胶柱色谱 常用于分离黄酮类化合物的凝胶有 Sephadex G 型和 Sephadex LH – 20 型。其分离原理是分离黄酮苷类时，分子筛作用起主导作用，黄酮苷类按分子量由大到小顺序依次被洗脱。分离黄酮苷元时，主要以吸附作用分离，吸附程度取决于游离黄酮类化合物的酚羟基数目，酚羟基数目越多，与凝胶吸附力越强，越难洗脱。

葡聚糖凝胶柱色谱中常用的洗脱剂有：①碱性水溶液（如 0.1mol/L NH₄OH）、含盐水溶液（0.5mol/L NaCl 等）；②醇及含水醇，如甲醇、甲醇 – 水（不同比例）、t – 丁醇 – 甲醇（3:1）、乙醇等；③其他溶剂，如甲醇 – 三氯甲烷、含水丙酮等。

在实际工作中常将上述色谱法与各种经典分离方法配合应用，以达到较为满意的分离效果。

第四节　检　识

PPT

一、理化检识

从天然药物中提取分离的黄酮类单体化合物，需要经过物理和化学方法检识。物理方法主要依据化合物的形态、颜色、熔点、比旋度等物理性质进行检识。化学方法可通过显色反应，用于检识黄酮母核和取代基团，如盐酸 – 镁粉反应可用于黄酮、黄酮醇、二氢黄酮和二氢黄酮醇的鉴别；锆盐 – 枸橼酸反应可用于 3 – 羟基黄酮与 5 – 羟基黄酮的鉴别；氨性氯化锶反应可用于含邻二酚羟基黄酮的鉴别。

二、色谱检识

黄酮类化合物的色谱检识可采用硅胶薄层色谱法、聚酰胺薄层色谱法和纸色谱法。

（一）薄层色谱

薄层色谱是目前鉴定黄酮类化合物最常用的方法之一，多采用吸附薄层，常用吸附剂有硅胶和聚酰胺，也可用纤维素薄层色谱。

1. 硅胶薄层色谱　常用于分离和鉴定弱极性黄酮类化合物，特别是极性较弱的苷元，如大多数游离黄酮，也可用于黄酮苷的分离与检识。分离检识游离黄酮时常用混合溶剂作为展开剂，如甲苯 – 甲酸甲酯 – 甲酸（5:4:1）、苯 – 甲醇（95:5）、三氯甲烷 – 甲醇（95:5）等展开系统，实际工作中常根据待检识成分极性大小适当调整溶剂种类及比例。检识黄酮苷则采用极性较大的溶剂系统展开，如正丁醇 – 醋酸 – 水（3:1:1）、三氯甲烷 – 甲醇 – 水（65:45:12）、乙酸乙酯 – 甲酸 – 水（8:1:1）等。

2. 聚酰胺薄层色谱　此法适应范围较广，特别适合于分离和鉴定含有游离酚羟基的黄酮及其苷类。因聚酰胺对黄酮类化合物吸附能力较强，展开剂需要有较强极性，故在大多数展开剂中含有醇、酸或水。对于黄酮苷元，常用的展开剂有三氯甲烷 – 甲醇（94:6）、三氯甲烷 – 甲醇 – 丁酮（12:2:1）、苯 – 甲醇 – 丁酮（60:20:20）等。黄酮苷类常用的展开剂有甲醇 – 水（1:1）、丙酮 – 95% 乙醇 – 水（2:1:2）、水饱和的正丁醇 – 醋酸（100:1）等。

（二）纸色谱

纸色谱适用于各种天然黄酮类化合物及其苷类混合物的分离和鉴定，可采用单向或双向色谱进行展开。苷元一般采用极性相对较小的"醇性"展开剂，如正丁醇 – 醋酸 – 水（4:1:5 上层，BAW）或叔丁醇 – 醋酸 – 水（3:1:1，TBA）等。检识黄酮苷类宜采用极性相对较大的"水性"展开剂，如含盐酸或醋酸的水溶液等。鉴定苷和苷元混合物时，常采用双向纸色谱展开，第一向通常采用"醇性"展开剂展开，第二向常用"水性"展开剂展开，能将大多数黄酮及其苷类较好分离。

花色苷类的鉴定，需在展开剂中加适量浓酸，如用含浓盐酸或醋酸的溶剂进行展开，才能得到较好的结果。

黄酮类化合物大多具有颜色，且在紫外光下出现不同荧光或呈有色斑点，以氨熏或喷10% Na_2CO_3水溶液后常产生明显的颜色变化，可用于斑点位置的确定。此外，还可喷2% $AlCl_3$甲醇溶液，于紫外灯下观察。该法也适用于黄酮类化合物的薄层色谱显色。

第五节　应用实例

PPT

实例一　黄芩中黄酮类化学成分的提取分离技术

黄芩是唇形科植物黄芩（*Scutellaria baicalensis* Georgi）的干燥根，为常用的清热解毒药，具有清热燥湿，泻火解毒，止血，安胎的功效，是许多中成药或中药方剂中的组分。黄芩中主要成分是黄酮类化合物，黄芩苷是黄芩的抗菌有效成分，对革兰阳性和阴性细菌有抑制作用，此外，还有降转氨酶作用。临床上用于上呼吸道感染、肺炎、急性扁桃体炎、急性咽炎、痢疾等疾病的治疗。黄芩苷元磷酸酯钠可用于治疗过敏、哮喘等。

一、黄芩中主要有效成分的结构、理化性质

黄芩中已确定结构的化学成分有三十多种，主要有黄芩素、黄芩苷、汉黄芩素、汉黄芩苷等黄酮类化合物，以及挥发油、氨基酸、甾醇、糖类等成分，其中汉黄芩苷有较强的抗癌活性。黄芩苷和汉黄芩苷均为黄酮7 - 羟基与葡萄糖醛酸结合形成的苷，分子中含有羧基，在植物体内常以镁盐形式存在。《中国药典》以黄芩中黄芩苷为指标成分采用高效液相色谱法进行鉴别和含量测定，要求黄芩苷含量不得少于9.0%。

黄芩苷为淡黄色针状结晶，易溶于 N,N - 二甲基甲酰胺、吡啶等碱性溶液，难溶于甲醇、乙醇、丙酮等大多数有机溶剂，几乎不溶于水。

黄芩素为黄色针状结晶，易溶于甲醇、乙醇、丙酮、乙酸乙酯，微溶于三氯甲烷、乙醚，溶于稀氢氧化钠呈绿色。由于黄芩素分子中具有邻三酚羟基结构，性质不稳定，在空气中易被氧化成醌式衍生物而显绿色，此为炮制或贮存保管不当时黄芩变绿的主要原因。在提取、分离时应注意防止酶解和氧化。

黄芩苷　　　　黄芩酶→　　　黄芩素（黄色）　　　[O]→　　　绿色

二、黄芩中黄芩苷的提取分离

（一）工艺流程（图4 - 1）

（二）流程说明

黄芩苷在植物体内以镁盐形式存在，水溶性较大，用热水加热提取即可提出。但提取液中的水溶性杂质较多，需将提取液酸化，使黄芩苷等总黄酮苷沉淀析出，初步与杂质分离。碱化时要严格控制溶液

的 pH <7，否则黄芩苷钠盐在 50% 左右浓度的乙醇中溶解度减小，以冻胶状物析出，会降低黄芩苷的收率。在碱液中加 95% 乙醇，使溶液含醇量控制在 50% 左右，可降低杂质的溶解度，使杂质与黄芩苷钠盐分离。

图 4–1　黄芩苷提取分离流程图

实例二　槐米中黄酮类化学成分的提取分离技术

槐米为豆科植物槐（*Sophora japonica* L.）的干燥花及花蕾。夏季花开放或花蕾形成时采收，干燥，前者习称"槐花"，后者习称"槐米"。具有凉血止血、清肝泻火的作用。作为止血药用于便血、痔疮、血痢、子宫出血、吐血、鼻出血、肝热目赤、头痛眩晕等症。其所含主要化学成分为芦丁（又称芸香苷），药理实验表明有维生素 P 样作用，有助于保持和恢复毛细血管正常弹性，调节毛细血管渗透性，临床上用作毛细血管性止血药，并用于高血压的辅助治疗。

一、槐米中主要有效成分的结构、理化性质

槐米中含有芦丁、槲皮素、槐米甲、乙、丙素及皂苷、白桦脂醇、槐二醇、鞣质、黏液质、树脂等成分。其中，芦丁是槐米中具有止血作用的有效成分，属黄酮类化合物。以芦丁为原料可制备槲皮素、羟乙基槲皮素、羟乙基芦丁等，后者是一种较好的治疗闭塞性脑血管病的药物。《中国药典》采用高效液相色谱法以芦丁为指标成分进行鉴别和含量测定，要求槐花中芦丁的含量不得少于 8.0%，槐米中不得少于 20.0%。

芦丁为浅黄色针晶（水），难溶于冷水、可溶于热水、甲醇、乙醇、丙酮、乙酸乙酯、吡啶及碱性溶剂中，几乎不溶于苯、乙醚、三氯甲烷及石油醚等溶剂。由于分子中含有多个酚羟基，易被氧化，在空气中久置会使芦丁颜色加深，尤其在碱性溶液中更易氧化。

槲皮素为芦丁水解产物，黄色针状结晶（稀乙醇），可溶于乙醇、甲醇、丙酮、乙酸乙酯、冰醋酸及吡啶等，不溶于水、苯、乙醚、三氯甲烷及石油醚等溶剂。

芦丁　　　　　　　　　　槲皮素

二、槐米中芦丁的提取分离

（一）工艺流程

1. 碱溶酸沉法（图4-2）

```
                    槐米粗粉
                       │  加约6倍量已煮沸的0.4%硼砂水溶液,
                       │  搅拌下加石灰乳调pH 8~9,保持微沸
                       │  20~30分钟,滤过,反复2次
              ┌────────┴────────┐
           药渣              提取液
                               │  提取液在60~70℃下加浓盐酸
                               │  调pH 3~4,静置,滤过
                       ┌───────┴───────┐
                     沉淀            滤液
                       │  加约200倍蒸馏水煮沸溶解,
                       │  趁热滤过
               ┌───────┴───────┐
             沉淀            滤液
                               │  放冷,放置,抽滤
                       ┌───────┴───────┐
                     沉淀            滤液
                       │  水洗,少量乙醇洗,60℃下干燥
                     芦丁
```

图4-2　碱溶酸沉法提取芦丁流程图

2. 水提取法（图4-3）

（二）流程说明

芦丁分子中含有多个酚羟基，具有酸性，可溶于碱水，加酸酸化后又可沉淀析出，故可用碱溶酸沉法提取。因芦丁分子中含邻二酚羟基，易被氧化，在碱性条件下更易被氧化分解。硼砂能与邻二酚羟基络合，起保护作用，从而提高产率。

芦丁的提取方法除了碱溶酸沉法外，还可以利用芦丁在热水中溶解度大，在冷水中溶解度小的性质，用沸水进行提取，提取液放冷即得芦丁粗品。

图4-3 水提取法提取芦丁流程图

实例三 陈皮中黄酮类化学成分的提取分离技术

陈皮为芸香科植物橘（*Citrus reticulata* Blanco）及其栽培变种的干燥成熟果皮。药材分为"陈皮"和"广陈皮"。性温，味辛而苦，有理气健脾、燥湿化痰之功效，可用于胸脘胀满、食少吐泻、咳嗽痰多等症。陈皮的主要有效成分橙皮苷，具有维生素P样作用，多制成甲基橙皮苷供药用，是治疗冠心病药物"脉通"的重要原料之一。

一、陈皮中主要有效成分的结构、理化性质

陈皮中的化学成分主要有橙皮苷、新橙皮苷、川陈皮素、柑橘素、二氢川陈皮素、5-去甲二氢川陈皮素等黄酮类化合物，以及D-柠檬烯、β-月桂烯、α-蒎烯、β-蒎烯等挥发油成分。此外，还含有柠檬苦素类、生物碱类、β-谷甾醇等成分。《中国药典》采用高效液相色谱法以陈皮中橙皮苷为指标成分进行鉴别和含量测定，要求橙皮苷含量不得少于3.5%。

橙皮苷又名陈皮苷，为无色细树状针形结晶（pH 6~7沉淀所得）。在冷水中溶解度小，易溶于稀氢氧化钠水溶液及吡啶，可溶于70℃以上热水、60℃二甲基甲酰胺及甲酰胺，微溶于甲醇及热冰醋酸，几乎不溶于丙酮、苯及三氯甲烷。

橙皮苷

二、陈皮中橙皮苷的提取分离

（一）工艺流程（图4-4）

（二）流程说明

橙皮苷在冷水和甲醇中溶解度小，可溶于热醇，故橙皮苷可用热乙醇作溶剂进行提取。为使橙皮苷与共存杂质分离，可用碱溶酸沉法以碱性乙醇为溶剂溶解，放置待沉淀完全后滤过，去除杂质，滤液酸化后，橙皮苷即沉淀析出而与杂质分离。此外，可利用橙皮苷易溶于稀碱水的性质，进行碱溶酸沉法提

取，用甲酰胺精制得橙皮苷。也可先用石油醚除去挥发油，再用甲醇提取及用活性炭精制得到橙皮苷。

陈皮粗粉
加50%~60%乙醇回流提取至提取液无色，
合并提取液

药渣　　　　　　提取液

回收乙醇，滤过，放置。
待沉淀完全后，再滤过

沉淀　　　　　　　　　　滤液

水洗净，70℃下低温干燥

橙皮苷（粗品）

加50%乙醇（含2% KOH）的碱性溶液溶解，
滤过

沉淀　　　　　　滤液

加稀HCl中和，放置，滤过

沉淀　　　　　　滤液

乙醇重结晶

橙皮苷（白色结晶）

图4-4　陈皮苷提取分离流程图

实例四　满山红中黄酮类化学成分的提取分离技术

满山红为杜鹃花科植物兴安杜鹃（*Rhododendron dauricum* L.）的干燥茎叶，又称山石榴、映山红。性寒，味较苦、微辛，具有止咳、祛痰的功效，临床用于治疗慢性支气管炎及其他痰多咳嗽等症。其中杜鹃素是满山红叶治疗气管炎的主要有效成分。

一、满山红中主要有效成分的结构、理化性质

从满山红叶中已分离出的化学成分主要有杜鹃素、8-去甲基杜鹃素、山柰酚、槲皮素、杨梅素、金丝桃苷、异金丝桃苷及莨菪亭、伞形酮、梫木毒素、牻牛儿醇、薄荷醇、杜松脑和α、β、γ-桉叶醇，以及鞣质、树脂、酚类等成分。其中杜鹃素具有祛痰作用，是满山红叶治疗慢性气管炎的主要有效成分，属黄酮类化合物。《中国药典》采用高效液相色谱法以杜鹃素为指标成分对满山红叶进行含量测定，要求杜鹃素含量不得少于0.080%。

杜鹃素又名法尔杜鹃素，为淡黄色片状结晶，可溶于甲醇、乙醚和稀碱溶液，难溶于水。

杜鹃素

二、满山红中杜鹃素的提取分离

（一）工艺流程（图 4 –5）

满山红叶粗粉

  用乙醇提取，提取液浓缩

浸膏

  加入沸水搅拌

残留物   水洗液（弃去）

  加 Na_2CO_3 溶液溶解，滤过

膏状物 碱水溶液

  加酸酸化，放置，滤过

沉淀物

  加石油醚处理，放置，滤过

粗品

  稀甲醇重结晶，滤过

杜鹃素（结晶）   母液

  蒸干，甲醇重结晶

去甲基杜鹃素

图 4 –5　杜鹃素提取分离流程图

（二）流程说明

  杜鹃素可溶于甲醇、乙醚和稀碱溶液，故可采用乙醇作溶剂回流提取，提取液浓缩后，在浸膏中加入沸水洗去水溶性成分，如其他黄酮及杂质等，再利用杜鹃素可溶于稀碱水溶液的性质，用碳酸钠溶液溶解，稀碱水溶液加酸酸化后即可得到杜鹃素。

☑ 实践实训

实训四　槐米中芦丁的提取分离及检识

【实训目的】

 1. 能够运用碱溶酸沉法对槐米中的芦丁进行提取。

 2. 能够运用重结晶法精制芦丁。

 3. 学会酸水解法制备槲皮素的操作技术。

 4. 学会黄酮类化合物的理化检识、色谱检识的方法。

【实训原理】

  槐米为豆科植物槐（*Sophora japonica* L.）的干燥花及花蕾，具有凉血止血、清肝泻火的作用。槐米中主要有效成分为芦丁，又称芸香苷，含量高达 12% ~20%，药理实验证明芦丁有调节毛细血管渗透

性，保持和恢复毛细血管正常弹性的作用，临床上用作毛细血管性止血药，并用于高血压的辅助治疗。以芦丁为原料可制备槲皮素。

芦丁为浅黄色粉末或细针状结晶（水），mp. 188～190℃（无水），mp. 176～178℃（含 3 分子结晶水）。在各种溶剂中的溶解度为：冷水（1:10000）、沸水（1:200）、冷甲醇（1:100）、热甲醇（1:7）、冷乙醇（1:650）、热乙醇（1:60），可溶于丙酮、乙酸乙酯、吡啶及碱性溶剂中，几乎不溶于苯、乙醚、三氯甲烷及石油醚等溶剂。

槲皮素为黄色针状结晶（稀乙醇），mp. 314℃（分解）。在冷乙醇中的溶解度为（1:290）、热乙醇中为（1:23），可溶于甲醇、丙酮、乙酸乙酯、冰醋酸及吡啶等，不溶于水、苯、乙醚、三氯甲烷及石油醚等溶剂。

利用芦丁分子结构中含有多个酚羟基，显弱酸性，能与碱作用生成盐而溶于碱水，加酸酸化后又能沉淀析出的性质，采用碱溶酸沉淀法进行提取；用芦丁在热水中溶解度大，在冷水中溶解度小的性质，用水作溶剂采用重结晶法进行精制；利用芦丁结构中具有苷键，能被酸水解生成槲皮素、葡萄糖和鼠李糖的性质，用2%稀硫酸作溶剂进行水解。

【实训材料】

1. 仪器及材料　pH 试纸、聚酰胺薄膜、中速层析滤纸（4cm×15cm）。

2. 试药　槐米、石灰乳、0.4%硼砂水溶液、浓盐酸、正丁醇、醋酸、氨水、乙醇、活性炭、70%乙醇、1%氢氧化钠溶液、1%三氯化铝乙醇溶液、2%三氯化铁溶液、10%α–萘酚乙醇溶液、浓硫酸、2%硫酸溶液、葡萄糖标准品、鼠李糖标准品、芦丁标准品、槲皮素标准品、氢氧化钡、氨制硝酸银试液。

【实训步骤】

1. 芦丁的提取

称取槐米 20g（压碎），加 0.4% 硼砂水溶液 200ml，在搅拌下加石灰乳调节 pH 8～9，加热煮沸 20分钟，随时补充失去的水分和保持 pH 8～9，倾出上清液，用四层纱布趁热滤过，滤渣同样操作再提取一次，滤过，合并两次滤液，放冷，用盐酸调节 pH 3～4，放置析晶，待全部结晶析出后，抽滤，用蒸馏水洗涤结晶，抽干，室温干燥，得芦丁粗品，称重，计算收率。

2. 芦丁的精制

称取粗品芦丁 2g，充分研细后置于烧杯加蒸馏水 400ml，煮沸至芦丁全部溶解，趁热抽滤，滤液放置析晶，抽滤，得芦丁精品（若含杂质过多，可加入适量乙醇回流溶解，并加入约 0.5% 活性炭继续回流 30 分钟，抽滤，滤液放冷析晶，抽滤，得芦丁精品）。置空气中晾干或于 60～70℃下干燥，称重，计算收率。

3. 芦丁的水解

取芦丁 1g，研细后置于圆底烧瓶中，加入 2% 硫酸水溶液 80ml，加热微沸 30 分钟，待出现的鲜黄色沉淀不再增加为止，放冷，抽滤，得滤液备用，沉淀物用纯化水洗至中性，晾干，得粗制槲皮素。再用 70% 乙醇重结晶得黄色小针状槲皮素结晶，晾干，称重，计算收率。

4. 芦丁的检识

（1）化学检识

① 盐酸 – 镁粉反应　分别取芦丁和槲皮素少许，分别用 1～2ml 乙醇水浴微热溶解，加入镁粉适量，浓盐酸数滴，观察并记录实验现象。

② 三氯化铝反应　将芦丁和槲皮素的乙醇溶液分别点在滤纸片上，滴加 1% 三氯化铝乙醇溶液 1 滴，于紫外灯下观察荧光，并记录实验现象。

③ 三氯化铁反应　将样品溶液 1ml，加入 1～2 滴 2% 三氯化铁溶液，观察并记录实验现象。

④ Molisch 反应（α – 萘酚 – 浓硫酸试验）　取芦丁和槲皮素少许，分别用 1～2ml 乙醇溶解，加 10% α – 萘酚乙醇溶液 1ml，振摇后倾斜试管，沿试管壁缓缓加入约 1ml 浓硫酸，静置，观察二液界面颜色变化，并记录实验现象。

（2）色谱检识

① 芦丁和槲皮素的聚酰胺色谱

色谱材料：聚酰胺薄膜

展开剂：乙醇 – 水（7:3）

供试品：自制芦丁乙醇溶液；自制槲皮素乙醇溶液。

对照品：1% 芦丁对照品乙醇溶液；1% 槲皮素对照品乙醇溶液。

显色剂：喷 1% 三氯化铝试剂前，置日光及紫外光（365nm）下观察色斑的变化。

观察记录：记录图谱及斑点颜色，分别计算各斑点的 R_f 值。

② 糖的纸色谱检识

色谱材料：中速色谱滤纸（4cm × 15cm）

展开剂：正丁醇 – 醋酸 – 水（4:1:5 上层，BAW）

供试品：取芦丁水解后的滤液，置水浴上加热，在搅拌下加适量氢氧化钡细粉中和至中性（pH 7），滤过，滤液浓缩至 1ml 左右，放冷后供纸色谱点样用。

对照品：1% 葡萄糖对照品溶液；1% 鼠李糖对照品溶液。

显色剂：① 喷氨制硝酸银试液后，加热，出现棕褐色斑点。② 喷苯胺 – 邻苯二甲酸试剂，于 105℃ 加热 10 分钟，显棕色或棕红色斑点。

观察记录：记录图谱及斑点颜色，分别计算各斑点 R_f 值。

【实训提示】

1. 提取芦丁时加入硼砂的目的是为了保护结构中的邻二酚羟基不被氧化，并使邻二酚羟基不与钙离子络合（因钙盐络合物不溶于水），使芦丁不受损失，提高产率。

2. 加入石灰乳既可以调节提取液的 pH 值，使提取过程在碱性条件下进行，又可以与槐米中共存的多糖类成分（黏液质、果胶等）生成钙盐沉淀而使之除去。实验过程中应严格控制溶液的 pH 值和加热煮沸的时间，以保证产率。

3. 用浓盐酸酸化时，调节溶液 pH 值不能过低（一般为 pH 3～4），否则会使析出的芦丁沉淀与浓盐酸生成𨥫盐而重新溶解，使收率下降。

4. 芦丁的提取方法除了碱溶酸沉法外，还可以利用芦丁在热水中溶解度大，在冷水中溶解度小的性质，用沸水为溶剂进行提取，提取液放冷即得芦丁粗品。也可用乙醇或甲醇为溶剂用回流法提取，提取液回收溶剂后所得的浸膏，经除去脂溶性杂质后，纯化水洗涤，滤过，沉淀物干燥即得芦丁。

5. 槲皮素以乙醇重结晶时，如所用的乙醇浓度过高（90%以上），一般不易析出结晶。此时可在乙醇溶液中滴加适量纯化水，使呈微浊状态，放置，槲皮素即可析出。

【实训思考】

1. 试述从槐米中提取、精制芦丁的方法及原理。

2. 用碱溶酸沉法提取芦丁为什么用石灰乳而不用氢氧化钠调节溶液的 pH 值？

答案解析

目标检测

一、选择题

（一）单项选择题

1. 构成黄酮类化合物的基本骨架为（　　　）

A. $C_6 - C_6 - C_6$

B. $C_6 - C_6 - C_3$

C. $C_6 - C_3 - C_6$

D. $C_6 - C_3 - C_3$

E. $C_3 - C_6 - C_3$

2. 下列黄酮类化合物酸性最强的是（　　　）

3. 黄酮类化合物最常用的检识反应是（　　　）

A. 盐酸－镁粉反应

B. 醋酸镁反应

C. 硼酸络合反应

D. 三氯化铝反应

E. 三氯化铁反应

4. 四氢硼钠反应常用于检识（　　　）

A. 黄酮

B. 黄酮醇

C. 二氢黄酮

D. 异黄酮

E. 花色素

5. 常用于区别 3 - OH 黄酮和 5 - OH 黄酮的反应是（　　　）

A. 盐酸－镁粉反应

B. $AlCl_3$ 反应

C. $NaBH_4$ 反应

D. 锆－枸橼酸反应

E. α -浓硫-酸试剂反应

6. 碱溶解酸沉淀法提取芦丁，用石灰乳调 pH 时，应调至（　　　）

A. pH 6 ~ 7

B. pH 7 ~ 8

C. pH 8 ~ 9

D. pH 9 ~ 10

E. pH 10 ~ 12

7. 采用 pH 梯度萃取法分离下列黄酮苷元，用 5% $NaHCO_3$、5% Na_2CO_3、1% NaOH 依次进行萃取，先后萃取出化合物的顺序为 （　　　）

A. ①→②→③　　　　　　　B. ①→③→②　　　　　　　C. ②→①→③

D. ③→①→②　　　　　　　E. ③→②→①

8. 存在于葛根中具有增加冠脉流量、改善微循环等作用的成分属于 （　　　）

A. 黄酮　　　　　　　　　　B. 黄酮醇　　　　　　　　　C. 二氢黄酮

D. 异黄酮　　　　　　　　　E. 黄烷醇

9. 含双黄酮类化合物，具有扩张血管，增加冠脉及脑血管流量，降低血黏度等功效的药材是 （　　　）

A. 黄芩　　　　　　　　　　B. 槐米　　　　　　　　　　C. 银杏

D. 满山红　　　　　　　　　E. 陈皮

10. 《中国药典》中满山红叶以（　　　）指标成分进行质量控制

A. 杜鹃素　　　　　　　　　B. 芦丁　　　　　　　　　　C. 杨梅素

D. 山柰酚　　　　　　　　　E. 槲皮素

（二）多项选择题

1. 黄酮类化合物苷元结构分类的依据主要包括 （　　　）

A. 来自何种植物　　　　　　B. 三碳链的氧化程度　　　　C. B 环的连接位置

D. 是否连接糖链　　　　　　E. 三碳链是否成环

2. 以黄酮类化合物为主要有效成分的中药有 （　　　）

A. 黄连　　　　　　　　　　B. 槐米　　　　　　　　　　C. 大黄

D. 银杏　　　　　　　　　　E. 薄荷

3. 芦丁具有的检识反应有 （　　　）

A. 盐酸－镁粉反应　　　　　B. 四氢硼钠反应　　　　　　C. 锆盐－枸橼酸反应

D. α－萘酚－浓硫酸反应　　　E. 三氯化铝反应

4. 黄酮苷元有旋光性的是 （　　　）

A. 黄酮醇　　　　　　　　　B. 二氢黄酮　　　　　　　　C. 二氢黄酮醇

D. 二氢异黄酮　　　　　　　E. 黄烷醇

5. 下列影响黄酮类化合物与聚酰胺吸附力强弱的因素有 （　　　）

A. 酚羟基数目　　　　　　　B. 酚羟基位置　　　　　　　C. 芳香化程度

D. 化合物类型　　　　　　　E. 洗脱剂种类

二、问答题

1. 怎样用化学检识方法区分黄酮、二氢黄酮类化合物？

2. 中药黄芩的炮制方法有浸、烫、煮、蒸等。过去南方认为"黄芩有小毒，必须用冷水浸泡至色变绿去毒后，再切成饮片，叫淡黄芩"。北方则认为"黄芩遇冷水变绿影响质量，必须用热水煮后切成饮片，以色黄为佳"。请用天然药物化学的知识解释黄芩应以哪种方法进行炮制更为科学。

3. 用碱溶酸沉法提取黄酮类化合物时应注意哪些问题？为什么？

三、实例分析

1. 中药补骨脂中含有补骨脂甲素、补骨脂乙素等黄酮类化合物，试用聚酰胺色谱法，以不同浓度乙醇梯度洗脱进行分离，洗脱顺序如何？

补骨脂甲素   补骨脂乙素

2. 在 2020 版《中国药典》中，槐米的薄层色谱鉴别方法如下：取槐米粉末 0.2g，加甲醇 5ml，密塞，振摇 10 分钟，滤过，取滤液作为供试品溶液。另取芦丁对照品，加甲醇制成 1ml 含 4mg 的溶液，作为对照品溶液。照薄层色谱法试验，吸取上述两种溶液各 10μl，分别点于同一硅胶 G 薄层板上，以乙酸乙酯–甲酸–水（8:1:1）为展开剂，展开，取出，晾干，喷以三氯化铝试液，待乙醇挥干后，置紫外光灯（365nm）下检视。供试品色谱中，在与对照品色谱相应的位置上，显相同颜色的荧光斑点。请解释，为什么用甲醇提取？为什么喷以三氯化铝试液？

书网融合……

知识回顾   微课4   习题

（郭向群）

第五章 醌类化合物的提取分离技术

学习引导

便秘是常见病,其发病机理复杂,临床大多服用泻药对症处理,最常用的泻药多为含有蒽醌类成分的中药,如大黄、芦荟、番泻叶等。长期服用蒽醌类泻药的患者可导致大肠黑变病(或称大肠假黑皮病)。所谓大肠黑变病是指大肠黏膜表面有褐色素沉着,显微镜下可表现为黏膜下层巨噬细胞胞浆中含褐色质颗粒。那么大黄、芦荟、番泻叶中致泻的成分是什么?是何种类型化合物?

本章主要介绍醌类化合物的结构特点、理化性质、提取分离、检识方法及应用实例。

学习目标

1. **掌握**　醌类化合物结构类型、理化性质、提取分离、检识及应用。
2. **熟悉**　醌类的典型化合物。
3. **了解**　醌类化合物生物活性及分布。

醌类(quinones)化合物是一类分子中具有不饱和环己二酮(醌式结构)或容易转变成此类结构的天然有机化合物,主要分为苯醌、萘醌、菲醌和蒽醌四种类型,其中蒽醌及其衍生物的数量最多。醌类化合物多具有颜色,是天然产物中一类比较重要的活性成分

醌类化合物在高等植物中分布比较广泛,如蓼科的大黄、何首乌、虎杖,豆科的决明子、番泻叶,百合科的芦荟,唇形科的丹参,茜草科的茜草,紫草科的紫草等均含有醌类化合物。除高等植物外,醌类化合物在一些低等植物如地衣类、藻类及菌类中也有存在。

醌类化合物具有多种生物活性和药用价值,如大黄中大黄素、大黄酸等具有抗菌活性;大黄和番泻叶中的番泻苷类化合物具有较强的致泻作用;丹参中丹参醌类具有扩张冠状动脉的作用,用于治疗冠心病、心肌梗死等;维生素 K 类具有血液凝固作用等。此外,醌类化合物还具有抗病毒、抗氧化、止血、驱绦虫、解痉、利尿、利胆、镇咳、平喘等作用。

知识链接

醌类化合物的生物合成途径

醌类化合物的生源合成通过乙酸 – 丙二酸(acetate – malonate,AA – MA 途径)、莽草酸 – 琥珀酰苯甲酸(shikimic acid – succinoylbenzoic acid)、芳香氨基酸等多种途径实现。如乙酸 – 丙二酸途径能生成脂肪酸、酚类、醌类等成分。

PPT

第一节 结构类型

一、苯醌类

苯醌类（benzoquinones）化合物是醌类中最简单的一类化合物，从结构上分为对苯醌和邻苯醌两大类。该类化合物多呈黄色或橙色。邻苯醌类由于邻位两个羰基之间的排斥作用而不稳定，故天然存在的苯醌化合物多为对苯醌的衍生物，其结构中常有—OH、—CH_3、—OCH_3 或其他烃基侧链等取代基。

对苯醌　　　　　邻苯醌

苯醌类化合物在高等植物和低等植物中均有分布，如中药凤眼草果实中的黄色结晶 2,6 – 二甲氧基对苯醌，具有较强的抗菌作用；白花酸藤果以及矩叶酸藤果果实中分离得到的橙红色板状结晶信筒子醌（embelin），是带有高级烃基侧链的对苯醌衍生物，具有驱虫作用。

2,6-二甲氧基对苯醌　　　　　信筒子醌

广泛存在于自然界中包括微生物、高等植物和动物体内的泛醌类（ubiquinones）能参与细胞的基本生化反应，主要作用在于氧化磷酰化反应中的电子传导过程，是生物氧化反应中的一类辅酶，又称辅酶 Q 类（coenzymes Q），是自然界中广泛存在的脂溶性醌类化合物。自然界中存在的是辅酶 $Q_6 \sim Q_{10}$，其中辅酶 Q_{10}（$n = 10$）已用于治疗心脏病、高血压及癌症。

辅酶Q_{10}（$n=10$）

二、萘醌类

萘醌类（naphthoquinones）化合物根据酮羰基取代位置的不同分为 1,4 – 萘醌（α – 萘醌）、1,2 – 萘醌（β – 萘醌）、2,6 – 萘醌（$amphi$ – 萘醌）三种类型。天然存在的多为 α – 萘醌类，其衍生物多为橙黄色或橙红色结晶，个别呈紫色。

α-(1,4)萘醌　　　　β-(1,2)萘醌　　　　amphi-(2,6)萘醌

　　萘醌类化合物主要分布于紫草科、柿科、蓝雪科、紫葳科等高等植物中，往往具有显著的生物活性。如胡桃叶及其未成熟果实中的胡桃醌（juglone）具有抗菌、抗癌及中枢神经镇静作用；中药紫草及软紫草中分离得到的一系列紫草素及异紫草素衍生物，具有止血、抗炎、抗菌、抗病毒及抗癌作用；维生素 K 类化合物具有促血液凝固作用，可用于新生儿出血、肝硬化及闭塞性黄疸出血等症，如天然广泛存在的维生素 K_1 和维生素 K_2 类。

胡桃醌　　　　紫草素 R= ⋯‖OH　　　　维生素K_1 R=

　　　　　　　异紫草素 R= ◄ OH　　　　维生素K_2类 R=

三、菲醌类

　　天然菲醌类（phenanthraquinones）化合物分为邻菲醌、对菲醌两种类型。邻菲醌有 I 和 II 两种形式。

邻菲醌（I）　　　　邻菲醌（II）　　　　对菲醌

　　菲醌类化合物主要分布在唇形科、兰科、豆科、使君子科、蓼科、杉科等高等植物中，尤其是唇形科的鼠尾草属、香茶菜属较普遍，在地衣中也有分离得到。从中药丹参根中分离得到数十种菲醌衍生物，均属于邻菲醌和对菲醌类化合物。丹参的化学成分主要包括脂溶性成分和水溶性成分，脂溶性成分大多为共轭醌、酮类化合物，如丹参酮 I、丹参酮 II_A、隐丹参酮等；水溶性成分则包括丹参素、丹酚酸 A、丹酚酸 B、原儿茶酸和原儿茶醛等。《中国药典》采用高效液相色谱法测定丹参中丹参酮类和丹酚酸 B 的含量，要求丹参酮 II_A、隐丹参酮和丹参酮 I 的总量不得少于 0.25%，丹酚酸 B 不得少于 3.0%。

　　丹参醌类成分具有抗菌、扩张冠状动脉的作用。近年开发的丹参注射液是以丹参中水溶性成分为主的制剂，丹参滴丸则是以脂溶性丹参酮为主的制剂。

丹参酮 I   隐丹参酮

丹参酮 Ⅱ_A   R_1=CH_3   R_2=H   丹参新醌A   R=CH(CH_3)CH_2OH
丹参酮 Ⅱ_B   R_1=CH_2OH   R_2=H   丹参新醌B   R=CH(CH_3)_2
羟基丹参酮 Ⅱ_A   R_1=CH_3   R_2=OH   丹参新醌C   R=CH_3
丹参酸甲酯   R_1=COOCH_3   R_2=H

四、蒽醌类

蒽醌类（anthraquinones）化合物包括蒽醌衍生物及其不同程度的还原产物，如蒽酚、蒽酮、氧化蒽酚及蒽酮二聚体等，是醌类中数量最多的一类化合物，也是一种重要的天然色素。天然蒽醌类化合物以9,10-蒽醌最为常见，其基本母核为：

1,4,5,8位为α位
2,3,6,7位为β位
9,10位为meso位（又称中位）

蒽醌   氧化蒽酚

蒽酮   蒽酚

蒽醌类化合物在植物界分布广泛，主要存在于高等植物中，如蓼科、鼠李科、茜草科、豆科、玄参科、百合科、紫葳科、马鞭草科等，在真菌、地衣和动物中也有发现。常分布于植物的根、皮、叶及心材中。常见含蒽醌类的中药有大黄、何首乌、虎杖、决明子、芦荟、番泻叶、茜草等。

蒽醌类化合物是一类重要的活性成分，具有泻下、抑菌、利尿、止血、抗癌等作用。

（一）蒽醌衍生物

天然蒽醌类化合物主要以游离蒽醌及蒽醌苷的形式存在于植物体内。在蒽醌母核上常有羟基、羟甲基、甲氧基和羧基取代，其中以羟基蒽醌类化合物为主。

根据羟基在蒽醌母核上的分布情况，可将羟基蒽醌衍生物分为以下两种类型。

1. 大黄素型 该类化合物的特点是羟基分布在两侧的苯环上，多数化合物呈黄色。羟基蒽醌类衍生物多与葡萄糖、鼠李糖结合成苷存在。中药大黄、决明子、虎杖、何首乌等的活性成分多属此类，具有清热泻下、活血化瘀等多种作用。

中药大黄中的主要蒽醌衍生物多属大黄素型，其蒽醌衍生物多与葡萄糖结合成苷存在，且多为单糖苷和双糖苷。

大黄酚(chrysophanol)	$R_1=CH_3$	$R_2=H$
大黄素(emodin)	$R_1=CH_3$	$R_2=OH$
大黄素甲醚(physcion)	$R_1=CH_3$	$R_2=OCH_3$
芦荟大黄素(aloe-emodion)	$R_1=H$	$R_2=CH_2OH$
大黄酸(rhein)	$R_1=H$	$R_2=COOH$

大黄酚-8-*O*-β-D-葡萄糖苷   大黄酚-8-*O*-β-D-龙胆双糖苷

2. 茜草素型 该类化合物的特点是羟基分布在一侧的苯环上，多为橙黄色～橙红色。从中药茜草中分离得到茜草素等化合物多属此类型，具有抗菌、抗炎作用。

茜草素(alizarin)	$R_1=H$	$R_2=H$
羟基茜草素(purpurin)	$R_1=H$	$R_2=OH$
伪羟基茜草素(pseudopurpurin)	$R_1=COOH$	$R_2=OH$

📱 **知识链接**

何首乌

何首乌为蓼科植物何首乌（*Polygonum multiflorum* Thunb.）的干燥块茎。其主要有效成分为蒽醌类化合物，以大黄素、大黄酚、大黄素甲醚、大黄酸、芦荟大黄素为主，《中国药典》以二苯乙烯苷和结合蒽醌为指标成分对何首乌进行含量测定，要求何首乌含二苯乙烯苷不得少于1.0%，制何首乌含二苯乙烯苷不得少于0.70%；对何首乌和制何首乌要求结合蒽醌均不得少于0.10%（以大黄素和大黄素甲醚计）。

现代药理研究表明，何首乌具有促进造血功能，降血脂、抗动脉粥样硬化、增强免疫功能。何首乌使用不当对肝脏具有一定损伤，因此在使用何首乌的时候注意量不能太大、使用时间不能太长、不能生用，特别是要严格按照炮制要求进行。

（二）蒽酚（或蒽酮）衍生物

蒽醌类化合物在酸性介质中可被还原，生成蒽酚及其互变异构体蒽酮，蒽酚或蒽酮又可氧化成蒽醌。

蒽醌　　　　　　　　　蒽酚　　　　　　　　　蒽酮

蒽酚（或蒽酮）的羟基衍生物一般存在于新鲜植物中，该类成分可以慢慢被氧化成蒽醌类成分。例如在新鲜的中药大黄、虎杖根中同时含有羟基蒽醌类衍生物和蒽酚、蒽酮的羟基衍生物，但加工贮存两年以上基本检识不到蒽酚、蒽酮类化合物。如果蒽酚类衍生物的 *meso* 位羟基与糖缩合成苷时，其性质比较稳定，只有经过水解除去糖才能被氧化转变成蒽醌类衍生物。

羟基蒽酚类化合物对真菌具有较强的杀灭作用，是治疗皮肤病有效的外用药，如柯桠素（chrysarobin）治疗癣疥等症效果较好。

柯桠素

蒽醌苷类衍生物在植物体内除了以氧苷形式存在外还有以碳苷形式存在的，如芦荟的主要有效成分芦荟苷（barbaloin）就属于碳苷类化合物。

芦荟为百合科植物库拉索芦荟叶汁经浓缩的干燥品，味苦、性寒，具有泻下通便、清肝泻火、杀虫的功效，用于热解便秘、惊痫抽搐等病症。主要活性成分是羟基蒽醌类衍生物，其中泻下的主要有效成分为芦荟苷（barbaloin）。《中国药典》以芦荟苷为指标成分对芦荟进行含量测定，要求芦荟苷含量不得少于16.0%。

芦荟苷

（三）二蒽醌（酮）类衍生物

二蒽酮类成分可以看成是两分子的蒽酮通过 C−C 键连接而成的化合物，如大黄及番泻叶中致泻的主要有效成分番泻苷 A、B、C、D（sennoside A、B、C、D）等皆为二蒽酮类衍生物。

二蒽酮类化合物的 $C_{10}-C_{10'}$ 键易于断裂，生成相应的蒽酮类化合物。如大黄及番泻叶中致泻的番泻苷 A，是因其在肠内转变为大黄酸蒽酮而发挥作用。

番泻苷A

番泻苷B

番泻苷C

番泻苷D

番泻苷A   大黄酸蒽酮

实例分析

　　实例　在大黄含有的蒽醌类化合物中，番泻苷的泻下作用最强。中药大黄的传统给药方式是口服给药，因此大黄体内代谢研究是阐明其泻下作用药效物质基础的重要途径，在这一过程中肠菌代谢又起到非常重要的作用。通过对大黄的主要化学成分和其代谢产物的泻下活性研究发现，代谢产物大黄酸蒽酮的泻下作用最强。番泻苷口服给药泻下作用显著，静脉注射给药无泻下作用。在预先服用抗生素抑制肠道菌落的作用后，番泻苷的泻下作用明显减弱，但大黄素蒽酮的泻下活性没有影响。

　　问题　1. 番泻苷是如何形成大黄酸蒽酮的？
　　　　　　2. 口服中药大黄实际上起泻下作用的化学成分是什么？

答案解析

　　蒽醌类脱氢缩合或二蒽酮类氧化均可形成二蒽醌类。脱氢的位置和数目不同产生出不同形式的二聚合体产物，以单键相连的形式为多。如存在于豆科决明属植物种子、叶中的山扁豆双醌（cassiamine）；存在于变质大米中的黄色霉素（luteoskyrin），微量可引起肝硬化。

山扁豆双醌

黄色霉素

PPT

第二节 理化性质

一、性状 [e] 微课5

天然醌类化合物往往呈一定颜色，其颜色与母核上酚羟基的数目有关。取代基的助色团越多，颜色也随之加深，呈现黄、橙、棕红色以至紫红色等。苯醌和萘醌多以游离态存在，较易结晶。蒽醌类化合物多为黄色～橙红色固体，有一定的熔点。游离蒽醌多有完好的结晶形状，多数蒽醌苷较难得到完好的结晶体。蒽醌类化合物一般都具荧光，并随 pH 变化而显示不同颜色。

二、升华性

小分子的苯醌和萘醌类具有挥发性，能随水蒸气蒸馏。游离蒽醌一般也具有升华性，常用于鉴别。常压下加热可升华而不分解，能随水蒸气蒸馏，此性质常用于对这类成分的提取和纯化。

三、溶解性

游离醌类苷元的极性较小，易溶于甲醇、乙醇、苯、乙醚和三氯甲烷等有机溶剂，难溶于水。和糖结合成苷后极性增大，易溶于乙醇、甲醇，可溶于热水，但在冷水中的溶解度降低，不溶或难溶于苯、乙醚和三氯甲烷等亲脂性有机溶剂。蒽醌的碳苷难溶于水及常见的有机溶剂，易溶于吡啶。羟基蒽醌苷及苷元因具有酚羟基，可溶于碱性溶液中，加酸酸化后又可析出沉淀，这一性质可用于提取分离。有些醌类化合物不稳定，应注意避光处理或保存。

四、酸碱性

（一）酸性

醌类化合物多数含有酚羟基，少数含有羧基，呈一定的酸性，可在碱性水溶液中成盐溶解，加酸酸化后转为游离态而从水中沉淀析出，即碱溶酸沉法。

醌类化合物酸性强弱与分子中是否存在羧基、酚羟基的数目及结合位置有关。

1. 具有羧基的醌类化合物酸性较强。2 - 羟基苯醌或在萘醌的醌核上有羟基时，实际上为插烯酸结构，由于受到邻近醌式羰基的影响表现出与羧基相似的酸性，能溶于 NaHCO$_3$ 水溶液中。

2. 萘醌及蒽醌苯环上的 β - 羟基的酸性强于 α - 羟基的酸性。由于 β - 羟基受羰基吸电子作用影响，使羟基上氧原子的电子云密度降低，对质子的吸引力降低，质子解离度增大，因此酸性较强。而 α – 羟基蒽醌中 α – 羟基和相邻的羰基容易形成分子内氢键，降低质子的解离度，而使酸性减弱。含 β – 羟基的蒽醌可溶于碳酸钠溶液，而含 α – 羟基的蒽醌不溶于碳酸氢钠溶液，只能溶于氢氧化钠溶液中。

β-羟基蒽醌   α-羟基蒽醌

3. 酚羟基数目增多则酸性越强，但与位置有关。无论 α 位或 β 位，随着羟基数目的增加，其酸性都有一定程度的增加。但酚羟基若形成分子内氢键，则酸性下降。如 1,5 与 1,4 – 二羟基蒽醌上的酚羟基各自均能与不同羰基氧形成分子内氢键，而 1,8 – 二羟基蒽醌上的两个酚羟基只能与同一羰基形成分子内氢键，因此 1,5 或 1,4 – 二羟基蒽醌的酸性要小于 1,8 – 二羟基蒽醌；1,2 – 二羟基蒽醌由于在分子内形成连续氢键，尽管其羟基数目多于 β – 羟基蒽醌，但其酸性要小于 β – 羟基蒽醌。

β-羟基蒽醌   1,2-二羟基蒽醌   1,8-二羟基蒽醌   1,5-二羟基蒽醌

根据醌类酸性强弱的差别，可用碱梯度萃取法进行分离。即根据醌的酸性强弱不同，依次采用不同碱度的碱水萃取，即 pH 梯度萃取法。以游离蒽醌类化合物为例，其酸性强弱排序为含—COOH > 含两个以上 β – OH > 含一个 β – OH > 含两个以上 α – OH > 含一个 α – OH，故可从有机溶剂中依次用 5% NaHCO$_3$、5% Na$_2$CO$_3$、1% NaOH 及 5% NaOH 水溶液进行梯度萃取，从而达到分离的目的。

（二）碱性

蒽醌类化合物羰基上的氧原子有微弱的碱性，能溶于浓硫酸生成镁盐，再转成阳碳离子，同时颜色显著加深，羟基蒽醌在浓硫酸中一般呈红色~红紫色。如大黄酚为暗黄色，溶于浓硫酸变为红色，大黄素则由橙红变为红色，生成的镁盐不稳定，加水即分解（颜色褪去）。

五、显色反应

醌类化合物的颜色反应主要基于其氧化还原性质以及分子中酚羟基的性质。

（一）Feigl 反应

醌类衍生物在碱性条件下经加热能迅速与醛类及邻二硝基苯反应，生成紫色化合物。反应机制如下：

紫色

醌类化合物在反应前后无变化，仅起到传递电子的媒介作用。醌类成分含量越高，反应速度也就越快。实验时可取醌类化合物的水或苯溶液 1 滴，加入 25% Na_2CO_3 水溶液、4% 甲醛水溶液及 5% 邻二硝基苯溶液各 1 滴，混合后置水浴上加热，在 1~4 分钟内产生紫色。

（二）无色亚甲蓝显色反应

无色亚甲蓝溶液是检测苯醌类及萘醌类的专用显色剂，含有苯醌或萘醌的样品显色后在白色背景上呈现出蓝色斑点，可与蒽醌类化合物区别。此反应可在纸色谱和薄层色谱上进行，呈蓝色斑点。

无色亚甲蓝溶液的配制方法为将亚甲蓝 100mg 溶于乙醇 100ml 中，加入冰醋酸 1ml 及锌粉 1g，缓缓振摇至蓝色消失后备用。

（三）碱性条件下的显色反应

羟基醌类在碱性溶液中颜色改变并加深，多呈橙、红、紫红及蓝色。例如羟基蒽醌类化合物遇碱显红~紫红色的反应，称为 Bornträger 反应。反应机制如下：

α-羟基蒽醌　　　　　　　　　　　　　红色

β-羟基蒽醌　　　　　　　　　　　　　红色

该显色反应与形成共轭体系的酚羟基及羰基有关，酚羟基在碱性溶液中形成酚氧负离子，氧原子的电子在共轭效应影响下转移到羰基氧原子上，形成新的共轭体系，发生颜色变化。此方法是检识中药中羟基蒽醌成分类存在的最常用的方法之一。但羟基蒽酚、蒽酮、二蒽酮类化合物遇碱呈黄色，且往往带有绿色荧光，只有将它们氧化成蒽醌后才显特征颜色。

本反应检查天然药物中是否含蒽醌类成分时，可取药材粉末约 0.1g，加 10% 硫酸水溶液 5ml，置水浴上加热 2~10 分钟，冷却后加 2ml 乙醚振摇，静置分取醚层溶液，加入 1ml 5% 氢氧化钠水溶液，振摇，如有羟基蒽醌存在，醚层则由黄色褪为无色，而水层显红色。

（四）活性次甲基试剂反应（Kesting – Craven 法）

当苯醌和萘醌的醌环上有未被取代的位置时，在碱性条件下与一些含活性次甲基试剂（如乙酰乙酸乙酯、丙二酸酯、丙二腈）的醇溶液反应，生成蓝绿色或蓝紫色化合物。以苯醌与丙二酸酯反应为例，反应时丙二酸酯先与醌核生成产物（1），再进一步经电子转移生成产物（2）而显色。

萘醌的苯环上如有羟基取代，此反应将减慢或不反应。蒽醌类化合物因醌环两侧有苯环，故不发生该反应，可加以区别。

（五）与金属离子的反应

蒽醌类化合物中如果有 α – 酚羟基或邻二酚羟基结构时，则可与 Pb^{2+}、Mg^{2+} 等金属离子形成配合物。以醋酸镁为例，羟基蒽醌类化合物能与 0.5% 醋酸镁甲醇或乙醇溶液生成稳定橙黄、橙红、紫、紫红、蓝色等，反应很灵敏，生成的颜色随分子中羟基的位置而有所不同，可借以帮助识别羟基在蒽醌环中的结合位置，并可作为蒽醌类成分色谱显色、定性定量之用，生成产物可能具有下列以下结构：

蒽醌镁络合物（蓝色）　　　　　　蒽醌镁络合物（橙色）

（六）对亚硝基 – 二甲苯胺反应

蒽酮类化合物尤其是 1,8 – 二羟基蒽酮衍生物，其羰基对位亚甲基上的氢很活泼，可与 0.1% 对亚硝基 – 二甲苯胺吡啶溶液反应缩合而成共轭体系较长的化合物，呈现各种颜色，如紫、绿、蓝、灰等。缩合物的颜色随分子结构不同而异，1,8 – 二羟基蒽酮类均为绿色。据此可用于蒽酮类化合物的鉴定。

1,8-二羟基蒽酮　　　　　　　　　绿色

第三节　提取与分离

醌类化合物的结构不同，其物理性质和化学性质相差较大，且在植物体内常以游离苷元以及与糖结合成苷的形式存在，在极性及溶解度方面差异很大。

一、提取

由于醌类化合物在植物体内存在形式的多样性、复杂性，以及各种类型之间在极性和溶解度上的差异，其提取方法也是多种多样的。

（一）有机溶剂提取法

游离的醌类化合物一般极性较小，可采用极性较小的有机溶剂提取，如三氯甲烷、乙醚等。

以乙醇或甲醇为溶剂提取时，醌苷和苷元均可被提取出来。实际工作中，一般常选甲醇、乙醇作为提取溶剂，可以提取药材中不同类型、性质互异的醌类成分，总提取物再进行下一步纯化与分离，得到不同类型的醌类化合物。

对含脂质较多的药材应先脱脂再提取，对含糖量较高的药材应避免升温过高。对于苷的提取应尽量避免酶、酸和碱的作用，防止被水解；对于游离的多羟基醌类或含有羧基的醌类化合物，应先考虑它们的存在形式，如果以盐的形式存在于药材中，难以被有机溶剂溶出，提取前应先酸化为游离态，再用醇提取。

（二）酸碱提取法

多数天然醌类化合物含有酚羟基或羧基，具有一定酸性，可与碱成盐而溶于溶液中，可直接用碱水溶液提取；碱提取液也可先用乙醚等溶剂萃取，除去脂溶性杂质，然后酸化使之游离沉淀析出，即碱溶酸沉法。也可先用酸性溶液处理，使醌类成分充分游离后再用有机溶剂提取，使用这种方法时注意 pH 的范围，避免某些醌类化合物结构改变。

（三）水蒸气蒸馏法

一些相对分子量小的具有挥发性的苯醌及萘醌类化合物可用水蒸气蒸馏法提取。

（四）其他方法

近年来超临界流体萃取法、超声波提取法及微波辅助提取法等在醌类成分提取中也有应用，既提高了提出率，又避免醌类成分的分解，具有操作简便、时间短、提取效率高、环保等优点。

二、分离

醌类化合物主要根据其酸性、极性差异及分子量大小等进行分离纯化。

（一）游离蒽醌的分离

分离游离蒽醌衍生物一般采取溶剂分步结晶、pH 梯度萃取法和色谱法。

1. pH 梯度萃取法　pH 梯度萃取法是分离具有不同酸性的游离蒽醌常用的方法。游离蒽醌类成分结构中因含有酸性基团的种类、数量和位置不同，酸性强弱有明显差别，可溶于不同强度的碱溶液中通过萃取而分离。一般将游离蒽醌类衍生物溶于三氯甲烷、乙醚或苯等有机溶剂中，用不同浓度的碳酸氢钠、碳酸钠、氢氧化钠按 pH 由低到高的顺序依次萃取，再将碱水萃取液酸化，即可得到酸性强弱不同的游离羟基蒽醌类化合物，该方法称为 pH 梯度萃取法。该方法是用不同强度的碱性水溶液，从有机溶剂中提取不同酸性的游离蒽醌衍生物。但此法对于性质相似、酸性强弱相差不大的羟基蒽醌混合物的分离则存在着局限性。

2. 色谱法　色谱法是系统分离羟基蒽醌类化合物的有效手段。当药材中含有一系列结构相近的蒽醌衍生物时，常需经过色谱方法才能得到分离。对于结构相近的化学成分需多次分离才能取得较好的效果。

分离蒽醌衍生物常用的吸附剂为硅胶、聚酰胺，一般不用氧化铝，尤其不用碱性氧化铝，以避免与酸性的蒽醌类成分发生不可逆吸附而难以洗脱。

（二）蒽醌苷与游离蒽醌的分离

蒽醌苷类与游离蒽醌衍生物的极性差别较大，蒽醌苷极性较强，其苷元及其他游离蒽醌衍生物则易溶于低极性有机溶剂。利用蒽醌苷元溶于三氯甲烷的性质，将总提取物中的蒽醌苷类和蒽醌苷元初步分离。但需注意一些羟基蒽醌类衍生物在植物内多通过酚羟基或羧基与植物体中的镁、钾、钠、钙结合成盐，为充分提取蒽醌类衍生物，必须预先加酸酸化使之全部游离后再提取。同理用三氯甲烷等极性小的有机溶剂从水溶液中萃取蒽醌苷元时也必须使其游离，才能达到分离苷和苷元的目的。

（三）蒽醌苷类的分离

蒽醌苷类因分子中含有糖，故极性较大，水溶性较强，分离和纯化较困难，一般不易得到纯品，需要结合色谱法进行分离。在进行色谱分离前需要用溶剂法预处理粗提物，富集得到总蒽醌苷后，再用色谱法进一步分离。

在用溶剂法分离总蒽醌苷提取物时，一般用乙酸乙酯、正丁醇等极性较大的有机溶剂，将蒽醌苷从水溶液中萃取出来，使之与水溶性杂质相互分离。如将虎杖浸膏的水溶液，用三氯甲烷萃取，即可从三氯甲烷中得到大黄素等黄色沉淀，残余的水溶液以乙酸乙酯萃取即得到大黄素苷的黄色粉末。

色谱法是分离蒽醌苷类化合物最有效的方法，主要应用硅胶柱色谱、反相硅胶柱色谱和葡聚糖凝胶柱色谱等，使蒽醌苷类化合物得到有效分离。应用葡聚糖凝胶柱色谱法分离蒽醌苷类成分主要依据分子大小的不同，如 Sephadex LH－20 凝胶柱上曾将大黄中含有的蒽醌苷按分子量由大到小的顺序分别分离出来。将中药大黄的 70% 甲醇提取液加到凝胶柱上，并用 70% 甲醇洗脱，分段收集，则依次得到二蒽酮苷（番泻苷 B、A、D、C）、蒽醌二葡萄糖苷、蒽醌单糖苷、游离苷元。

随着高效液相色谱和各种制备型中、低压液相色谱的应用，越来越多的蒽醌苷类化合物得到了满意的分离效果。近年来高速逆流色谱、毛细管电泳也已广泛地应用于蒽醌苷类的分离。

即学即练

答案解析

中草药水煎液有显著泻下作用，可能含有（　　　）。

A. 香豆素类化合物　　　B. 蒽醌苷类化合物　　　C. 黄酮苷类化合物

D. 皂苷类化合物　　　E. 强心苷类化合物

PPT

第四节 检 识

一、理化检识

从天然药物中提取分离的醌类单体化合物，需要经过物理和化学方法鉴定。物理方法主要依据化合物的形态、颜色、熔点、比旋度等物理性质鉴定。化学方法一般可以利用 Feigl 反应、无色亚甲蓝反应和 Kesting – Craven 反应等来鉴定苯醌、萘醌，利用 Bornträger 反应初步确定羟基蒽醌类化合物，利用对亚硝基 – 二甲苯胺反应鉴定蒽酮类化合物。检识反应可在试管中进行，也可在纸色谱或薄层色谱上进行。

二、色谱检识

（一）薄层色谱

薄层色谱的吸附剂常采用硅胶、聚酰胺等。展开剂多采用混合溶剂系统，若游离蒽醌可选用亲脂性溶剂系统展开，如苯 – 乙酸乙酯（75∶25）、石油醚 – 甲酸乙酯 – 甲酸（15∶5∶1 上层）、甲苯 – 二氯甲烷 – 冰醋酸（6∶3∶1）、石油醚 – 乙酸乙酯（8∶2）等。蒽醌苷可采用极性较大的溶剂系统，如三氯甲烷 – 甲醇（3∶1）、丁醇 – 丙酮 – 水（10∶2∶1）等。

蒽醌及其苷类在可见光下多显黄色。在紫外光下则显黄棕、红、橙色等荧光。若用氨熏或喷 10% 氢氧化钾甲醇溶液、3% 氢氧化钠或碳酸钠溶液，颜色加深或变红。亦可用 0.5% 醋酸镁甲醇溶液，喷后 90 ℃加热 5 分钟再观察颜色。

（二）纸色谱

游离蒽醌的纸色谱一般在中性溶剂系统中进行，可用水、乙醇、丙酮等与石油醚、苯混合使其饱和，分层后取极性小的有机溶剂层进行展开，如石油醚 – 丙酮 – 水（1∶1∶3 上层），97% 甲醇饱和的石油醚；也可用酸性溶剂系统，如正丁醇 – 醋酸 – 水（4∶1∶5 上层，BAW）；非水溶剂系统，如以 10% 甲酰胺的乙醇液处理滤纸，石油醚 – 三氯甲烷（94∶6）为展开剂，羟基蒽醌苷元可获得较好的色谱效果。蒽醌苷类极性较强，需要选用极性较大的溶剂系统，如正丁醇 – 乙酸乙酯 – 水（4∶3∶3 上层），三氯甲烷 – 甲醇 – 水（2∶1∶1 下层）。

显色剂一般采用 0.5% 醋酸镁甲醇溶液，根据羟基的不同位置可显不同颜色的斑点，也可用 1% ~ 2% 氢氧化钠或氢氧化钾溶液喷雾，显红色斑点。

第五节 应用实例

PPT

实例一 大黄中蒽醌类化学成分的提取分离技术

大黄为蓼科多年生草本植物掌叶大黄（*Rheum palmatum* L.）、唐古特大黄（*Rheum tanguticum* Maxim. ex Balf.）或药用大黄（*Rheum officinale* Baill.）的干燥根及根茎，味苦、性寒，具有化积、致泻、泻

火凉血、活血化瘀、利胆退黄等功效。现代药理学研究证明，大黄具有泻下作用，产生泻下作用的有效成分为番泻苷类，游离蒽醌类的泻下作用较弱；具有抗菌作用，其中以芦荟大黄素、大黄素及大黄酸作用较强，对多数革兰阳性细菌均有抑制作用。此外，大黄还具有抗肿瘤、利胆保肝、利尿、止血等作用，临床可用于便秘、高热神昏、热毒疮痈、肠痈腹痛、湿热黄疸、血热引起的上部出血症及下焦瘀血等。

一、大黄中主要有效成分的结构、理化性质

大黄中已被阐明结构的化学成分至少有 130 余种，主要为蒽醌类化合物，总含量约为 2% ~ 5%，其中游离蒽醌类化合物仅占 10% ~ 20%，主要为大黄酚、大黄素、大黄酸、大黄素甲醚和芦荟大黄素等。而大黄中大多数羟基蒽醌类化合物是以苷的形式存在。此外，大黄中还含有蒽酮类、二苯乙烯类、鞣质、脂肪酸及少量的土大黄苷和土大黄苷元。土大黄苷及其苷元在结构上为二苯乙烯的衍生物，属于芪类，也存在于其他大黄属植物的根茎中。一般认为在大黄中的土大黄苷的含量越高其质量越差，不少国家的药典规定不能检出这一成分。

	R_1	R_2
大黄酚	CH_3	H
大黄素	CH_3	OH
大黄素甲醚	CH_3	OCH_3
芦荟大黄素	H	CH_2OH
大黄酸	H	COOH

大黄酚葡萄糖苷

土大黄苷元	R=H
土大黄苷	R=glc

游离羟基蒽醌为亲脂性成分，难溶于水，易溶于苯、乙醚、三氯甲烷等亲脂性有机溶剂，有升华性，且有蒽醌的显色反应。

蒽醌苷类主要有大黄酸、大黄素、大黄酚、大黄素甲醚、芦荟大黄素的葡萄糖苷，糖基大部分结合在 8 位羟基上。除单糖苷外，也有双糖苷，如大黄素甲醚 - 8 - O - β - D - 龙胆双糖苷。苷类不具升华性，且水溶性增大，并与游离蒽醌有相同的显色反应。大黄中的二蒽酮苷主要是番泻苷（sennoside）A、B、C、D，其中番泻苷 A 的含量最多。

《中国药典》采用高效液相色谱法测定大黄中芦荟大黄素、大黄酸、大黄素、大黄酚和大黄素甲醚等总蒽醌的含量，要求总量不得少于干燥药材 1.5%。

大黄素为橙色针状结晶（乙醇），mp. 256 ~ 257℃。易溶于乙醇、甲醇、丙酮、碳酸钠水溶液、氨水及氢氧化钠水溶液，几乎不溶于水，难溶于三氯甲烷。

大黄酸为黄色针状结晶（乙醇），mp. 321～322℃。易溶于碱或吡啶，略溶于乙醇、苯、三氯甲烷、乙醚和石油醚，几乎不溶于水。

芦荟大黄素为橙色针状结晶（甲苯），mp. 223～224℃。易溶于热乙醇、丙酮、甲醇、稀氢氧化钠水溶液，可溶于碱水溶液和吡啶，略溶于乙醇、苯、三氯甲烷、乙醚和石油醚。

大黄酚为长方形或单斜形结晶（乙醚或苯），mp. 196℃，具有升华性。易溶于沸乙醇、氢氧化钠水溶液，溶于苯、三氯甲烷、乙醚及丙酮等，略溶于冷乙醇，几乎不溶于水，难溶于石油醚。

大黄素甲醚为金黄色针状结晶，mp. 203～207℃。溶于三氯甲烷、乙醚、吡啶、苯、氢氧化钠水溶液，微溶于乙酸乙酯、甲醇，几乎不溶于水。

二、大黄中蒽醌类化合物的提取分离

（一）大黄中游离蒽醌类化合物的提取分离

1. 工艺流程（图5-1）

图5-1　大黄中游离蒽醌类化合物提取分离流程图

2. 流程说明　利用溶剂提取法从大黄中提取羟基蒽醌类成分，其中的游离蒽醌可溶于乙醚而被提出。再利用各羟基蒽醌类化合物酸性不同，采用pH梯度萃取法分离而得各蒽醌苷元。

（二）大黄中蒽醌苷类成分的提取分离

1. 工艺流程（图 5 – 2）

1a.大黄酚葡萄糖苷和大黄酚1-*O*-*β*-D-葡萄糖苷   2c.大黄素葡萄糖苷

1b.大黄素甲醚葡萄糖苷   3a.芦荟大黄素葡萄糖苷

2a.芦荟大黄素葡萄糖-*ω*-*β*-D-葡萄糖苷   4a.大黄酸葡萄糖苷

2b.大黄素1-*O*-*β*-D-葡萄糖苷

图 5 – 2   大黄中蒽醌苷类化合物提取分离流程图

2. 流程说明   大黄中的蒽醌苷类成分常采用硅胶柱色谱、聚酰胺柱色谱及其他的色谱技术进行分离。

实例二   茜草中蒽醌类化学成分的提取分离技术

茜草（*Rubia cordifolia* L.）为茜草科茜草属植物的根及根茎，性寒、味苦、归肝经，具有凉血止血，祛瘀通经之功效。药理研究表面其有凝血止血、抗肿瘤、升高白细胞、免疫调节、保肝、抗炎、抗风湿、抗氧化、祛痰等作用，临床上用于吐血，崩漏下血、外伤出血、经闭瘀阻，关节痹痛、跌打肿痛等病症，特别对心脑血管疾病疗效显著。

一、茜草中主要有效成分的结构、理化性质

茜草中化学成分以蒽醌及其苷类化合物为主，如茜草素（alizarin）、羟基茜草素（purpurin）、异羟基茜草素、伪羟基茜草属、1 – 羟基蒽醌、1,2,4 – 三羟基蒽醌、1,3,6 – 三羟基 – 2 – 甲基蒽醌、1,3,6 – 三羟基 – 2 – 甲基蒽醌 – 3 – *O* – *β* – D – 吡喃葡萄糖苷、1,2 – 二羟基蒽醌 – 2 – *O* – *β* – D – 吡喃木糖（1→6）– *β* – D – 吡喃葡萄糖苷、1,3 – 二羟基 – 2 – 羟甲基蒽醌 – 3 – *O* – *β* – 吡喃木糖（1→6）– *β* – D – 吡喃葡萄糖苷等。此外，茜草中还含有少量萘醌及其苷类、环己肽类、萜类成分等。

茜草素为斜方橙色针状结晶（乙醇），mp. 290℃。易溶于热甲醇和25℃的乙醚，能溶于苯、冰醋酸、吡啶、二硫化碳，微溶于水。

1 - 羟基蒽醌为橙黄色针晶（$CHCl_3$ - 石油醚），mp. 134 ~ 137℃，与碱液和醋酸镁溶液反应阳性。

茜草素　　 R=H

羟基茜草素　 R=H

1,3,6 - 三羟基 - 2 - 甲基蒽醌为橙黄色针晶（CH_3OH），mp. 242℃，具有升华性，与 NaOH 反应呈粉色，与 $Mg(OAc)_2$ 反应呈橙色。

1,2,4 - 三羟基蒽醌为红色针晶（$CHCl_3$ - CH_3OH），mp. 257 ~ 259℃，与碱液和醋酸镁溶液反应阳性。

1,3,6 - 三羟基 - 2 - 甲基蒽醌 - 3 - O - β - D - 吡喃葡萄糖苷为黄色针晶（CH_3OH - C_5H_5N），mp. 278 ~ 279℃，与碱液、醋酸镁溶液和 Molisch 反应均呈阳性。

1,2 - 二羟基蒽醌 - 2 - O - β - D - 吡喃木糖（1→6）- β - D - 吡喃葡萄糖苷为黄色针晶（CH_3OH），mp. 268 ~ 269℃，与 NaOH、$Mg(OAc)_2$ 和 Molisch 反应均呈阳性。

	R_1	R_2	R_3	R_4	R_5
1,3,6-三羟基-2-甲基蒽醌	OH	CH_3	OH	H	OH
1-羟基蒽醌	OH	H	II	H	H
1,2,4-三羟基蒽醌	OH	OH	H	OH	H
1,3,6-三羟基-2-甲基蒽醌-3-O-β-D-吡喃葡萄糖苷	OH	CH_3	O-glc	H	OH
1,2-二羟基蒽醌-2-O-β-D-吡喃木糖（1→6）-β-D-吡喃葡萄糖苷	OH	O-xyl（1→6）glc	H	H	H
1,3-二羟基-2-羟甲基蒽醌-3-O-β-D-吡喃木糖（1→6）-β-D-吡喃葡萄糖苷	OH	CH_2OH	O-xyl（1→6）glc	H	H

二、茜草中主要有效成分的提取分离

采用系统溶剂提取法对茜草中总蒽醌进行提取，选择不同色谱法对各极性部位进行分离。

（一）工艺流程（图 5 - 3）

（二）流程说明

采用溶剂提取法进行提取，系统溶剂法进行分离，得到不同极性部分。对各极性部分应用色谱法如硅胶色谱法、反相柱色谱法等行分离。

图5-3　茜草中蒽醌类化合物提取分离流程图

化合物Ⅰ：1,3,6-三羟基-2-甲基蒽醌

化合物Ⅱ：1,3,6-三羟基-2-甲基蒽醌-3-*O*-*β*-D-吡喃葡萄糖苷

化合物Ⅲ：1,3,6-三羟基-2-甲基蒽醌-3-*O*-*β*-D-吡喃木糖（1→2）-*β*-(6'-*O*-Ac)吡喃葡萄糖苷

化合物Ⅳ：1,2-二羟基蒽醌-2-*O*-*β*-D-吡喃木糖（1→6）-*β*-D-吡喃葡萄糖苷

化合物Ⅴ：1,3-二羟基-2-羟甲基蒽醌-3-*O*-*β*-D-吡喃木糖（1→6）-*β*-D-吡喃葡萄糖苷

实例三　番泻叶中蒽醌类化学成分的提取分离技术

番泻叶为豆科决明属植物狭叶番泻（*Cassia angustifolia* Vahl.）或尖叶番泻（*C. acutifolia* Delile）的干燥小叶，味甘、苦，性寒，归大肠经，是一种常用的泻下药，具有泻热行滞、通便利水之功效，主治热结积滞、便秘腹痛、水肿胀满。现代药理研究表明其具有抗菌、止血、致泻、肌肉松弛、解痉等作用，临床上可用于治疗便秘以及急性胃、十二指肠出血。此外，番泻叶浸剂灌肠可用于腹部术后恢复以及治疗急性胰腺炎、胆囊炎、胆石症、急性细菌性痢疾等症。

一、番泻叶中主要有效成分的结构、理化性质

番泻叶中的主要活性成分为二蒽酮衍生物，是番泻叶中含量较高的有效部位，也是番泻叶泻下、止血的活性成分，包括番泻苷A（sennoside A）、番泻苷B（sennoside B）、番泻苷C（sennoside C）、番泻苷D（sennoside D）。狭叶番泻叶含番泻苷A及番泻苷B（两者互为立体异构）、番泻苷C及番泻苷D（两者互为立体异构）、芦荟大黄素双蒽酮苷（aloe-emodin bianthrone）、大黄酸葡萄糖苷、芦荟大黄素

葡萄糖苷及少量的大黄酸、芦荟大黄素。尖叶番泻叶含蒽醌衍生物 0.85% ~ 2.86%，其中有番泻苷 A、番泻苷 B、番泻苷 C、芦荟大黄素葡萄糖苷、大黄酸葡萄糖苷、大黄酸 – 1 – 葡萄糖苷及芦荟大黄素、大黄酸、异鼠李素、山奈酚、植物甾醇等。

番泻苷 A 为黄色粉末（丙酮 – 水），溶于碳酸氢钠水溶液，微溶于甲醇、乙醇、丙酮，不溶于水、苯、乙醚、三氯甲烷等。

芦荟大黄素双蒽酮为深棕色固体，mp. > 260℃（分解）。

番泻苷A R= COOH
番泻苷C R= CH₂OH

番泻苷B R= COOH
番泻苷D R= CH₂OH

芦荟大黄素双蒽酮

二、番泻叶中番泻苷 A 的提取分离

（一）工艺流程（图 5 – 4）

```
            番泻叶粉
              │ 3倍量70%乙醇浸泡，浓缩
            浸膏
              │ 浓硫酸调pH 2，上AB-8大孔吸附树脂柱，水、30%乙醇洗脱
            洗脱液
              │ 浓缩、静置
            黄色粗品
              │ 加少量NaHCO₃于50%乙醇中溶解，Sephadex LH-20，50%乙醇
              │ 洗脱，收集番泻苷A的溶液，浓缩，盐酸调pH 2，静置过夜
            黄色沉淀
              │ 丙酮-水重结晶
            番泻苷A
```

图 5 – 4 番泻苷 A 提取分离流程图

（二）流程说明

分别采用溶剂提取法对番泻叶中番泻苷 A 进行提取，色谱法、结晶法等对番泻苷 A 进行分离纯化。

番泻苷 A 是由 2 分子大黄酸蒽酮通过 $C_{10} - C_{10'}$ 相互结合（反式排列）而成。利用大孔吸附树脂富集番泻苷 A 粗品，再利用碱溶酸沉法、Sephadex LH－20 柱色谱、重结晶等方法分离纯化而获得。

📝 实践实训

实训五　大黄中蒽醌类成分的提取、分离和检识

【实训目的】

1. 掌握蒽醌苷元的提取方法——酸水解法。

2. 掌握 pH 梯度萃取法的原理及操作技术。

3. 熟悉蒽醌类化合物的性质及鉴定方法。

【实训原理】

大黄的主要成分为蒽醌类衍生物，总含量约 2%～5%，其中游离羟基蒽醌类化合物仅占 1/10～1/5，主要为大黄酚、大黄素、大黄酸、芦荟大黄素、大黄素甲醚等。大多数羟基蒽醌类化合物是以苷的形式存在，如大黄酚葡萄糖苷、大黄素葡萄糖苷、大黄酸葡萄糖苷、芦荟大黄素葡萄糖苷、一些双葡萄糖链苷及少量的番泻苷 A、B、C、D。此外，还含有鞣质、脂肪酸及少量的土大黄苷和土大黄苷元。

因为大黄中羟基蒽醌类化合物多数以苷的形式存在，故可用稀酸溶液将蒽醌苷水解成苷元，利用游离蒽醌可溶于三氯甲烷的性质，用三氯甲烷将它们提取出来。由于各羟基蒽醌类化合物酸性不同，采用 pH 梯度萃取法进行分离。

【实训材料】

1. 仪器及材料　圆底烧瓶、冷凝管、研钵、水浴锅、分液漏斗、烧杯、三角瓶、玻璃柱（1.5cm×20cm）、表面皿、试管、层析缸、pH 试纸、薄层硅胶、CMC－Na、新华色谱滤纸（20cm×7cm）。

2. 试药　大黄粗粉、甲醇、盐酸、三氯甲烷、5% KOH 溶液、5% Na_2CO_3 溶液、5% $NaHCO_3$ 溶液、0.5% NaOH 溶液、3% NaOH 溶液、苯－乙酸乙酯（8:2）、苯－甲醇（8:1）、甲苯、氨、0.5% 醋酸镁、1% 大黄酸三氯甲烷溶液、1% 大黄素三氯甲烷溶液、1% 芦荟大黄素三氯甲烷溶液。

【实训步骤】

1. 总蒽醌苷元的提取　取大黄粗粉 100g，加甲醇 600ml 回流提取 1 个小时，滤液减压回收甲醇至干，加 8% HCl 500ml，超声 5 分钟，加三氯甲烷 500ml，回流 1 小时，分出酸水层，三氯甲烷液为游离蒽醌苷元，再作进一步分离和精制。

2. 蒽醌苷元的分离

（1）大黄酸的分离　将上述三氯甲烷液移至分液漏斗中，用 100ml 5% $NaHCO_3$ 水溶液萃取 3 次，碱液用量视碱水层萃取液色较浅为止。合并 $NaHCO_3$ 液，加浓 HCl 调 pH 2。放置，抽滤，沉淀以水洗至近中性，干燥，称重。

（2）大黄素的分离　以上用 $NaHCO_3$ 溶液萃取过的三氯甲烷液用 100ml 5% Na_2CO_3 萃取 3～5 次，碱液用量视碱水层萃取液色较浅为止。合并碱液，加浓 HCl 调 pH 2。放置，抽滤，沉淀以水洗至中性，

干燥，称重。

（3）芦荟大黄素的分离　以上用 NaHCO$_3$ 溶液萃取过的三氯甲烷液用 100ml 0.5% NaOH 溶液萃取 3~5 次，碱液用量视碱水层萃取液色较浅为止。合并碱液，加浓 HCl 调 pH 2。放置，得橙色沉淀。抽滤，沉淀以水洗至中性，干燥，称重。

（4）大黄酚和大黄素甲醚的分离　萃取后留存的三氯甲烷液，用 100ml 3% NaOH 溶液萃取 2~3 次，碱液用量视碱水层萃取液色较浅为止。合并碱液，加浓 HCl 调 pH 3，析出黄色沉淀。放置，抽滤，沉淀以水洗至中性，干燥，为大黄酚和大黄素甲醚混合物，留作硅胶柱色谱分离的样品。

3. 大黄酚和大黄素甲醚的分离　大黄酚与大黄素甲醚的极性不同，可用硅胶吸附柱色谱进行分离。

吸附剂：硅胶 200~300 目，装柱 15cm。

洗脱剂：环己烷 – 乙酸乙酯（10:1）。

样品的制备：大黄酚和大黄素甲醚混合物 100mg，加入少量乙酸乙酯溶解后，于吸附剂中分散均匀，稍加热挥去乙酸乙酯。

湿法装柱后，将制备好的样品加入柱顶，加入洗脱剂，开始洗脱，流速控制在 5ml/min，收集各流分（每份 10~15ml），回收溶剂。各流分用硅胶薄层色谱检查，合并相同流分，回收溶剂至干，得到沉淀分别用乙酸乙酯重结晶，即得大黄酚和大黄素甲醚结晶。

4. 检识

（1）碱液试验　分别取各蒽醌化合物结晶少许，置于试管中，加 1ml 乙醇溶解，加数滴 5% 氢氧化钾试剂振摇，观察颜色变化。

（2）醋酸镁试验　分别取各蒽醌化合物结晶少许，置于试管中，加 1ml 乙醇溶解，加数滴 0.5% 醋酸镁乙醇溶液，观察颜色变化。

（3）薄层检识

吸附剂：硅胶 CMC – Na 薄层板。

样品：pH 梯度萃取法和硅胶柱色谱法分离得到样品的三氯甲烷溶液。

对照品：1% 大黄酸、1% 大黄素、1% 芦荟大黄素的三氯甲烷溶液.

展开剂：环己烷 – 乙酸乙酯（7:3）

显色：先在紫外灯下观察，再用氨气熏后观察。

观察记录：记录图谱并计算 R_f 值。

【实训提示】

1. 大黄中蒽醌类化合物的种类、含量与大黄的品种、采收季节、加工方法及贮存时间均有关系。

2. 萃取所得的碱水液加酸后要放置一段时间，让游离出的蒽醌充分沉淀再抽滤。

3. HCl 酸化时产生大量 CO$_2$ 气体，小心防止气体产生时，内容物溢出。

4. 薄层色谱的展开剂可采用石油醚（60~90℃）– 甲酸乙酯 – 甲酸（15:5:1）的上层溶液。

【实训思考】

1. 如何检识中药中是否存在蒽醌类成分？

2. pH 梯度萃取法的原理是什么？

3. 在实训过程中采用 pH 梯度萃取法分离游离蒽醌，萃取过程中若出现乳化现象，应如何处理？

4. 大黄中 5 种羟基蒽醌化合物的酸性和极性大小应如何排列？为什么？

答案解析

目标检测

一、选择题

（一）单项选择题

1. 下列化合物酸性最弱的是（　　）

A. 　　B. 　　C.

D.　　E.

2. β-OH 蒽醌酸性强于 α-OH 蒽醌，其原因（　　）

A. β-OH 与羰基在同一共轭体系中，α-OH 与羰基形成分子内氢键

B. β-OH 空间效应大于 α-OH 的空间效应

C. α-OH 空间效应大于 β-OH 的空间效应

D. α-OH 与羰基在同一共轭体系中，β-OH 与羰基形成分子内氢键

E. 以上均不对

3. 能与蒽酮类化合物反应的显色试剂是（　　）

A. 联苯二胺　　　　　B. 0.5% 醋酸镁　　　　　C. 对亚硝基-二甲苯胺

D. 对亚硝基苯甲酸　　E. Feigl 反应

4. 从下列总蒽醌的乙醚溶液中，用冷 5% 的 Na_2CO_3 水溶液萃取，碱水层的成分是（　　）

A. 　　B. 　　C.

D. 　　E.

5. 中药丹参中治疗冠心病的醌类成分属于（　　）

A. 苯醌类　　　　　B. 萘醌类　　　　　C. 菲醌类

D. 蒽醌类　　　　　E. 蒽酮类

6. 蒽醌衍生物一般仅存于新鲜药材，而不存在于久贮后的药材，其原因是（　　）

A. 自然挥发散去　　　B. 被氧化成蒽醌　　　C. 结合成苷 C

D. 聚合成二蒽酮　　　E. 水解成游离蒽醌

7. 专用于鉴别羟基蒽醌类化合物的反应是（　　）

A. Feigl 反应　　　　　　　B. 无色亚加蓝反应　　　　　　C. Bornträger 反应

D. 醋酸镁反应　　　　　　　E. 盐酸镁粉反应

8. 属于 C – 糖苷的醌类化合物是（　　　）

A. 芦荟苷　　　　　　　　　B. 番泻苷 A　　　　　　　　　C. 番泻苷 B

D. 番泻苷 C　　　　　　　　E. 番泻苷 D

9. 下列蒽醌有升华性的是（　　　）

A. 大黄酚葡萄糖苷　　　　　B. 大黄酚　　　　　　　　　　C. 番泻苷 A

D. 大黄素龙胆双糖苷　　　　E. 芦荟苷

10. 下列蒽醌用聚酰胺薄层色谱分离，用苯 – 乙酸乙酯（3:1）展开后，R_f 值最大的是（　　　）

A. 　　　B. 　　　C.

D. 　　　E.

（二）多项选择题

1. 下列化合物遇碱显黄色，需经氧化后才显红色的是（　　　）

A. 羟基蒽醌类　　　　　　　B. 蒽酚　　　　　　　　　　　C. 蒽酮

D. 二蒽酮类　　　　　　　　E. 羟基蒽醌苷

2. 大黄素的性质是（　　　）

A. 具脂溶性　　　　　　　　B. 具升华性　　　　　　　　　C. 具挥发性

D. 具旋光性　　　　　　　　E. 具氧化性

3. 蒽醌类化合物可发生的反应是（　　　）

A. 金属离子（Pb^{2+} 或 Mg^{2+}）反应

B. 无色亚甲蓝试剂反应

C. 碱性试剂反应

D. 对亚硝基 – 二甲苯胺反应

E. 茚三酮试剂反应

4. 含有醌类化合物的中药是（　　　）

A. 紫草　　　　　　　　　　B. 虎杖　　　　　　　　　　　C. 槐米

D. 番泻叶　　　　　　　　　E. 丹参

5. 下列蒽醌的乙醚溶液，用5%碳酸钠萃取，可溶于碳酸钠层的是（　　　）

A. 1,8 – 二羟基蒽醌

B. 1,3 – 二羟基蒽醌

C. 1,3,4 – 三羟基蒽醌

D. 1,8 – 二羟基 – 3 – 羧基蒽醌

E. 1,4,6 – 三羟基蒽醌

二、名词解释

1. 醌类化合物

2. pH 梯度萃取法

三、问答题

1. 如何检识某药材中是否含有蒽醌类成分？

2. 为什么 $\beta-OH$ 蒽醌比 $\alpha-OH$ 蒽醌的酸性大？

书网融合……

知识回顾　　　　微课 5　　　　习题

（张雷红）

第六章　苯丙素类化合物的提取分离技术

学习引导

花椒为芸香科植物青椒（*Zanthoxylum schinifolium* Sieb. et Zucc.）或花椒（*Zanthoxylum bungeanum* Maxim.）的干燥成熟果皮。可入药，也可作为调味料，可提取芳香油，种子可食用，也可加工制作肥皂。中医认为，花椒性温、味辛，有温中散寒、健胃除湿、止痛杀虫、解毒理气、止痒祛腥的功效，可用于治疗积食、停饮、呃逆、呕吐、风寒湿邪所致的关节肌肉疼痛、脘腹冷痛、泄泻、痢疾、蛔虫、阴痒等病症。那么花椒中具有抗菌作用的有效成分是什么？它们结构性质如何？提取分离过程中应注意哪些问题？

本章主要介绍香豆素类、木质素类化合物的结构特点、理化性质、提取分离、检识方法及应用实例。

学习目标

1. **掌握**　香豆素类化合物的结构类型、理化性质、提取分离、检识及应用。
2. **熟悉**　香豆素类的典型化合物；木脂素类化合物的结构类型、理化性质、提取分离及应用。
3. **了解**　香豆素类、木脂素类化合物生物活性及分布。

苯丙素类（phenylpropanoids）是天然存在的一类含有一个或几个 $C_6 - C_3$ 单元的化合物，大多数在苯环上有酚羟基或烷氧基取代。此类成分广泛存在于植物界中，具有多种生物活性。广义而言，苯丙素类化合物包括简单苯丙素类（如苯丙烯、苯丙醇、苯丙酸等）、香豆素类、木脂素类、木质素类、黄酮类，涵盖了多数天然芳香化合物。狭义而言，苯丙素类化合物是指简单苯丙素类、香豆素类和木脂素类。本章主要介绍对香豆素和木脂素类化合物进行介绍。

第一节　香豆素类化合物

香豆素（coumarins）又称香豆精，是一类具有苯骈 α – 吡喃酮母核的天然产物的总称，在结构上可以看作是顺式邻羟基桂皮酸脱水而形成的内酯类化合物，具有 $C_6 - C_3$ 的基本骨架。

香豆素　　　　　　　顺式邻羟基桂皮酸

香豆素类化合物广泛分布于高等植物中，富含香豆素类成分的植物类群有伞形科、芸香科、菊科、豆科、茄科、兰科、木犀科、五加科等，中药蛇床子、独活、白芷、前胡、秦皮、茵陈、补骨脂等均含有香豆素类成分。香豆素类化合物只有少数发现于微生物和动物中，如存在于假密环菌中的亮菌甲素。香豆素类成分主要分布于植物体内，可分布于的根、茎、叶、花、果（种子）和皮等部位，通常以根、果（种子）、皮和幼嫩的枝叶中含量较高。

香豆素类具有多方面的生物活性，是天然药物中一类重要的有效成分。如胡萝卜根中的伞形花内酯具有抗炎和止痛的作用；秦皮中的秦皮甲素和乙素具有抗菌的作用；补骨脂中的补骨脂素具有增加皮肤黑色素的作用；蛇床子中的蛇床子素具有解痉、降血压及广谱抗菌的作用；花椒中的花椒内酯具有抗菌、抑制癌细胞、解痉的作用；发霉草木樨中的双香豆素具有抗凝血的作用。

 知识链接

苯丙素类化合物的生物合成途径

从生物合成途径来看，苯丙素类均是由桂皮酸生物合成途径而来。具体而言，是经莽草酸途径合成苯丙氨酸 $C_6 - C_3$ 基本单元。桂皮酸衍生物再经羟化、氧化、还原、醚化等反应，分别生成苯丙烯、苯丙醇、苯丙醛、苯丙酸等简单苯丙素类化合物。再经异构、环合反应生成香豆素类化合物，经缩合反应生成香豆素类、木脂素类等化合物。

一、结构类型 微课6

（一）简单香豆素类

简单香豆素是指苯环一侧有取代，且7位羟基未与6位或者8位取代基形成呋喃环或吡喃环的香豆素类。香豆素苯环上的取代基包括羟基、甲氧基、亚甲二氧基和异戊烯基等。天然香豆素中结构最简单的是伞形花内酯，即7-羟基香豆素，常被认为是香豆素类成分的母体（7位均有含氧功能基）。常见简单香豆素如秦皮中具有抗菌、消炎、止咳、平喘作用的秦皮乙素（七叶内酯，aesculetin）和秦皮甲素（七叶苷，aesculin）；滨蒿内酯（scoparone）是茵陈的主要有效成分，具有解痉、利胆功效。

秦皮乙素　　　　　　　　　秦皮甲素　　　　　　　　　滨蒿内酯

即学即练

以下哪种物质属于简单香豆素（　　　）。

答案解析　　A. 仙鹤草内酯　　B. 邪蒿内酯　　C. 滨蒿内酯　　D. 白芷内酯　　E. 花椒内酯

（二）呋喃香豆素类

呋喃香豆素类是指其母核的7位羟基与6位或者8位取代的异戊烯基缩合形成呋喃环的一系列化合物。根据稠合位置不同可分为线型和角型两种。

1.6,7呋喃香豆素　指香豆素母核 C_7 位的羟基与 C_6 位异戊烯基缩合形成呋喃环的一系列化合物。结构中的呋喃环、苯环和 α-吡喃酮环同处于一条直线上，称作线型呋喃香豆素，此型香豆素又称作补骨脂内酯型，以补骨脂素为代表。如中药补骨脂中具有增加皮肤黑色素作用的补骨脂素（psoralen）；存在于中药前胡中具有抗癌、抗菌活性及雌激素样作用的前胡素（peucedanin）。

补骨脂素　　　　　　　　　　　　　前胡素

2. 7,8 呋喃香豆素　指香豆素母核 C_7 位的羟基与 C_8 位异戊烯基缩合形成呋喃环的一系列化合物。结构中的呋喃环、苯环和 α - 吡喃酮环则在一条折线上，称作角型呋喃香豆素，此型香豆素又称作异补骨脂内酯型，以白芷内酯（异补骨脂内酯，angelicone）为代表。中药白芷和补骨脂中含有的白芷内酯具有中枢抑制、解痉作用；紫花前胡中含有的茴芹内酯（pimpinellin）。

白芷内酯　　　　　　　　　　　　　茴芹内酯

（三）吡喃香豆素类

吡喃香豆素类是指香豆素母核的 7 位羟基（或 5 位羟基）与 6 位或者 8 位取代的异戊烯基缩合形成吡喃环的一系列化合物。根据稠合位置不同亦可分为线型和角型两种。

1. 6,7 吡喃香豆素　指香豆素母核 C_7 位的羟基与 C_6 位异戊烯基缩合形成的吡喃环的一系列化合物。结构中的吡喃环、苯环和 α - 吡喃酮环同处于一条直线上，称作线型吡喃香豆素。常见的 6,7 吡喃香豆素如美洲花椒中的花椒内酯（xanthyletin）及美花椒内酯（xanthoxyletin），具有抗菌、解痉、抑制癌细胞作用。

花椒内酯　　　　　　　　　　　　　美花椒内酯

2. 7,8 吡喃香豆素　指香豆素母核 C_7 位的羟基与 C_8 位异戊烯基缩合形成的吡喃环的一系列化合物。结构中的吡喃环、苯环和 α - 吡喃酮环则在一条折线上，称作角型吡喃香豆素。常见的 7,8 吡喃香豆素如印度邪蒿果实中的邪蒿内酯（seselin），具有显著的抗真菌作用；中药前胡中白花前胡甲素（praeruptorin A）、白花前胡乙素（praeruptorin B），具有抗心律不齐的作用。《中国药典》采用高效液相色谱法测定药材前胡中白花前胡甲素和白花前胡乙素含量，其中白花前胡甲素含量不少于 0.90%，白花前胡乙素不少于 0.24%。

邪蒿内酯　　　　　　　白花前胡甲素　　　　　　　白花前胡乙素

（四）异香豆素

异香豆素是香豆素的异构体，在植物中存在的多数为二氢异香豆素的衍生物。如茵陈蒿中具有清利湿热、利胆退黄作用的茵陈炔内酯（capillarin）；仙鹤草中具有松弛张力作用、对肠蠕动有抑制作用的仙鹤草内酯（agrimonolide）。

茵陈炔内酯　　　　　　　　　　　　　　仙鹤草内酯

（五）其他香豆素

除以上四种类型外的香豆素类化合物都属于其他香豆素类。主要结构类型是指在 α – 吡喃酮环上有取代基的香豆素或香豆素的二聚体及三聚体等。如印度黄檀中得到的黄檀内酯（dalbergin），具有微弱的抗凝血作用及显著的增加冠脉流量的作用；亮菌甲素（armillarisin A）具有利胆、解痉止痛和消炎的作用。

黄檀内酯　　　　　　　　　　　　　　亮菌甲素

二、理化性质

（一）性状

游离香豆素类成分大多为无色至淡黄色结晶状的固体，分子量小的游离香豆素具有芳香气味及挥发性，能随水蒸气蒸馏，且具升华性。香豆素苷类一般呈无定型粉末，多数无香味和挥发性，也不能升华。

（二）溶解性

游离香豆素类成分易溶于甲醇、乙醇、苯、乙醚、三氯甲烷等有机溶剂，部分可溶于沸水，一般难溶或不溶于冷水。香豆素苷能溶于水、甲醇、乙醇，难溶于三氯甲烷、乙醚、苯等低极性有机溶剂。

（三）荧光性

香豆素类化合物在紫外光下大多数具有荧光，在碱液中荧光增强，荧光强弱的有无，和分子中取代基的种类和位置有关。香豆素母核本无荧光，C_7 位羟基取代的香豆素则呈现强烈的蓝色荧光，甚至在可见光下即可辨认，加碱后荧光更强；C_7 位的邻位 C_6 和 C_8 位引入羟基，则荧光减弱或消失；C_7 位羟基甲基化或为非羟基基团时，荧光将减弱或消失，如蛇床子素，其结构中 C_7 位羟基甲基化导致蛇床子素的荧光很弱。多烷氧取代的呋喃香豆素类荧光颜色为黄绿色或褐色。

（四）内酯的性质

香豆素分子中具有内酯结构，在稀碱液中可水解开环，生成溶于水的顺式邻羟基桂皮酸盐；再加酸溶液酸化后，顺式邻羟基桂皮酸盐又环合形成难溶于水的内酯，即香豆素类沉淀。由于香豆素类成分在酸碱溶液中反应的可逆性，可利用这一性质，采用碱溶酸沉法提取分离香豆素类成分。

但如果香豆素类成分与在碱液中长时间放置，加热或紫外线照射，水解生成的顺式邻羟基桂皮酸盐则转变为更稳定的反式邻羟基桂皮酸衍生物，此时，再经酸化也不能环合成香豆素类成分。

香豆素 　　　顺式邻羟基桂皮酸盐 　　　反式邻羟基桂皮酸盐 　　　反式邻羟基桂皮酸

香豆素类与浓碱共沸，往往得到的是裂解产物——酚类或酚酸类，使内酯环破坏。因此在用碱液提取香豆素类成分时，必须注意碱液的浓度，并避免长时间加热，以防结构被破坏。

（五）显色反应

1. 异羟肟酸铁反应　香豆素类具有内酯结构，在碱性条件下开环与盐酸羟胺缩合成异羟肟酸，在酸性条件下再与三价铁离子络合生成异羟肟酸铁而显红色。

红色

2. 三氯化铁反应　含有酚羟基的香豆素，在酸性条件下可与三氯化铁试剂产生污绿色至蓝绿色，酚羟基数目越多，颜色越深。

3. Gibb's 反应　香豆素类成分在碱性条件下（pH 9~10）下内酯环水解产生酚羟基，如果其对位（6 位）无取代，则与 2,6-二氯（溴）苯醌氯亚胺（Gibb's 试剂）反应而显蓝色。利用此反应可判断香豆素分子中 C_6 是否有取代基存在。

在碱性条件下，Gibb's 试剂可与酚羟基对位的活泼氢发生缩合呈蓝色。反应机制如下：

2,6-二溴苯醌氯亚胺 　　　　　　　　　　　　　　　　　蓝色

4. Emerson 反应　与 Gibb's 反应类似，香豆素类成分如在 6 位无取代，内酯环在碱性条件下开环后与 Emerson 试剂（4-氨基安替比林和铁氰化钾）反应生成红色。此反应也可用于判断香豆素 C_6 有无取代基存在。

4-氨基安替比林 　　　　　　　　　　　　　红色

5. 重氮化试剂反应　香豆素结构中酚羟基的邻位或对位未被取代，则能与重氮化试剂反应生成红色或紫红色的偶氮化合物。

三、提取与分离

（一）提取

在天然药物中香豆素以苷元和苷两种形式存在，且香豆素的内酯环可在碱性条件下开环，因此从天然药物中提取香豆素时，既要考虑苷元与苷的极性差异，同时也要考虑香豆素内酯结构的化学性质，从而选择合适的提取方法和溶剂。具有挥发性的香豆素亦可用水蒸气蒸馏法提取。

1. 溶剂提取法 根据香豆素类成分的溶解性，选用不同极性的溶剂进行提取。游离香豆素类极性较小，具有亲脂性，可用低极性有机溶剂如乙醚、乙酸乙酯等提取；香豆素苷极性较大，亲水性强，常用水、醇等极性溶剂加热提取。若药材中同时含有多种香豆素，也可采用系统溶剂法提取，即中药提取物依次用石油醚、乙醚、乙酸乙酯和正丁醇萃取，每个部分需结合其他方法再进一步分离。如从前胡中提取香豆素类成分，先用乙醇回流提取，回收溶剂得醇浸膏，加少量水分散浸膏，先以石油醚脱脂，然后以乙酸乙酯萃取得到脂溶性部分（香豆素苷元类），再以正丁醇萃取得到极性部分（香豆素苷类）。

2. 碱溶酸沉法 香豆素类化合物大多连有酚羟基，能与碱反应成盐溶于水，且结构中均具有内酯环，而内酯环能在热碱液中开裂，与碱反应生成羧酸盐溶于水，加酸又重新环合成内酯而析出。常用0.5%氢氧化钠水溶液加热提取，提取液可用乙醚等亲脂性有机溶剂萃取除去杂质后，加酸调节 pH 到中性，适当浓缩后，再酸化，香豆素及其苷即可析出。

需要注意的是，碱溶酸沉法所加碱液的浓度不宜太浓，加热时间不宜过长，温度不宜过高，以免破坏内酯环。另外，有些对酸碱敏感的香豆素，如 8 位有酰基的香豆素，水解后不易环合成内酯；5 位有羟基的香豆素闭环时容易异构化，不宜用此法提取。

3. 水蒸气蒸馏法 小分子游离香豆素具有挥发性，可采用水蒸气蒸馏法进行提取。

（二）分离

同一中药中往往含有结构类似、极性相近的一种或几种类型的香豆素类化合物，用常规的溶剂法、结晶法难以分离。通常采用色谱法进行分离纯化，常用的色谱分离方法有柱色谱、制备薄层色谱和高效液相色谱。

柱色谱分离一般采用硅胶为吸附剂，洗脱剂可先用薄层色谱试验筛选，常用的洗脱系统有环己烷 - 乙酸乙酯、石油醚 - 乙酸乙酯、三氯甲烷 - 丙酮等。氧化铝一般不用于香豆素类成分的分离。香豆素苷类的分离可用反相硅胶柱色谱。大孔吸附树脂、葡聚糖凝胶柱色谱等也可用于香豆素类成分的分离。制备薄层色谱是分离纯化香豆素类化合物的方法之一，香豆素类成分在薄层板上很容易以荧光斑点确定。利用高效液相色谱法分离香豆素类化合物也较为普遍，如果分离极性很小的香豆素类，一般用正相高效液相色谱；而对于极性较强的香豆素苷类分离，则用反相高效液相色谱。

四、检识

从天然药物中提取分离得到的香豆素类化合物，在使用光谱等手段进行进一步的结构测定前，需要先采用化学方法及色谱法进行检识，以增加结构测定的可靠性。检识亦可应用于含有香豆素类中药的真伪鉴别。

（一）理化检识

检识香豆素类化合物的物理方法主要利用香豆素的形态、颜色、荧光等物理性质及熔点、比旋度等物理常数进行鉴定。化学方法可通过异羟肟酸铁反应、三氯化铁反应、Gibb's 或 Emerson 反应等显色反应进行检识。

（二）色谱检识

香豆素的色谱检识方法，常用的有薄层色谱法、纸色谱法等，它们具有微量、快速、准确等优点，在实际工作中应用较广泛。

1. 薄层色谱法 薄层色谱鉴定香豆素最常用的吸附剂是硅胶，其次是纤维素和氧化铝，展开剂常采用偏酸性的混合溶剂。游离香豆素类可用环己烷（石油醚）-乙酸乙酯（5:1~1:1）、三氯甲烷-丙酮（9:1~5:1）等溶剂系统展开，香豆素苷类可依极性选用不同比例的三氯甲烷-甲醇作展开剂。

2. 纸色谱法 香豆素分子中多含酚羟基，显弱酸性。在进行纸色谱时，在酸性溶剂系统中呈分子状态，解离度小，展开效果好；在碱性溶剂系统中呈离子状态，R_f 值相对较小；在中性溶剂系统中则易产生拖尾现象。常用正丁醇-醋酸-水（4:1:5 上层）为展开剂进行展开。

多数羟基香豆素在紫外光下有强的荧光，所以纸色谱或薄层色谱展开后，首选荧光观察，可看到蓝、棕、绿、黄等荧光。也可喷异羟肟酸铁试剂、三氯化铁试剂、Emerson 试剂（用于鉴定酚羟基对位有无取代基）、重氮化试剂等通过显色观察。

实例分析

案例 将中药秦皮浸泡在热水溶液中数小时后，水溶液日光下即会产生蓝色的荧光，在紫外光下荧光更明显。

问题 1. 中药秦皮中的有效成分属于哪种类型？

2. 秦皮的水热提取液为什么会产生蓝色的荧光？

答案解析

第二节 木脂素类化合物

木脂素（Lignans）是一类由两分子（少数为三分子或四分子）苯丙素衍生物聚合而成的天然产物。主要存在于植物木质部和树脂中，多数以游离状态存在，少数与糖结合成苷。

木脂素类化合物在自然界中分布较广，且具有多方面生物活性。如鬼臼中的鬼臼毒素能显著抑制癌细胞的增殖；芝麻中的芝麻醇、松脂酚具有很强的抗氧化成分；牛蒡子苷元和牛蒡子苷，具有扩张血管，降低血压及抗炎活性；五味子酯甲具有抗肝炎作用；聚苯木脂素丹参酸乙，具有清除自由基、溶解纤维蛋白、增加冠脉血流量作用；厚朴酚具有明显而持久的中枢性肌肉松弛、中枢神经抑制作用等。

一、结构类型

木脂素结构比较复杂，一般分为简单木脂素类、环木脂素、联苯环辛烯型木脂素、聚木脂素等类型。如中药牛蒡中牛蒡子苷（arctiin）属于简单木脂素，具有扩张血管，降低血压作用；鬼臼毒素（podophyllotoxin）属于环木脂素，存在于桃儿七中，具有抗小细胞肺癌、淋巴癌、白血病、睾丸肿瘤等作用；五味子中五味子酯甲（schisantherin）属于联苯环辛烯型木脂素，具有抗肝炎活性；丹参中的丹酚酸 B（salvianolic acid B）属于聚木脂素，具有清除自由基、溶解纤维蛋白、增加冠脉血流量等作用。木脂素的结构类型见表 6-1。

表 6-1　木脂素的结构类型

结构类型	活性成分
简单木脂素类	简单木脂素母核　　　　R=H　牛蒡子苷元　R=glc　牛蒡子苷
环木脂素	鬼臼毒素　　　愈创木脂酸
联苯木脂素	五味子酯甲　　厚朴酚　　和厚朴酚
聚木脂素	丹参酸乙

二、理化性质

（一）性状及溶解性

木脂素类化合物一般为无色或白色结晶，无挥发性，少数可升华。游离木脂素多具亲脂性，易溶于乙醚、苯、三氯甲烷、乙酸乙酯、乙醇等溶剂，难溶于水。木脂素苷水溶性较大。具有酚羟基的木脂素类可溶于碱水。

（二）光学活性与异构化作用

木脂素分子中常有多个手性碳原子，具有光学活性，遇酸或碱易发生异构化，从而改变其光学活性和生物活性。如左旋鬼臼毒素在碱性溶液中内酯环构型发生异构化，转变为右旋的苦鬼臼毒素，失去抗癌活性。

鬼臼毒素　　　　　　　　　苦鬼臼毒素

由于木脂素的生物活性与手性碳原子的构型有关，因此，在提取分离过程中应注意操作条件，尽量避免与酸、碱接触，防止构型改变所导致的活性变化。

（三）显色反应

木脂素分子结构中含有酚羟基、亚甲二氧基和内酯环等，可发生下列相应的颜色反应。

1. 酚羟基的反应　可发生三氯化铁、重氮化试剂反应。

2. 亚甲二氧基的反应　具有亚甲二氧基的木脂素可与 Labat 试剂、Ecgrine 试剂反应。Labat 试剂（没食子酸－硫酸试剂）反应：样品加浓硫酸后，再加没食子酸，可产生蓝绿色。Ecgrine 试剂（变色酸－硫酸试剂）反应：样品加浓硫酸后，再加变色酸，并在 70 ~ 80℃温度下保持 20 分钟，可产生蓝紫色。

3. 异羟肟酸铁反应　含有内酯环的木脂素可发生异羟肟酸铁反应，溶液变为紫红色。

三、提取与分离

（一）提取

1. 溶剂法　利用木脂素苷和游离木脂素均可溶于亲水性有机溶剂的原理，提取时先采用甲醇或丙酮等亲水性溶剂提取，浓缩成浸膏后，再用石油醚、三氯甲烷、乙醚、乙酸乙酯等依次萃取，利用游离木脂素易溶于乙醚、三氯甲烷，木脂素苷类可溶于甲醇、乙醇等极性较大的溶剂，而得到极性不同的部位。

2. 碱溶酸沉法　具有酚羟基或内酯结构的木脂素，在碱液中酚羟基成盐或内酯环开环成盐而溶于水，与其他脂溶性成分分离。但碱液易使木脂素异构化，从而失去或降低生理活性，故此法不宜用于有旋光活性的木脂素，以免构型改变。

（二）分离

色谱技术是分离木脂素类成分最有效的方法。常用的吸附剂为硅胶和中性氧化铝，以石油醚 – 乙酸乙酯、石油醚 – 乙醚、苯 – 乙酸乙酯、三氯甲烷 – 甲醇等逐级增加极性洗脱，分离效果较好。也可采用大孔吸附树脂色谱、高速逆流色谱等进行分离。

四、检识

木脂素没有特征的化学鉴别反应，因此常用色谱鉴定。木脂素的色谱鉴定可用薄层色谱和纸色谱。最常用的是硅胶薄层色谱，展开剂可用苯 – 甲醇，三氯甲烷 – 甲醇，石油醚 – 甲酸乙酯 – 甲酸等系统展开。显色可利用木脂素在紫外光下呈暗斑，或使用通用显色剂。如1%茴香醛 – 浓硫酸试剂，110℃加热5分钟；5%磷钼酸乙醇溶液，120℃加热至斑点明显出现；10%硫酸乙醇溶液，110℃加热5分钟。

📱 知识链接

蛇床子

蛇床子别名野胡萝卜子，性温，味辛、苦。《本草新编》中有载：蛇床子，功用颇奇，内外俱可施治，而外治尤良。若欲修合丸散，用之于参、芪、归、地、山萸之中，实有利益，然亦宜于阴寒无火之人，倘阴虚火动者，服之非宜。其现代临床应用有：1. 老年人肾阳不振，阴冷肾亏，阳痿早泄；老年妇人赤白带下，阴中肿痛。常与五味子、菟丝子等同用。2. 用于治疗皮肤湿疹和瘙痒症，如慢性湿疹急性发作、汗疱疹糜烂、阴囊湿疹、外阴瘙痒、疥疮、皮癣等。

第三节　应用实例

实例一　秦皮中香豆素类化学成分的提取分离技术

秦皮为木犀科植物苦枥白蜡树（*Fraxinus rhynchophylla* Hance）、白蜡树（*Fraxinus chinensis* Roxb.）、尖叶白蜡树（*Fraxinus szaboana* Lingelsh.）、宿柱白蜡树（*Fraxinus stylosa* Lingelsh.）的干燥枝皮或干皮。味苦，性寒。归肝、胆、大肠经。有清热解毒、收涩、明目之功效，主治热痢、泄泻、赤白带下、目赤肿痛、目生翳膜。

一、秦皮中主要有效成分的结构、理化性质

秦皮中主要含有秦皮乙素（七叶内酯，aesculetin）和秦皮甲素（七叶苷，aesculin），并含秦皮苷、秦皮素、紫丁香苷等。药理研究表明，秦皮乙素和秦皮甲素对多种痢疾细菌在动物体内和体外均能显示强大的抑制作用，临床上主要用于治疗痢疾等症。

有关秦皮药材的质量研究，多以紫外分光光度法及薄层扫描法定量分析秦皮甲素与秦皮乙素的含量。《中国药典》则采用高效液相色谱法测定并规定本品按干燥品计，含秦皮甲素、秦皮乙素的总量不得少于1.0%，药材储藏应置于通风干燥处。

秦皮乙素为棱状结晶（冰醋酸），mp. 268～270℃，溶于稀碱，显蓝色荧光。易溶于热乙醇及冰醋

酸，几乎不溶于乙醚和沸水。

秦皮甲素为针状体（热水），mp. 204～206℃。难溶于冷水，可溶于沸水、热乙醇、甲醇、吡啶、乙酸和乙酸乙酯。

秦皮素为片状结晶（乙醇水溶液），mp. 227～228℃。溶于乙醇及盐酸水溶液，微溶于乙醚和沸水。

秦皮苷为水合物为黄色针状结晶（水或稀乙醇溶液），mp. 205℃（无水物）。微溶于冷水，易溶于热乙醇及热水。

秦皮乙素　R=H
秦皮甲素　R=glc

秦皮素　R=H
秦皮苷　R=glc

二、秦皮中香豆素类化合物的提取分离技术

1. 工艺流程（图6-1）

秦皮粗粉
↓ 95%乙醇回流提取

药渣　　提取液
↓ 减压回收乙醇
浓缩液
↓ 加水温热溶解，用三氯甲烷萃取

三氯甲烷层　　水层
（树脂、脂溶性色素）
↓ 加热除去三氯甲烷，乙酸乙酯提取

水层　　乙酸乙酯层
↓ 浓缩、静置滤过　↓ 无水硫酸钠干燥、减压蒸干残留物

粗品　　残留物
↓ 甲醇-水重结晶　↓ 溶于热乙醇、静置

秦皮甲素　　粗品
↓ 甲醇-水重结晶

秦皮乙素

图6-1　秦皮中香豆素类化合物提取分离流程图

2. 流程说明

以95%乙醇为溶剂提取，将秦皮中的成分尽可能提取出来。浓缩液加热后用三氯甲烷洗涤，除去脂溶性杂质。利用秦皮甲素和秦皮乙素在乙酸乙酯中的溶解度不同而分离。

实例二　蛇床子中香豆素类化学成分的提取分离技术

蛇床子为伞形科植物蛇床［Cnidium monnieri（L.）Cuss.］的干燥成熟果实。夏、秋果实成熟时采收，除去杂质，晒干。性温，味辛、苦。温肾壮阳，燥湿，祛风，杀虫。用于阳痿、宫冷、寒湿带下、湿痹腰痛；外治外阴湿疹、滴虫性阴道炎等。主产于河北、山东、江苏、浙江等地，此外，广西、四川、陕西、山西亦产。

一、蛇床子中主要有效成分的结构、理化性质

蛇床子主含挥发油和香豆素类成分。果实含挥发油1.3%。香豆素类成分包括蛇床子素、欧前胡素（imperatorin）、佛手柑内酯（bergapten）、异虎耳草素（isopimpinellin）等。

蛇床子素又名甲氧基欧芹酚、欧芹酚甲醚，棱柱状结晶（乙醚），针状结晶（稀乙醇），mp.83～84℃。溶于甲醇、乙醇、三氯甲烷、丙酮、乙酸乙酯和沸石油醚，不溶于水和冷石油醚。

欧前胡素又名欧芹属素乙、前胡内酯、白芷乙素，棱柱结晶（乙醚），长细针晶（热水），mp.102℃。不溶于水，易溶于沸水、三氯甲烷，溶于苯、乙醇、乙醚、石油醚和碱性氢氧化物。

蛇床子素　　　　　　　　　　　欧前胡素

二、蛇床子中香豆素类化合物的提取分离技术

1. 工艺流程（图6-2）

图6-2　蛇床子中香豆素类化合物提取分离流程图

2. 流程说明

根据蛇床子素和欧前胡素易溶于乙醇的性质，将蛇床子粗粉用乙醇浸泡提取，然后减压回收乙醇，分离油层和水层。因欧前胡素易溶于热水而使两者分离。

实例三　牛蒡子中木脂素类化学成分的提取分离技术

牛蒡子为菊科二年生草本植物牛蒡（*Arctium lappa* L.）的干燥成熟果实。次年春夏季当种子黄里透黑时采收。味辛、苦、性寒。归肺、胃经。疏散风热、清热解毒透疹、宣肺利咽散肿。用于热毒疮肿尚未溃者，常与地丁、野菊花等清热解毒药配伍。主要分布于河北、山西、山东、江苏、安徽、浙江、江西、广西及台湾的台南等地。

一、牛蒡子中主要有效成分的结构、理化性质

牛蒡子果实含牛蒡子苷、罗汉松脂酚及络石苷元等。

牛蒡子苷为白色粉末（甲醇），mp. 110～112℃。溶于甲醇、乙醇和沸水，不溶于三氯甲烷和石油醚。

牛蒡子苷元为白色结晶（丙酮），mp. 90～92℃。不溶于水，易溶于沸水、三氯甲烷，溶于苯、乙醇和碱性氢氧化物。

牛蒡子苷元　R=H
牛蒡子苷　　R=glc

二、牛蒡子中木脂素的提取分离技术

（一）牛蒡子中牛蒡子苷元的提取分离技术

1. 工艺流程（图6－3）

牛蒡子药材

3%盐酸溶液，水解5小时，沥干酸水液，水洗牛蒡子至中性，烘干

酸水液　　　酸水解后牛蒡子药材

加入30%乙醇回流提取2次

提取液

合并提取液冷沉12h，离心，取上清液减压浓缩至相对密度1.20～1.25，加入70℃水搅拌溶解，冷却至室温，冷沉12h，滤过

沉淀　　　　　　滤液

向沉淀中加入乙酸乙酯常温搅拌提取2次，每次30min，合并提取液减压浓缩至浸膏

浸膏

加入无水乙醇回流溶解，滤过

滤液　　　　　沉淀（牛蒡子苷元）

图6－3　牛蒡子中香豆素类化合物提取分离流程图

2. 流程说明

根据牛蒡子苷在酸水液中易水解为苷元的性质，将牛蒡子粗粉用盐酸水液浸泡进行水解，由于牛蒡子苷元易溶于低浓度的乙醇，因此将水解后的牛蒡子药材用30%乙醇溶液进行提取。

✍ 实践实训

实训六　秦皮中香豆素类成分的提取分离及检识

【实训目的】

1. 掌握溶剂法提取秦皮中香豆素类成分的原理和方法。

2. 学会香豆素类化合物的化学检识和色谱检识。

【实训原理】

根据秦皮中的秦皮乙素、秦皮甲素均能溶于沸乙醇，可用沸乙醇将两者提取出来，然后利用两者在乙酸乙酯中溶解度的不同进行分离。

【实训材料】

1. 仪器与材料　索氏提取器、分液漏斗、250ml圆底烧瓶、冷凝管、水浴锅、硅胶G薄层板、紫外灯。

2. 试药　95%乙醇、三氯甲烷、乙酸乙酯、盐酸、盐酸羟胺、甲醇、氢氧化钠、三氯化铁、正丁醇、醋酸、甲酸、三氯化铁–铁氰化钾试液、2%秦皮甲素标准品甲醇液、2%秦皮乙素标准品甲醇液。

【实训步骤】

1. 秦皮乙素、秦皮甲素的提取分离　秦皮粗粉50g置索氏提取器中，用乙醇回流提取3次，减压浓缩，回收乙醇，得浓缩物。浓缩物用水温热溶解加等体积三氯甲烷萃取2次，除去非极性杂质。水液挥去残留的三氯甲烷，加等体积的乙酸乙酯萃取2次合并萃取液。水液浓缩析晶滤过，甲醇、水反复重结晶得秦皮甲素。乙酸乙酯液加无水硫酸钠脱水，减压蒸干，残留物用甲醇溶解，适当浓缩后放置过夜，析晶，滤过，甲醇重结晶得秦皮乙素。

2. 检识

（1）荧光　取样品少量，加入乙醇0.5ml，用毛细管滴于滤纸上，在紫外灯（254nm）下观察。

（2）三氯化铁反应　取样品少量，加入乙醇0.5ml，加入1%三氯化铁溶液2~3滴，观察颜色变化。

（3）异羟肟酸铁反应　取样品少量，加0.5ml乙醇溶解，加10%盐酸羟胺甲醇溶液数滴，10%氢氧化钠5~6滴，水浴加热2分钟，放冷后加5%盐酸数滴（pH 3~4），加5%三氯化铁2~3滴，观察颜色变化。

（4）秦皮中香豆素成分秦皮甲素和秦皮乙素的薄层色谱检识

固定相：硅胶GF_{254}薄层板

样品：秦皮提取物1%甲醇溶液

对照品：2%秦皮甲素标准品甲醇液；2%秦皮乙素标准品甲醇液

展开剂：三氯甲烷 – 甲醇 – 甲酸（6:1:0.5）

显色剂：三氯化铁 – 铁氰化钾试液（1:1）

【实训提示】

1. 提取秦皮中秦皮乙素、秦皮甲素时，减压回收乙醇至浓缩液即可，不宜过干，以免影响提取效果。

2. 两相溶剂萃取法操作时应注意不要用力振摇，以免产生乳化现象。一旦发生乳化，应及时消除。在进行两相溶液萃取时，力求萃取完全。

【实训思考】

1. 秦皮乙素和秦皮甲素在结构和性质上有何异同点？如何利用其性质进行提取分离？

2. 在提取分离秦皮中的秦皮乙素和秦皮甲素时要注意哪些问题？萃取操作中若已发生乳化应如何处理？

目标检测

答案解析

一、选择题

（一）单项选择题

1. 下列化合物具有强烈天蓝色荧光的是（　　）

　　A. 秦皮乙素　　　　　　　　B. 大黄素　　　　　　　　C. 大豆皂苷

　　D. 甘草酸　　　　　　　　　E. 大黄酸

2. 异羟肟酸铁反应会产生以下哪种颜色的现象（　　）

　　A. 绿色　　　　　　　　　　B. 蓝色　　　　　　　　　C. 红色

　　D. 黑色　　　　　　　　　　E. 白色

3. $FeCl_3$试剂反应的条件是（　　）

　　A. 内酯环　　　　　　　　　B. 酚羟基　　　　　　　　C. 芳环

　　D. 甲氧基　　　　　　　　　E. 羧基

4. 异羟肟酸铁反应作用的基团是（　　）

　　A. 酚羟基　　　　　　　　　B. 芳环　　　　　　　　　C. 甲氧基

　　D. 内酯环　　　　　　　　　E. 羧基

5. 秦皮中的秦皮甲素属于下列哪类香豆素成分（　　）

　　A. 异香豆素　　　　　　　　B. 简单香豆素　　　　　　C. 吡喃香豆素

　　D. 呋喃香豆素　　　　　　　E. 其他香豆素

6. 香豆素的基本母核是（　　）

　　A. 苯丙素　　　　　　　　　B. 顺式邻羟基桂皮酸　　　C. 苯骈 α – 吡喃酮

　　D. 桂皮酸衍生物　　　　　　E. 反式邻羟基桂皮酸

7. 下列化合物脱水后能生成香豆素的是（　　）

　　A. 桂皮酸衍生物　　　　　　B. 苯骈 α – 吡喃酮　　　C. 顺式邻羟基桂皮酸

　　D. 苯丙素　　　　　　　　　E. 反式邻羟基桂皮酸

8. 游离香豆素可溶于热的氢氧化钠水溶液，是由于其结构中大多除了含有酚羟基以外，还存在（　　）

    A. 酚羟基对位的活泼氢　　　　B. 酮基　　　　　　　　　C. 甲氧基

    D. 内酯环　　　　　　　　　　E. 醇羟基

9. 异补骨脂素属于（　　）

    A. 香豆素苷　　　　　　　　　B. 简单香豆素　　　　　　C. 吡喃香豆素

    D. 异香豆素　　　　　　　　　E. 呋喃香豆素

10. 秦皮乙素具有（　　）

    A. 升华性　　　　　　　　　　B. 香味　　　　　　　　　C. 两者均无

    D. 两者均有　　　　　　　　　E. 以上均不是

（二）多项选择题

1. 含有香豆素类成分的中药有（　　）

    A. 秦皮　　　　　　　　　　　B. 厚朴　　　　　　　　　C. 印度邪蒿

    D. 补骨脂　　　　　　　　　　E. 大黄

2. 游离的小分子香豆素提取可用（　　）

    A. 碱溶酸沉法　　　　　　　　B. 水蒸气蒸馏法　　　　　C. 色谱法

    D. 升华法　　　　　　　　　　E. 有机溶剂法

3. 提取香豆素类成分时，以下哪些条件会使顺式邻羟基桂皮酸异构化成反式邻羟基桂皮酸（　　）

    A. 碱的浓度过高　　　　　　　B. 酸性过强　　　　　　　C. 温度过高

    D. 紫外线　　　　　　　　　　E. 乙醇的浓度过高

4. 能够确定香豆素结构中酚羟基对位无取代或 C_6 位上没有取代的是（　　）

    A. 三氯化铁试剂反应　　　　　B. Emerson 反应　　　　C. 盐酸－镁粉反应

    D. Gibb's 反应　　　　　　　　E. 三氯化铝反应

5. 游离木脂素易溶于下列溶剂中的（　　）

    A. 水　　　　　　　　　　　　B. 苯　　　　　　　　　　C. 三氯甲烷

    D. 乙酸乙酯　　　　　　　　　E. 乙醚

二、名词解释

1. 香豆素类

2. 木脂素类

三、问答题

1. 香豆素类化合物分哪几类，举例说明？

2. 香豆素类化合物在提取时应注意什么？

书网融合……

    知识回顾　　　　　　微课 6　　　　　　习题

（朱仝飞）

学习引导

皂荚，又名皂角树，具有润滑爽利、消除垢腻、清洁皮肤的作用。早在秦汉时期，人们就用皂角来洗衣物和头发，到隋唐已形成惯例。人们把皂荚剥开或直接碾碎，泡水，滤汁，就成为当时纯天然洗发液。使用皂角水洗发，干净乌亮，略带芳香味。洗涤的衣物不会褪色，不会收缩，纤维不会受损和失去光泽，深受百姓喜欢爱。当今人们使用的去屑洗发水中大多含有皂角成分。那么皂角在使用过程中产生泡沫的成分是什么？现在的洗发水中为什么依然使用皂角？

本章主要介绍皂苷类化合物的结构类型、理化性质、提取分离、检识方法及应用实例。

📖 学习目标

1. **掌握**　皂苷类化合物的结构类型、理化性质、提取分离、检识及应用。
2. **熟悉**　皂苷类的典型化合物。
3. **了解**　皂苷类化合物的生物活性及分布。

皂苷（saponins）是存在于生物界的一类结构比较复杂的苷类化合物，其水溶液经振摇后能产生大量持久性、似肥皂样的泡沫，故名皂苷。皂苷大多具有表面活性和溶血等特性。

皂苷广泛存在于自然界中，在单子叶植物和双子叶植物中均有分布。常见于百合科、薯蓣科、龙舌兰科、石竹科、远志科、玄参科、豆科、五加科和葫芦科等植物中。许多重要的天然药物如人参、三七、柴胡、甘草、桔梗、黄芪、合欢皮、商陆、远志、穿山龙、麦冬、知母等的主要有效成分均含有皂苷。除此以外，少量皂苷类化合物也存在于海星和海参等海洋生物中。

皂苷类成分生物活性多样，具有抗炎、抗肿瘤、抗菌、抗病毒、降血脂和杀灭软体动物等活性。

第一节　结构类型

PPT

皂苷是由皂苷元和糖组成。组成皂苷的糖以 D – 葡萄糖、D – 半乳糖、L – 鼠李糖、D – 木糖、L – 阿拉伯糖、D – 葡萄糖醛酸、D – 半乳糖醛酸等较为常见。皂苷多以低聚糖形式与苷元缩合。按照皂苷分子中连接糖链数目不同，可分为单糖链皂苷、双糖链皂苷和三糖链皂苷等。目前，最常见的分类方法是根据皂苷元化学结构的不同将皂苷分成甾体皂苷（steroidal saponins）和三萜皂苷（triterpenoid saponins）。

一、甾体皂苷

（一）结构特征

苷元为含 27 个碳原子的甾体衍生物的皂苷称为甾体皂苷。甾体皂苷元和糖中一般不含羧基，呈中性，故甾体皂苷又称中性皂苷。主要有螺旋甾烷类和异螺旋甾烷类。

螺旋甾烷类　　　　　　　　　　　异螺旋甾烷类

甾体皂苷元的结构特点如下：

1. 甾体母核结构　含 A、B、C、D、E 和 F 六个环，其中 A、B、C、D 环为甾体母核。E 环是呋喃环，F 环是吡喃环，两环以螺缩酮的形式相连接（C_{22} 位为螺原子）。

2. 稠合方式　一般 B/C 环和 C/D 环均为反式稠合，A/B 环稠合方式有顺式（$5\beta-H$）或反式（$5\alpha-H$）。

3. 取代基　C_3 多连 $\beta-$ 羟基，并与糖结合成苷；除 C_9 和季碳外，其他位置上也可能有羟基取代，取向 α 及 β 均有。一些甾体皂苷分子中还含有羰基和双键，羰基大多在 C_{12} 位，是合成肾上腺皮质激素所需的结构条件；双键多在 $\Delta^{5(6)}$ 和 $\Delta^{9(11)}$ 位，少数在 $\Delta^{25(27)}$ 位。

4. C_{25} 位甲基构型　C_{25} 的绝对构型依其上的甲基取向不同有两种构型，当 C_{25} 位甲基位于 F 环平面上的竖键时，为 $\beta-$ 取向，绝对构型 S 型，称螺旋甾烷；当 C_{25} 位甲基位于 F 环平面下的横键时，为 $\alpha-$ 取向，绝对构型 R 型，称异螺旋甾烷。螺旋甾烷和异螺旋甾烷互为异构体，其衍生物常共存于植物体中，一般来讲，$25R$ 型化合物比 $25S$ 型化合物稳定，因此 $25S$ 型易转化成 $25R$ 型。

5. 组成甾体皂苷的糖　以 D-葡萄糖、D-半乳糖、D-木糖、L-鼠李糖和 L-阿拉伯糖较为常见。此外，也可见到夫糖和加拿大麻糖，在海星皂苷中还可见到 6-去氧葡萄糖和 6-去氧半乳糖。糖基多与苷元的 C_3-OH 成苷，也有在其他位如 C_1、C_{26} 位置上成苷。当糖单元在 3 个以上时，糖链多以分支形式存在。

（二）结构类型

甾体皂苷依照螺旋甾烷结构中 C_{25} 的构型和 F 环的环合状态，将其分为 4 种类型。分别是螺旋甾烷醇类（spirostanols）、异螺旋甾烷醇类（isospirostanols）、呋甾烷醇类（furostanols）及变形螺旋甾烷醇类（pseudo-spirostanols）。

1. 螺旋甾烷醇类　C_{25} 为 S 构型，皂苷元为螺旋甾烷衍生的螺旋甾烷醇。如从龙舌兰科龙舌兰属植物剑麻中分离得到的剑麻皂苷元（sisalagenin）是合成甾体激素类药物的基本原料，素有"医药黄金"和"激素之母"之称；百合科植物菝葜中的菝葜皂苷（parillin），具有抗真菌作用；同样来自百合科的中药知母中含有的知母皂苷 AⅢ（timosaponin AⅢ），具有抗血小板凝聚、抗肿瘤的药理作用。

螺旋甾烷醇

剑麻皂苷元

glc $\frac{1\ 6}{}$ glc $\frac{2\ 1}{}$ glc
　　　　　　　4
　　　　　　　1
　　　　　　　rha

菝葜皂苷

O $\frac{}{}$ gal $\frac{2\ 1}{}$ glc

知母皂苷A-Ⅲ

2. 异螺旋甾烷醇类　C_{25}为 R – 构型，皂苷元为异螺旋甾烷衍生的异螺旋甾烷醇。如从薯蓣科薯蓣属植物穿山龙、山药、盾叶薯蓣根茎中分离得的薯蓣皂苷（dioscin），具有祛痰、脱敏、抗炎、降脂、抗肿瘤等作用，其水解产物为薯蓣皂苷元（diosgenin），是合成甾体激素类药物的重要原料。异螺旋甾烷醇类皂苷的糖基大多数与 C_3 – OH 相连，但少数糖和其他位置的羟基相连，如沿阶草皂苷 D（ophiopogonin D）。

异螺旋甾烷醇

rha $\frac{1\ 4}{}$ glc $\frac{2\ 1}{}$ rha

薯蓣皂苷

　　　rha
　　　|2
xyl $\frac{3}{}$ fuc—O

沿阶草皂苷D

即学即练 7 - 1

薯蓣皂苷元的结构类型是（　　　）。

A. 齐墩果酸型　　　　　　　B. 达玛烷型　　　　　　　C. 羽扇豆烷型

D. 螺旋甾烷醇型　　　　　　E. 异螺旋甾烷醇型

3. 呋甾烷醇类　由螺旋甾烷醇类或异螺旋甾烷醇类 F 环裂环而衍生的皂苷称为呋甾烷醇类皂苷。呋甾烷醇类皂苷中除 C_3 位或其他位可以成苷外，C_{26} – OH 多与葡萄糖成苷，但其苷键易被酶解。例如百合科植物菝葜中含有原菝葜皂苷（sarsaparilloside）易被 β – 葡萄糖苷酶酶解生成菝葜皂苷（parillin）。

呋甾烷醇

原菝葜皂苷　　　　　　　　　　　　　　　菝葜皂苷

4. 变形螺旋甾烷醇类　基本结构与螺旋甾烷醇类相同，仅 F 环为四氢呋喃环，C_{25} 连有 α – CH_2OH 和 β – CH_3，天然产物中尚不多见。如民间用于治疗支气管炎和风湿病的茄科茄属颠茄的新鲜植物中分得的 aculeatiside A 和 aculeatiside B。

变形螺旋甾烷醇

aculeatiside A　　　R=β-chacotriose — glc $\xrightarrow{4}$ rha
　　　　　　　　　　　　　　　　　　　　　 | 2
　　　　　　　　　　　　　　　　　　　　　rha

aculeatiside B　　　R=β-solatriose — gal $\xrightarrow{3}$ glc
　　　　　　　　　　　　　　　　　　　　　 | 2
　　　　　　　　　　　　　　　　　　　　　rha

二、三萜皂苷

含 30 个碳原子的三萜皂苷元与糖连接而成的苷称为三萜皂苷。三萜皂苷在植物界分布比甾体皂苷广泛，结构复杂。因分子中常连有羧基，呈酸性，故又称酸性皂苷，少数呈中性。常见的有四环三萜皂苷和五环三萜皂苷。

（一）四环三萜皂苷

基本骨架为环戊烷骈多氢菲，C_{17} 位上有由 8 个碳原子组成的侧链。母核上一般有 5 个甲基，C_4 位连接偕二甲基（C_{28} 和 C_{29}），C_{10} 和 C_{14} 分别连接 C_{19}、C_{30} 甲基，另一个甲基（C_{18}）常连接在 C_8 位或 C_{13} 位。四环三萜类在天然药物中分布很广，许多植物包括高等植物和低等菌藻类植物以及某些动物中都含有此类成分。

自然界存在较多的四环三萜皂苷或其苷元主要有羊毛脂烷型、达玛烷型、葫芦素烷型、大戟烷型等。

1. 羊毛脂烷（lanostane）型　其特点是 C_{18} 甲基连在 C_{13} 位上。如羊毛脂的主要成分羊毛脂醇，也存在于大戟属植物凤仙大戟的乳液中。再如多孔菌科真菌茯苓中具有止吐作用的茯苓酸（pochymic acid），名贵中药灵芝具有补中益气、滋补强壮、扶正固本及延年益寿的作用，其中分离出四环三萜化合物已达 100 余个，多属于羊毛脂烷型衍生物，如代表性化合物灵芝酸 C（ganoderic acid C）。

羊毛脂烷型　　　　　　　　　　　　　　　羊毛脂醇

茯苓酸　　　　　　　　　　　　　　　　灵芝酸C

2. 达玛烷（dammarane）型 其特点是 C_{18} 甲基连在 C_8 位上。五加科植物人参、三七和西洋参的根、茎、叶中均含有多种人参皂苷，其苷元绝大多数属于达玛烷型四环三萜。如中药人参中 20（S）-原人参三醇 ［20（S）- protopanaxatriol］，具有降胆固醇的作用。

达玛烷型　　　　　　　　　　　20（S）-原人参三醇

3. 葫芦素烷（cucurbitane）型 基本骨架同羊毛脂烷型，结构特点是 A/B、B/C、C/D 环分别为反式、顺式、反式稠合，但 A/B 环上取代基和羊毛脂烷型不同。此类化合物主要分布于葫芦科植物，在十字花科、玄参科、秋海棠科等高等植物中及一些大型真菌中也有发现。如雪胆的根中分出的雪胆甲素和乙素（cucurbitacins Ⅰa 和Ⅱb），临床上用于急性痢疾、肺结核、慢性支气管炎的治疗，均取得较好疗效。

葫芦素烷　　　　　　　　　　　雪胆甲素　　R=Ac
　　　　　　　　　　　　　　　　雪胆乙素　　R=H

4. 大戟烷（euphane）型 是羊毛脂烷的立体异构体，基本碳架相同，只有 C_{13}、C_{14} 和 C_{17} 位构型不同。如存在于许多大戟属植物乳液中的大戟醇（euphol），在甘遂、狼毒和千金子中均大量存在。

大戟烷　　　　　　　　　　　　　大戟醇

（二）五环三萜皂苷

五环三萜类成分主要结构类型有齐墩果烷型、熊果烷型、羽扇豆烷型及木栓烷型等。

1. 齐墩果烷（oleanane）型 又称 β - 香树脂烷（β - amyrane）型，基本骨架是多氢蒎，A/B、B/C、C/D 环均为反式稠合，D/E 环多为顺式稠合，C_{29}、C_{30} 为偕二甲基连接在 C_{20} 位上。若有双键，多在 C_{11}、C_{12} 位；若有羰基，多在 C_{11} 位；若有羧基，则多在 C_{24}、C_{28}、C_{30} 位。齐墩果烷型在植物界分布广泛，主要存在于豆科、桔梗科、远志科、桑寄生科、木通科等植物中，有的以酯或苷形式存在，如中药人参、三七、柴胡等中。少数以游离形式存在，如中药女贞子、连翘等中。齐墩果酸（oleanolic acid）最早是从木犀科植物油橄榄（习称齐墩果）的叶子中分离得到，已成为治疗急性黄疸型肝炎和慢性肝炎的有效药物。甘草具有缓急、润肺、解毒、调和诸药的作用，其中甘草酸（glycyrrhizic acid，又称甘草皂苷）及其苷元甘草次酸（uralenic acid）为其主要有效成分。

齐墩果烷型　　　　　　　　　　　　　齐墩果酸

甘草酸　　　　　　　　　　　　　　　甘草次酸

2. 熊果烷（ursane）型　又称 α-香树脂烷（α-amyrane）型或乌苏烷型，其基本结构与齐墩果烷型不同之处是 E 环上 C_{29}、C_{30} 甲基分别连接在 C_{19}、C_{20} 位上。这类皂苷大多是熊果酸（ursolic acid）的衍生物。熊果酸又称乌苏酸，是熊果烷型的代表性化合物，在植物界分布较广，如熊果叶、地榆、枇杷叶、女贞子、山茱萸、白花蛇舌草、车前草等中都含有。据报道，熊果酸及其衍生物对 P388 白血病细胞、淋巴细胞白血病细胞 L1210、人肺癌细胞有显著的抗肿瘤活性。如中药地榆的根及根茎，具有凉血、止血作用，分离得到很多皂苷类化合物，如地榆皂苷 B 和 E（sanguisorbins B and E），地榆皂苷 Ⅰ和Ⅱ（ziyu-glucosides Ⅰ and Ⅱ）。

熊果烷型　　　　　　　　　　　　　　熊果酸

地榆皂苷B　R=H
地榆皂苷E　R=glc

地榆皂苷 I　R=glc
地榆皂苷 II　R=H

　　3. 羽扇豆烷（lupane）型　其结构特点是 E 环为五元环，在 C_{19} 位上有 α-构型的异丙烷或异丙烯基取代，A/B、B/C、C/D、D/E 环均为反式稠合。属此类型的天然药物成分较少，且大多以苷元形式存在，少数以皂苷形式存在。如黄羽扇豆种子中存在的羽扇豆醇（lupeol）；中药酸枣仁中分离得的白桦醇（betulin）、白桦酸（betulinic acid）；毛茛科白头翁属植物白头翁（*pulsatilla chinensis*）含有的白头翁皂苷 A_3（pulchinenoside A_3）和白头翁皂苷 B_4（pulchinenoside B_4），其皂苷元为 23-羟基白桦酸（23-hydroxybetulinic acid）。

羽扇豆烷

羽扇豆醇　　R=CH₃
白桦醇　　　R=CH₂OH
白桦酸　　　R=COOH

23-羟基白桦酸　　$R_1=R_2=H$
白头翁皂苷A_3　　$R_1=ara\text{-}rha$　$R_2=H$
白头翁皂苷B_4　　$R_1=ara\text{-}rha$　$R_2=glc\text{-}glc\text{-}rha$

　　4. 木栓烷（friedelane）型　在生源上是由齐墩果烯甲基移位衍生而来。卫矛科植物雷公藤民间用于治疗关节炎、跌打损伤、皮肤病等，也作为农药用于杀虫、灭螺、毒鼠等，近年来国内用其治疗类风湿关节炎、系统性红斑狼疮等症，疗效良好。目前，从雷公藤中分离得到多种三萜类化合物，其中一类为木栓烷型三萜，如雷公藤酮（triptergone）。

木栓烷　　　　　　　　　雷公藤酮

实例分析

　　实例　三七为五加科植物三七［*Panax notoginseng*（Burk.）F. H. Chen］的干燥根和根茎，其主要有效成分为三萜皂苷类，含量高达 12%，是其活血、镇静、镇痛、改善心肌缺血、抗炎、保肝、抗肿瘤、抗衰老和抗氧化等药理作用的物质基础。

　　从三七中分离得到的皂苷大多数为 20（S）–原人参二醇型和 20（S）–原人参三醇型皂苷，如人参皂苷 Rb$_1$、Rb$_2$、Rb$_3$、Rc、Rd 和人参皂苷 Re、Rg$_1$、Rg$_2$、Rh$_1$ 等，其中以人参皂苷 Rg$_1$ 和 Rb$_1$ 含量最高。除此以外，三七中还含有独有的皂苷类成分，如三七皂苷 R$_1$、R$_2$、R$_4$、R$_6$、Fa 等。

　　问题　1. 三七中的皂苷类成分多属于何种类型皂苷？
　　　　　　2.《中国药典》中三七药材含量测定的指标成分是什么？

答案解析

第二节　理化性质

PPT

一、性状

　　皂苷类化合物分子量较大，不易结晶，大多为无色或乳白色无定形粉末，仅少数为晶体，如常春藤皂苷为针状结晶。皂苷元大多有完好的晶体。

　　皂苷多具吸湿性，味苦而辛辣，对黏膜有刺激性，尤以鼻内黏膜最为灵敏，吸入鼻内可引起喷嚏，还可反射性地促进呼吸道黏液腺分泌，使浓痰稀释，易于排出。如桔梗、远志、枇杷叶、紫菀等止咳化痰药均含有皂苷。少数皂苷如甘草皂苷有显著的甜味，对黏膜刺激性也弱。

二、熔点与旋光性

　　皂苷大多无明显熔点，部分在熔融前就已经分解，一般测得的大多数为分解点。而皂苷元大多具有明显的熔点，有羧基者熔点较高，如齐墩果酸熔点是 308～310℃，甾体苷元熔点随着羟基数目增加而升高。

　　皂苷类化合物均有旋光性。

三、溶解性

　　大多数皂苷极性较大，一般可溶于水，易溶于热水、含水稀醇、热甲醇和热乙醇，难溶于丙酮、乙醚、苯等亲脂性有机溶剂。皂苷在含水正丁醇或戊醇中有较大的溶解度，可利用此性质采用正丁醇或戊醇萃取水溶液中的皂苷，从而使皂苷与糖类、蛋白质等亲水性强的杂质分离。

皂苷的水溶性根据分子中连接糖的数目多少而有差别，皂苷糖链部分水解失去糖后，水溶性随之降低，易溶于中等极性的醇、丙酮、乙酸乙酯中。皂苷元不溶于水，可溶于苯、乙醚、三氯甲烷等低极性溶剂。

四、表面活性

皂苷具有降低水溶液表面张力的作用，可作为清洁剂、乳化剂应用。多数皂苷水溶液经强烈振摇后能产生大量持久性泡沫（少数泡沫量较少，如甘草皂苷），且不因加热而消失。皂苷的表面活性与分子内部的亲水性和亲脂性结构的比例有关，只有两者比例合适，才能发挥出这种表面活性。蛋白质水浸液也可产生泡沫，但是加热后泡沫消失，故可依此鉴别。

方法是取 1 g 中药粉末，加水 10 ml，煮沸 10 分钟后滤出水液，振摇后产生持久性泡沫（15 分钟以上）为阳性。皂苷的表面活性作用使其具有一定的助溶性能，可促进其他成分在水中的溶解。利用发泡试验（图 7–1）还可区别甾体皂苷与三萜皂苷。

图 7–1 发泡试验

五、溶血作用 微课7

因大多数皂苷能破坏红细胞而具有溶血作用，所以含有皂苷的药材制成静脉注射液时必须做溶血试验。皂苷溶血作用的强弱可用溶血指数来表示。溶血指数是指皂苷对同一动物来源的红细胞稀悬浮液，在同一等渗、缓冲及恒温条件下造成完全溶血的最低浓度。例如：薯蓣皂苷的溶血指数为 1:400000，甘草皂苷为 1:4000，洋地黄皂苷为 1:125000。人参总皂苷无溶血现象，但经分离后，原人参二醇为苷元的人参皂苷（A 型）有抗溶血作用，而原人参三醇（B 型）和齐墩果酸（C 型）为苷元的人参皂苷则有显著的溶血作用。

皂苷的溶血作用是因为多数皂苷能与红细胞膜上胆甾醇结合生成不溶于水的复合物，破坏了红细胞的正常渗透，造成细胞内渗透压增高而使细胞崩解破裂，从而导致溶血。皂苷水溶液肌内注射容易引起组织坏死，而口服则无溶血作用，可能与其在胃肠道吸收较差或者被肠道微生物代谢发生水解等有关。皂苷的溶血作用也与皂苷中糖的部分有关。单糖链皂苷的溶血作用明显，某些双糖链皂苷无溶血作用，但可经酶解转变为单糖链皂苷，产生溶血作用。

天然药物中其他成分如树脂、脂肪酸、挥发油等亦能产生溶血作用。因此，要判断是否由皂苷引起溶血，除进一步提纯再检查外，还可结合胆甾醇沉淀法，如沉淀后的滤液无溶血现象，而沉淀分解后有溶血活性，则表示是由皂苷引起的溶血现象。

六、水解性

皂苷可被植物中共存的酶水解，酶水解配合化学方法水解可提高收率。由于皂苷所含的糖都是 α - 羟基糖，因此水解所需条件较为剧烈，一般可用 $2 \sim 4$ mol/L 的无机酸。若酸浓度过高或酸性过强（如高氯酸），可导致皂苷元在水解过程中发生脱水、环合、双键移位等变化。如人参皂苷的原始苷元应是 20（S）- 原人参二醇和 20（S）- 原人参三醇，在酸水解过程中发生构型转化，得到 20（R）- 人参二醇和 20（R）- 人参三醇。因此在选择水解条件时，应考虑保护苷元不被异构化。可采用温和的水解方法，如酶解法、土壤微生物培养法、Smith 氧化降解法或光解法等可以得到原始皂苷元。

七、显色反应

皂苷在无水条件下，与强酸（硫酸、磷酸、高氯酸）、中等强酸（三氯乙酸）或 Lewis 酸（氯化锌、三氯化铝、三氯化锑）作用，产生颜色变化或荧光。其原理可能是分子中的羟基脱水、双键移位、缩合等反应而生成共轭双烯，并在酸的作用下形成碳正离子而显色。因此全饱和的 3 位无羟基或羰基的化合物多显阴性反应，有共轭双键的化合物显色较快，孤立双键显色较慢。常见显色反应如下：

（一）醋酐 - 浓硫酸反应（Liebermann - Burchard 反应）

将试样溶于醋酐中，加入醋酐 - 浓硫酸（20:1）数滴，甾体皂苷出现产生红→紫→蓝→绿→污绿等颜色，最后褪色。三萜皂苷则出现黄→红→紫→蓝等变化，最后褪色。两者区别，甾体皂苷颜色变化较快，在颜色变化的最后呈污绿色；三萜皂苷颜色变化稍慢，且不出现污绿色。用此法可初步区别甾体皂苷和三萜皂苷。

（二）三氯甲烷 - 浓硫酸反应（Salkowski 反应）

将试样溶于三氯甲烷，加入浓硫酸后，三氯甲烷层呈红或蓝色，硫酸层呈现绿色荧光。

（三）三氯醋酸反应（Rosen - Heimer 反应）

将试样溶液滴在滤纸上，喷 25% 三氯醋酸乙醇溶液，加热至 60℃，生成红色渐变为紫色的是甾体皂苷；加热到 100℃，生成红色渐变为紫色的是三萜皂苷。由于三氯醋酸较浓硫酸温和，故可用于纸色谱显色。

（四）五氯化锑反应（Kahlenberg 反应）

将试样的三氯甲烷或醇溶液点于滤纸上，喷 20% 五氯化锑的三氯甲烷溶液，该反应试剂也可选用三氯化锑饱和的三氯甲烷溶液代替（不应含乙醇和水），干燥后 60 ~ 70℃ 加热，呈黄色、蓝色、灰蓝色或灰紫色等多种颜色的斑点。

（五）冰醋酸－乙酰氯反应（Tschugaeff 反应）

试样溶于冰醋酸中，加乙酰氯数滴及氯化锌结晶数粒，稍加热，呈现淡红色或紫色。

即学即练 7-2

从人参中获得一种白色无定形粉末，具有辛辣味，其水溶液振摇可产生大量的持久性泡沫，且加热不消失，该粉末易溶于热水和醇水溶液。请问此白色无定形粉末可能属于（　　）。

答案解析

A. 黄酮类化合物　　　　B. 苯丙素类化物　　　　C. 生物碱类化物
D. 皂苷类化合物　　　　E. 挥发油类化合物

第三节　提取与分离

PPT

一、提取

（一）皂苷的提取

皂苷类化合物的提取常用甲醇或乙醇等醇类溶剂，可根据皂苷含有羟基、羧基等极性基团的多少，选用不同浓度的醇类溶剂进行提取。提取后回收溶剂，浸膏用水稀释分散，用石油醚、乙醚等亲脂性有机溶剂萃取，除去油脂、色素等脂溶性杂质，然后再用正丁醇进行萃取，皂苷转溶于正丁醇中，除去糖类等水溶性杂质，分取正丁醇溶液，回收正丁醇，得粗制总皂苷。本法为目前提取皂苷的通法（图 7-2）。

图 7-2　皂苷提取通法

也可以先用石油醚、乙醚等脂溶性溶剂将药材进行脱脂处理，除去油脂、色素。脱脂后的药材再用甲醇或乙醇为溶剂加热提取，提取液冷却后，由于多数皂苷难溶于冷乙醇或冷甲醇，则可沉淀析出；或将醇提取液适当浓缩，再加入适量的丙酮或乙醚，皂苷以沉淀的形式析出；酸性皂苷可先加碱水溶解，再加酸酸化，使皂苷重新析出与杂质分离。

(二) 皂苷元的提取

皂苷元易溶于苯、三氯甲烷、石油醚等亲脂性较强的有机溶剂,不溶或难溶于水。一般可将粗皂苷加酸水解后,再用亲脂性有机溶剂提取,也可直接将药材加酸水解,使皂苷水解生成皂苷元,再用有机溶剂提取。

加酸水解皂苷时,要注意在剧烈的水解条件下,皂苷元可能发生结构变化。这时应降低反应条件或改用温和的水解方法,以确保皂苷元结构不被破坏。也可在酸水解前先用酶解法,不但能缩短酸水解时间,还能提高皂苷元收率。如薯蓣皂苷元利用酸水解提取,水解时间长,且仍有部分皂苷未水解,提取不完全,此方法收率约为2%。如果将原料在酸水解之前经过预发酵处理,不但能缩短水解时间,薯蓣皂苷元的收率还可提高至54%,两种提取方法如下:

1. 酸水解提取流程 (图7-3)

图7-3 酸水解提取薯蓣皂苷元流程图

2. 预发酵提取流程 (图7-4)

图7-4 预发酵提取薯蓣皂苷元流程图

薯蓣皂苷元的侧链经酸、铬酐等试剂处理可以被降解，生成醋酸孕甾双烯醇酮，为合成各类甾体激素的重要中间体。

二、分离

(一) 分段沉淀法

皂苷在醇中溶解度大，在丙酮、乙醚等中溶解度小，故可利用此性质。先将粗总皂苷溶于少量的甲醇或乙醇中，然后逐滴加入乙醚、丙酮或丙酮–乙醚（1∶1）的混合溶剂（加入量以能使皂苷从醇溶液中析出为限），边加边摇匀，皂苷即可析出。开始析出的沉淀含杂质较多，滤过后，继续加入乙醚可得到纯度较高的皂苷。也可采用分段沉淀法，逐渐降低极性，极性不同的皂苷即可分批沉淀，从而达到分离的目的（图7–5）。分段沉淀法的优点是简便易行，但难以分离完全，不易获得纯品。

图7–5　分段沉淀分离皂苷流程图

(二) 胆甾醇沉淀法

甾体皂苷可与胆甾醇生成难溶性的分子复合物，但三萜皂苷与胆甾醇形成的复合物不如甾体皂苷与胆甾醇形成的复合物稳定。此性质曾被用于皂苷的分离，即先将粗皂苷溶于少量乙醇中，再加入胆甾醇的饱和乙醇溶液，至不再析出沉淀为止（混合后需稍加热），滤取沉淀，用水、醇、乙醚依次洗涤，以除去糖类、色素、油脂及游离的胆甾醇。最后将沉淀干燥，用乙醚连续回流提取，此时甾体皂苷与胆甾醇形成的分子复合物分解，胆甾醇溶于乙醚中，残留物为较纯的皂苷（图7–6）。

图7–6　胆甾醇沉淀分离皂苷流程图

在天然药物中，有的皂苷可能与其共存的植物甾醇形成分子复合物，在用稀醇提取时不被提出，提取时应注意。

（三）铅盐沉淀法

在粗皂苷的乙醇溶液中，加入中性醋酸铅，酸性皂苷可与之产生沉淀，滤出沉淀，滤液再加碱式醋酸铅，中性皂苷也可产生沉淀。然后将沉淀用硫化氢进行脱铅处理，脱铅后将滤液减压浓缩，残渣溶于乙醇，滴加乙醚至产生沉淀。此法可分离得到酸性皂苷和中性皂苷（图 7-7）。

图 7-7　铅盐沉淀法分离皂苷流程图

（四）色谱法

由于皂苷类成分亲水性强，又常与其他极性相近的杂质共存，且有些皂苷类化合物结构相似，因此用上述分离方法很难获得单体。色谱分离法是目前分离皂苷类化合物常用方法。

1. 吸附色谱法　常用吸附剂如硅胶和氧化铝，适用于分离皂苷元，用苯、三氯甲烷、甲醇等混合溶剂梯度洗脱，可依次得到极性从小到大的皂苷元。反相色谱方法也常应用于皂苷类化合物的分离。

2. 分配色谱法　皂苷极性较大，用分配柱色谱分离效果较好。支持剂可用水饱和的硅胶，用三氯甲烷－甲醇－水、二氯甲烷－甲醇－水或乙酸乙酯－乙醇－水等极性较大的溶剂系统进行梯度洗脱，也可以用水饱和的正丁醇等作为洗脱剂。

3. 高效液相色谱法　大多采用反相色谱柱，以甲醇－水或乙腈－水等溶剂为流动相分离和纯化皂苷效果较好。或者将极性较大的皂苷制成极性较小的衍生物后进行正相色谱分离，如将人参皂苷制成苯甲酰衍生物，用硅胶柱色谱以石油醚－三氯甲烷－乙腈（15:3:2）洗脱，分离后再测定各单体人参皂苷的含量。

4. 大孔吸附树脂色谱　大孔吸附树脂色谱是近年来常用于分离极性大的化合物的一种方法，尤其适用于皂苷的精制和分离。对极性较大的皂苷可先用甲醇提取，回收甲醇，残渣用水溶解，上大孔吸附树脂柱，用水洗涤除去糖和其他水溶性杂质，再用不同浓度的甲醇或乙醇依其浓度由低到高进行梯度洗脱，得到不同组分的皂苷混合物，初步分离后还需进一步用硅胶柱色谱或高效液相色谱分离得皂苷单体。

5. 凝胶色谱法 凝胶色谱是利用分子筛原理，用不同浓度甲醇、乙醇或水等溶剂进行洗脱，分子量大的皂苷先被洗脱，分子量小的皂苷后被洗脱。

在总皂苷中常因为含有亲水性色素等杂质，在用薄层色谱摸索分离条件时，薄层板上得不到分离度较好的斑点，而是一条直线，这种情况下可尝试凝胶色谱对色素进行分离。或者在使用硅胶等色谱法分离获得较纯的皂苷中掺杂的一些其他杂质，亦可用 Sephadex LH－20 以甲醇等为洗脱剂进行纯化，可得令人满意的结果。

PPT

第四节 检 识

一、理化检识

从天然药物中提取分离的皂苷类化合物，需要经过物理和化学方法鉴定。物理方法鉴定主要依据化合物的形态、颜色等物理性质，以及熔点、比旋度等物理常数。化学方法可通过显色反应，利用皂苷在无水条件下，与强酸、中强酸或 Lewis 酸作用，出现颜色变化或呈现荧光，如 Liebermann－Burchard 反应、Rosen－Heimer 反应、Kahlenberg 反应等鉴别。还可以用泡沫试验、溶血试验对皂苷进行检识。

二、色谱检识

（一）薄层色谱

皂苷的色谱检识可采用薄层吸附色谱和薄层分配色谱。常用硅胶作吸附剂或支持剂。亲水性强的皂苷，用分配色谱效果较好。常用展开剂有水饱和的正丁醇、正丁醇－醋酸－水（4:1:5 上层，BAW）、乙酸乙酯－吡啶－水（3:1:3）、乙酸乙酯－醋酸－水（8:2:1）等；亲脂性强的皂苷和皂苷元，常用苯－乙酸乙酯（1:1）、环己烷－乙酸乙酯（1:1）、苯－丙酮（8:1）、三氯甲烷－丙酮（95:5）等。分离酸性皂苷时，应在展开剂中加少量酸，可避免产生拖尾现象。

薄层色谱常用的显色剂有三氯醋酸、三氯化锑或五氯化锑、醋酐－浓硫酸及磷钼酸等试剂，喷雾后加热，不同皂苷和皂苷元显不同颜色。

（二）纸色谱

亲水性强的皂苷，纸色谱多以水为固定相，流动相的极性也相应增大。常用的展开剂有水饱和的正丁醇、正丁醇－乙醇－水（9:2:9）、正丁醇－醋酸－水（4:5:1）等。分离苷元或亲脂性皂苷多用甲酰胺为固定相，用甲酰胺饱和的三氯甲烷或苯为展开剂。常用的显色剂为磷钼酸、三氯化锑或五氯化锑试剂。

第五节 应用实例

PPT

实例一 人参中皂苷类化学成分的提取分离技术

人参是传统名贵中药，为五加科植物人参（*Panax ginseng* C. A. Mey.）的干燥根和根茎。具有大补元气、复脉固脱、补脾益肺、生津安神的功效。临床常用于体虚欲脱、肢冷脉微、脾虚食少、肺虚喘咳、津伤口渴、久病虚羸、阳痿、心力衰竭等病证。现代药理学研究表明，人参对中枢神经系统具有双向调节作用，在抗心肌缺血、调节血压、促进骨髓造血、调节免疫、控制血糖、延缓衰老和抗肿瘤等方面具有多种作用。

一、人参中主要有效成分的结构、理化性质

人参中化学成分复杂，含皂苷、多糖和挥发油等多种化学成分。其中人参皂苷（ginsenosides）为其主要有效成分之一。人参根中含皂苷约4%，其中须根含量较主根高，全植物中以花蕾含皂苷量最多。目前已分离得到的人参皂苷，根据其水解产物不同可分为三种类型：A型（人参皂苷二醇型）、B型（人参皂苷三醇型）和C型（齐墩果酸型）。其中A型和B型属四环三萜达玛烷型衍生物，C型是五环三萜齐墩果烷型衍生物（表7-1）。

《中国药典》以人参皂苷为指标成分对人参、红参和人参叶进行含量测定。采用高效液相色谱法测定人参中人参皂苷Rg_1和人参皂苷Re的总量不得少于干燥药材0.30%，人参皂苷Rb_1不得少于干燥药材0.20%。

表7-1 人参中皂苷的化学结构

苷元结构、名称	人参皂苷	糖	
		R_1	R_2
A型（人参皂苷二醇型）	Rb_1	$glc^2—^1glc$	$glc^6—^1glc$
	Rb_2	$glc^2—^1glc$	$glc^6—^1ara$ 吡喃糖
	Rc	$glc^2—^1glc$	$glc^6—^1ara$ 呋喃糖
	Rd	$glc^2—^1glc$	glc
	Rh_2	glc	glc
B型（人参皂苷三醇型）	Re	$glc^2—^1rham$	glc
	Rf	$glc^2—^1glc$	H
	Rg_1	glc	glc
	Rg_2	$glc^2—^1rham$	H
	Rh_1	glc	H
C型（齐墩果酸型）	Ro	葡萄糖醛酸$^2—^1glc$	glc

人参皂苷 A 型和 B 型在酸水解过程中易发生构型的转换，20（S）-构型易转变为 20（R）-构型，同时侧链发生环合作用，产物分别是人参二醇和人参三醇。

人参总皂苷大多为白色无定形粉末或无色结晶，味微甘苦，有吸湿性，易溶于水、甲醇、乙醇，可溶于正丁醇、乙酸乙酯、醋酸，不溶于乙醚、苯，水溶液振摇后能产生大量泡沫。人参皂苷 B 型和 C 型有显著的溶血作用，而人参皂苷 A 型则有抗溶血作用，因此人参总皂苷无溶血作用。

二、人参中皂苷类化合物的提取分离

（一）工艺流程（图 7-8）

图 7-8 人参皂苷提取分离流程图

（二）流程说明

人参总皂苷提取可按皂苷提取通法。分离时先用硅胶柱色谱将粗总皂苷分为五个部位，各个有效部位则需再用色谱法进一步分离得到单体成分。

实例二 甘草中皂苷类化学成分的提取分离技术

甘草是豆科植物甘草（*Glycyrrhiza uralensis* Fisch.）、胀果甘草（*Glycyrrhiza inflata* Bat.）或光果甘草（*Glycyrrhiza glabra* L.）的干燥根和根茎，具有补脾益气、清热解毒、祛痰止咳、缓急止痛、调和诸药的功效。临床上用于脾胃虚弱，倦怠乏力，心悸气短，咳嗽痰多，脘腹、四肢挛急疼痛，痈肿疮毒，缓解药物毒性、烈性。炙甘草用于治疗脾胃虚弱，倦怠乏力，心动悸，脉结代。近年研究表明，甘草具有较强的抗溃疡、抗炎、抗变态反应作用，临床上也用于治疗和预防肝炎。此外，还有抗肿瘤和抑制艾滋病毒的作用。

一、甘草中主要有效成分的结构、理化性质

甘草中主要有效成分为甘草皂苷（glucyrrhizin），含量约为7%~10%。另外还含有黄酮类成分，如甘草苷及异甘草苷等。甘草皂苷又称甘草酸，为酸性皂苷。因其有甜味，又称甘草甜素，食品工业用做甜味剂。甘草皂苷水解所得苷元，为甘草次酸（图7-9）。《中国药典》将甘草酸和甘草苷作为甘草的质量控制成分。采用高效液相色谱法测定甘草中的甘草酸不得少于2.0%，甘草苷不得少于0.50%。

甘草酸为无色柱状结晶，mp.220℃（分解），$[\alpha]_D^{27} +46.2℃$（乙醇）。易溶于热水，可溶于热稀乙醇，在冷水中溶解度较小，几乎不溶于无水乙醇或乙醚。

甘草次酸有两种构型，一种为$18\alpha-H$型（异甘草次酸），为白色小片状结晶，mp.283℃，$[\alpha]_D^{20} +140°$（乙醇）；另一种为$18\beta-H$型（甘草次酸），为白色针状结晶，mp.296℃，$[\alpha]_D^{20} +86°$（乙醇），两种结晶均易溶于三氯甲烷或乙醇。只有皂苷元为$18\beta-H$型才具有促肾上腺皮质激素（ACTH）样的生物活性。

甘草酸　　　　　　　　　　　甘草次酸

图7-9　甘草酸水解反应

二、甘草中皂苷类成分的提取分离

（一）甘草酸的提取与分离

1. 工艺流程

（1）甘草酸提取（图7-10）

甘草粗粉
↓ 加水煎煮，反复提取3次
水提液
↓ 放置，取上清液
滤液
↓ 浓缩
甘草浸膏
（含甘草酸 >20%）
↓ 加3倍水溶解，
加硫酸酸化，放置
滤液　　　　甘草酸粗品

图7-10　甘草酸提取分离流程图

（2）甘草酸单钾盐制备（图7-11）

图7-11 甘草酸单钾盐制备流程图

2. 流程说明 甘草酸在植物中以钾盐形式存在，易溶于热水，在水溶液中加稀酸即可游离析出甘草酸，故可作为甘草皂苷的提取方法。甘草酸与氢氧化钾生成甘草酸的三钾盐，在丙酮与乙醇混合溶剂中难溶而析出结晶。此盐溶于热冰醋酸，生成甘草酸的单钾盐，难溶于冷冰醋酸而析晶。

（二）甘草次酸的提取与分离

1. 工艺流程（图7-12）

图7-12 甘草次酸制备流程图

2. 流程说明 甘草酸中所连接的糖为葡萄糖醛酸，难以水解，故酸水解时酸的浓度要稍大，选择5%的强酸。甘草次酸易溶于三氯甲烷，通过萃取即可初步分离。萃取液通过氧化铝色谱柱，可进一步去除水溶性成分。

实例三 柴胡中皂苷类化学成分的提取分离技术

柴胡是伞形科植物柴胡（*Bupleurum chinense* DC.）或狭叶柴胡（*Bupleurum scorzonerifolium* Willd.）的干燥根。柴胡是常用中药，具有疏散退热，疏肝解郁，升举阳气的功效，用于治疗感冒发热、胸胁胀痛、月经不调、子宫脱垂、脱肛等。近年研究表明，柴胡具有解热、抗炎、镇痛、镇咳、抗病毒、抗惊厥、抗癫痫、保肝等作用，在临床上主要用于治疗感冒和疟疾。

一、柴胡中主要有效成分的结构、理化性质

柴胡含有皂苷、挥发油、有机酸及多糖等成分，其中主要有效成分柴胡皂苷含量为 $1.6\% \sim 3.8\%$。从柴胡属植物中已分离出近 100 个三萜皂苷，均为 β - 香树脂烷型。I 型柴胡皂苷是柴胡中的原生苷，其结构具有 13β、28 - 环氧醚键，主要有柴胡皂苷 a、d、c、e 等。I 型柴胡皂苷在提取过程中受植物体内所含酸性成分影响，皂苷元中的环氧醚键开裂而生成次生苷类（II 型、III 型）。如柴胡皂苷 a 在提取过程中水解生成 b_1、b_3，柴胡皂苷 d 生成 b_2、b_4。若在提取时加少量吡啶中和酸性，可抑制皂苷 b 的生成。IV 型、V 型柴胡皂苷数量较少（表 7 - 2）。

表 7 - 2 柴胡皂苷元的结构类型

苷元结构类型	柴胡皂苷
I 型 (H 13, O, CH₂ 28, R₁; R₃O; CH₂R₂)	a $\quad R_1 = \beta - OH \quad R_2 = OH \quad R_3 = \beta - D - fuc^3 —^1 \beta - D - glc$
	d $\quad R_1 = \alpha - OH \quad R_2 = OH \quad R_3 = \beta - D - fuc^3 —^1 \beta - D - glc$
	e $\quad R_1 = \beta - OH \quad R_2 = H \quad R_3 = \beta - D - fuc^3 —^1 \beta - D - glc$
	c $\quad R_1 = \beta - OH \quad R_2 = H \quad R_3 = \beta - D - glc^4 —^1 \beta - L - rha$ $$\overset{\underset{\mid}{6}}{\underset{\beta - D - glc}{\mid 1}}$$
II 型 (CH₂OH, R₁; R₃O; CH₂R₂)	$b_1 \quad R_1 = \beta - OH \quad R_2 = OH \quad R_3 = \beta - D - fuc^3 —^1 \beta - D - glc$
	$b_2 \quad R_1 = \alpha - OH \quad R_2 = OH \quad R_3 = \beta - D - fuc^3 —^1 \beta - D - glc$
III 型 (R₄ 12, 11, CH₂OH, R₁; R₃O; CH₂R₂)	$b_3 \quad R_1 = \beta - OH \quad R_2 = OH \quad R_3 = \beta - D - fuc^3 —^1 \beta - D - glc$ $R_4 = \alpha - OCH_3$
	$b_4 \quad R_1 = \alpha - OH \quad R_2 = OH \quad R_3 = \beta - D - fuc^3 —^1 \beta - D - glc$ $R_4 = \alpha - OCH_3$

续表

苷元结构类型	柴胡皂苷
 IV型	g R$_1$ = β – OH R$_2$ = OH R$_3$ = β – D – fuc^3—^{1}β – D – glc R$_4$ = H

柴胡总皂苷为无定形粉末，无明显熔点，加热至160℃变红棕色，170℃分解，具有皂苷的一般性质，能溶于热水，易溶于甲醇、乙醇、正丁醇、吡啶，难溶于苯、三氯甲烷、乙醚等有机溶剂。

柴胡皂苷a、d含量最高，具有明显的抗炎和降血脂功能，代表柴胡主要的药理作用。《中国药典》以柴胡皂苷a和柴胡皂苷d为指标成分采用高效液相色谱法对柴胡药材进行含量测定，要求两者总量不得少于干燥品的0.30%。

二、柴胡中皂苷类成分的提取分离

（一）工艺流程（图7－13）

柴胡粗粉

↓ 加甲醇，0.5%吡啶，回流提取

甲醇液

↓ 浓缩

浓缩液

↓ 溶于水中，加三氯甲烷萃取

三氯甲烷层（脂溶性杂质）　　水层

　　　　　　　　　　　↓ 加正丁醇萃取

　　　　水层　　　　　正丁醇层

　　　　　　　　　　↓ 回收正丁醇

　　　　　　　　　残留物

　　　　　　　　　↓ 乙醚回流提取

乙醚液　　　　　　　　乙醚不溶物
（苷元及部分脂溶性杂质）　（柴胡总皂苷粗品）

图7－13　柴胡总皂苷提取流程图

（二）流程说明

利用柴胡总皂苷易溶于甲醇的性质，用甲醇回流提取。提取液中加少量吡啶，以抑制柴胡皂苷b类成分生成。得到的柴胡总皂苷粗品再经反复多次柱色谱，可得到各种柴胡皂苷单体。

实例四　黄芪中皂苷类化学成分的提取分离技术

黄芪是豆科植物蒙古黄芪 [*Astragalus membranaceus*（Fisch.）Bge. var. *mongholicus*（Bge.）Hsiao] 或膜荚黄芪 [*Astragalus membranaceus*（Fisch.）Bge.] 的干燥根，具有补气升阳、固表止汗、利水消肿、生津养血、行滞通痹、托毒排脓、敛疮生肌的功效，常用于气虚乏力、食少便溏、中气下陷、久泄脱肛、便血崩漏、表虚自汗、气虚水肿、久溃不敛、慢性肾炎、蛋白尿、糖尿病等症。现代研究表明黄芪具有增强免疫功能，强心、扩张外周血管、冠状血管及肾血管，改善微循环，抑制血小板聚集等作用。

一、黄芪中主要有效成分的结构、理化性质

黄芪的化学成分众多，主要含有皂苷类、黄酮类、多糖类及氨基酸类。在黄芪及其同属近缘植物中共分离得到 40 余种三萜皂苷，其结构为四环三萜和五环三萜类，苷中所连的糖多为葡萄糖、半乳糖、鼠李糖。其中四环三萜的苷元多数为 9,19 - 环羊脂烷型（环阿尔廷型），如黄芪皂苷Ⅰ、黄芪皂苷Ⅱ、黄芪皂苷Ⅲ、黄芪皂苷Ⅳ，其中生物活性最好的是黄芪苷Ⅳ，即黄芪甲苷，是黄芪的主要有效成分之一。《中国药典》以黄芪甲苷为黄芪和炙黄芪药材的质量控制成分之一，规定黄芪药材含黄芪甲苷不得少于干燥品的 0.080%，炙黄芪则不得少于干燥品的 0.060%。同时将另一主要成分毛蕊异黄酮葡萄糖苷也作为两种药材质量控制成分，以保障药材的质量，规定黄芪与炙黄芪含毛蕊异黄酮葡萄糖苷均不得少于干燥品的 0.020%。

黄芪甲苷为白色至淡黄色粉末，mp. 295 ~296℃。易溶于甲醇、乙醇、丙酮，难溶于三氯甲烷、乙酸乙酯等弱极性有机溶剂。

黄芪甲苷(黄芪苷Ⅳ)

二、黄芪中皂苷类成分的提取分离

（一）工艺流程（图 7 - 14）

（二）流程说明

黄芪总皂苷极性较大，提取时可先用石油醚等低极性溶剂进行脱脂处理，除去油脂、色素等杂质。分离时，采用了大孔吸附树脂柱色谱，用水洗脱，除去黄芪总皂苷中极性大的多糖等成分；由于黄芪皂苷种类多，且结构相似，需再利用硅胶色谱等技术进一步分离，才可得到黄芪皂苷单体化合物。

图 7-14 黄芪皂苷提取分离流程图

实例五　麦冬中皂苷类化学成分的提取分离技术

麦冬是百合科植物麦冬［*Ophiopogon japonicus*（L. f）Ker - Gawl.］的干燥块根，具养阴生津、润肺清心的功效，用于肺燥干咳、虚劳咳嗽、津伤口渴、心烦失眠、内热消渴、肠燥便秘、咽白喉等。现代药理学研究表明，麦冬提取物具有抗心肌缺血作用，能提高心肌收缩力和心脏泵血功能，可用于治疗冠心病和心绞痛。此外，还有抗炎、降血糖、提高机体免疫功能等作用。

一、麦冬中主要有效成分的结构、理化性质

麦冬含有皂苷、多糖、黄酮等成分，其中主要有效成分为麦冬甾体皂苷。已分离得到 40 多种麦冬甾体皂苷，如麦冬皂苷（ophiopogonin）A、B、B′、C、D、C′、D′，其中 A、B、C、D 的苷元为鲁斯可皂苷元（ruscogenin），B′、C′、D′为薯蓣皂苷元（dinsgenin）。皂苷中的糖主要有夫糖、鼠李糖、木糖、葡萄糖等，多数连接在 C_1、C_3 位。如糖连接在 C_1 位，为鲁斯可皂苷元类，连接在 C_3 位，为薯蓣皂苷元类。《中国药典》以鲁斯可皂苷元为对照品，测定麦冬总皂苷含量，要求含量不得少于干燥品的 0.12%。

麦冬总皂苷为无定形粉末，具有甾体皂苷的一般性质，水溶性较强，易溶于甲醇、乙醇、正丁醇，难溶于苯、石油醚等有机溶剂。

鲁斯可皂苷元　　　　　　　　薯蓣皂苷元

三、麦冬中皂苷类成分的提取分离

（一）工艺流程（图7-15）

图7-15 麦冬皂苷提取分离流程图

（二）流程说明

麦冬总皂苷采用皂苷类提取通法进行提取，总皂苷粗品中含多种麦冬甾体皂苷，且结构相似，需经反复多次硅胶色谱、葡聚糖凝胶色谱、反相硅胶色谱等处理，才能得到麦冬中各皂苷单体化合物。

实例六　知母中皂苷类化学成分的提取分离技术

知母是百合科植物知母（*Anemarrhena asphodeloides* Bge.）的干燥根茎。具有清热泻火，滋阴润燥的功效，用于外感热病，高热烦渴，肺热燥咳，骨蒸潮热，内热消渴，肠燥便秘等证。近年研究表明，知母具有解热、抗菌、抗炎、抗动脉粥样硬化、降血糖、改善老年性痴呆和改善骨质疏松等作用，在临床上主要用于治疗高热疾病、老年性痴呆、心血管疾病及糖尿病。

一、知母中主要有效成分的结构、理化性质

知母含有甾体皂苷、双苯吡喃酮类、木脂素、甾醇、胆碱及多糖等成分，其中主要有效成分为甾体皂苷和芒果苷。知母根茎中含皂苷约6%，主要有螺旋甾烷类和呋甾烷类。螺旋甾烷类主要以菝葜皂苷元连接不同的糖构成，如知母皂苷（timosaponin）AⅠ、AⅢ等；呋甾烷醇类是螺旋甾烷的F环开裂而衍生的皂苷，如知母皂苷B、C、E等，其中知母皂苷AⅢ含量最高。《中国药典》采用高效液相色谱法以知母皂苷BⅡ和芒果苷作为知母药材的质量控制成分，要求知母皂苷BⅡ含量不少于干燥品的3.0%，芒果苷含量不少于干燥品的0.70%。

知母皂苷AⅢ为无色柱状结晶，mp. 317~322℃，易溶于甲醇、乙醇、正丁醇、含水戊醇，难溶于水，不溶于石油醚、苯。

知母皂苷BⅡ为黄色针状结晶，mp. 267~272℃，溶于吡啶及55%乙醇，微溶于甲醇和乙酸乙酯，不溶于乙醚、三氯甲烷和石油醚等。

芒果苷为双苯吡酮类化合物，是知母降血糖作用的主要有效成分。

知母皂苷AⅢ

知母皂苷BⅡ

芒果苷

二、知母皂苷类成分的提取分离技术

（一）工艺流程（图7-16）

图7-16　知母总皂苷提取流程图

（二）流程说明

知母皂苷在乙醇中溶解度大，脱脂后用75%乙醇可将总皂苷提出，同时可以减少水溶性杂质的溶出。用大孔吸附树脂处理，进一步除去杂质，提高总皂苷的纯度。知母总皂苷再经反复多次硅胶色谱、反相硅胶色谱、葡聚糖凝胶色谱才可得到各单体皂苷化合物。

答案解析

一、选择题

（一）单项选择题

1. 从中药水提液中萃取皂苷的最佳溶剂是（　　　）

  A. 甲醇　　　　　　　　B. 丙酮　　　　　　　　C. 正丁醇

  D. 乙醚　　　　　　　　E. 三氯甲烷

2. 下列具有溶血作用的化学成分为（　　　）

  A. 黄酮　　　　　　　　B. 蒽醌　　　　　　　　C. 皂苷

  D. 多糖　　　　　　　　E. 香豆素

3. A型人参皂苷的苷元是（　　　）

  A. 20（S）-原人参二醇　　B. 20（S）-原人参三醇　　C. 人参二醇

  D. 人参三醇　　　　　　E. 齐墩果酸

4. 不符合皂苷通性的是（　　　）

  A. 大多为白色结晶　　　B. 多味苦而辛辣　　　　C. 对黏膜有刺激性

  D. 振摇后能产生泡沫　　E. 大多数有溶血作用

5. 属于达玛烷型衍生物的是（　　　）

    A. 猪苓酸 A   B. 菝葜皂苷   C. 熊果酸

    D. 20（S）– 原人参三醇   E. 甘草酸

6. 皂苷具溶血作用的原因为（　　　）

    A. 具表面活性

    B. 与红细胞膜上胆甾醇生成沉淀

    C. 具甾体母核

    D. 多为寡糖苷，亲水性强

    E. 有酸性基团存在

7. Liebermann – Burchard 反应所使用的试剂是（　　　）

    A. 三氯甲烷 – 浓硫酸   B. 三氯醋酸   C. 香草醛 – 浓硫酸

    D. 醋酐 – 浓硫酸   E. 盐酸 – 对二甲氨基苯甲醛

8. 下列成分的水溶液振摇后能产生大量持久性泡沫，并不因加热而消失的是（　　　）

    A. 蛋白质   B. 黄酮苷   C. 皂苷

    D. 生物碱   E. 蒽醌苷

9. 区别三萜皂苷与甾体皂苷的反应（　　　）

    A. 醋酐 – 浓硫酸反应   B. 溶血反应   C. 醋酸 – 乙酰氯反应

    D. 三氯甲烷 – 浓硫酸反应   E. 五氯化锑反应

10. 用于工业合成甾体激素原料的是（　　　）

    A. 甘草皂苷   B. 柴胡皂苷   C. 薯蓣皂苷

    D. 人参皂苷   E. 三七皂苷

（二）多项选择题

1. 鉴别甾体皂苷和三萜皂苷可选用（　　　）

    A. 泡沫试验   B. 三氯甲烷 – 浓硫酸   C. 五氯化锑反应

    D. 醋酐 – 浓硫酸反应   E. 三氯醋酸反应

2. 五环三萜皂苷包括（　　　）

    A. β – 香树脂烷型   B. α – 香树脂烷型   C. 羽扇豆烷型

    D. 达玛烷型   E. 羊毛脂烷型

3. 四环三萜皂苷包括（　　　）

    A. β – 香树脂烷型   B. α – 香树脂烷型   C. 羽扇豆烷型

    D. 达玛烷型   E. 羊毛脂烷型

4. 下列哪些属于皂苷的性质（　　　）

    A. 分子量大   B. 不易结晶   C. 对黏膜有刺激性

    D. 有吸湿性   E. 有旋光性

5. 下列哪些中药含皂苷类有效成分（　　　）

    A. 人参   B. 知母   C. 麦冬

    D. 甘草   E. 柴胡

二、问答题

1. 何为皂苷类化合物？

2. 皂苷为何具有溶血？含皂苷类的化合物为何不宜做成静脉注射剂？

三、实例分析

某天然药物中含有甾体皂苷、糖类、油脂类，请设计提取分离方案，将皂苷类提取并与糖类、油脂分离。

书网融合……

知识回顾　　　　　微课7　　　　　习题

（张晓林）

第八章　强心苷类化合物的提取分离技术

学习引导

　　1775 年，英国医生威瑟林（William Withering）发现一种叫洋地黄的植物，能够治疗因心力衰竭导致的水肿。经过对洋地黄近 10 年的研究，积累了大量经验，威瑟林于 1785 年出版了专著《关于洋地黄》，发表了洋地黄叶对弱化的心脏有作用的研究成果。洋地黄的主要成分包括地高辛和洋地黄毒苷，这些成分可以从洋地黄植物的叶中分离出来，它们通过增强心肌的收缩力来改善心脏功能，是已发现的 400 多种强心苷中最有价值的强心药。洋地黄早在二百多年前就已经被发现，一直到今天还在使用。那么洋地黄中增强心肌收缩力的主要成分是什么？它们结构性质怎样？如何提取洋地黄中的地高辛？

　　本章主要介绍强心苷类化合物的结构类型、理化性质、提取分离、检识方法及应用实例。

📖 学习目标

1. **掌握**　强心类化合物的结构类型、理化性质及检识。
2. **熟悉**　强心苷类化合物的提取分离方法及应用。
3. **了解**　强心苷类化合物的构效关系及分布。

　　强心苷（cardiac glycosides）是生物界中存在的一类对心脏有显著生物活性的甾体苷类。目前临床上应用的达二、三十种，主要用于治疗充血性心力衰竭及节律障碍等心脏疾病，如毛花苷丙、地高辛、毛地黄毒苷等。强心苷存在于许多有毒的植物中，现已发现十几个科几百种植物中含强心苷，特别是以玄参科、夹竹桃科最普遍，其他如萝摩科、百合科、毛茛科、十字花科、桑科等植物也多有分布。常见的植物有毛花洋地黄、紫花洋地黄、黄花夹竹桃、毒毛旋花子、铃兰、海葱、羊角拗等。强心苷主要存在于植物体的叶、花、种子、鳞茎和树皮等不同部位。动物中至今尚未发现强心苷类成分，动物药蟾酥中的有效成分是一类具有强心作用的甾体化合物，但不属于苷类，是蟾毒配基的羧酸酯类。

　　强心苷是一类选择性作用于心脏的化合物，能增强心肌收缩性，减慢窦性频率，影响心肌电生理特性。临床上主要用来治疗慢性心功能不全及节律障碍等心脏疾病。常见的强心苷类药物有：洋地黄毒苷、地高辛、去乙酰毛花苷丙和毒毛旋花子苷 K 等。

知识链接

羊角拗苷的发现

从1955年起，我国著名的药理学家、中国心血管药理学的先驱吕富华教授（1907～2000）为了寻找国产的治疗范围广的强心药，将注意力集中到寻找具有强心作用的植物药上，以取代进口强心药——毒毛旋花子苷K。通过对羊角拗有效成分羊角拗苷（divaricoside）的深入研究，发现了羊角拗苷具有较好的强心作用，进而从生物效价、吸收、蓄积、消除及毒性等方面进行了深入研究。此研究为临床静脉注射治疗心力衰竭奠定了实验基础，并为羊角拗的临床应用提供了药理学实验依据。羊角拗苷的临床应用表明，其疗效好，毒性较毒毛旋花子苷K低，完全可取代进口的毒毛旋花子苷K。

羊角拗苷是我国植物资源中第一个被发现并应用于临床的强心苷，被1963年版《中国药典》所收载。

第一节 结构类型 📱微课8

强心苷结构比较复杂，从化学结构上看，是由甾体衍生物和糖缩合而成的一类苷。根据结构中甾体部分的不同，可分为甲型强心苷和乙型强心苷；根据甾体与糖连接方式不同，可分为Ⅰ型、Ⅱ型和Ⅲ型强心苷。

一、强心苷元部分

强心苷元部分是 C_{17} 侧链为不饱和内酯环的甾体化合物。

R=五元或六元不饱和内酯环

甾体母核A、B、C、D四个环的稠合方式为A/B环有顺式、反式两种形式（多为顺式），B/C环均为反式，C/D环多为顺式稠合，若为反式则无强心活性。

甾体母核上的取代基有甲基、羟基、羰基等。C_3、C_{14} 位连接的取代基多为 β - 构型的羟基，且 C_3 位羟基常与糖缩合形成苷；C_{10}、C_{13}、C_{17} 位的取代基均为 β - 构型，C_{10} 位为甲基、醛基、羟甲基或羧基等含氧基团，C_{13} 位为甲基取代，C_{17} 位为不饱和内酯环取代，不饱和内酯环多数是 β - 构型，少数是 α - 构型。根据 C_{17} 位连接的不饱和内酯环不同，将强心苷元分为两类。

（一）甲型强心苷元

甾体母核的 C_{17} 位侧链为五元不饱和内酯环（$\triangle^{\alpha\beta}$ - γ - 内酯），基本母核为强心甾，称为强心甾烯类（cardenolides），即甲型强心苷元。自然界中已知的强心苷元大多数属于此类。如洋地黄毒苷元（digitoxigenin）、异羟基洋地黄毒苷元、毒毛旋花子苷元等。

甲型强心苷元

洋地黄毒苷元

答案解析

即学即练 8 – 1

甲型强心苷的甾体母核 C_{17} 位连接的基团是（　　　）。

A. 六元不饱和内酯环　　　B. 五元饱和内酯环　　　C. 五元不饱和内酯环

D. 甲氧基　　　E. 异戊烯基

（二）乙型强心苷元

甾体母核的 C_{17} 侧链为六元不饱和内酯环（ $\triangle^{\alpha\beta,\gamma\delta} - \delta -$ 内酯），基本母核为海葱甾或蟾酥甾，称为海葱甾二烯类（scillanolides）或蟾蜍甾二烯类（bufanolides），即乙型强心苷元。自然界中仅少数属此类，如海葱苷元（scillaridin），天然药物蟾酥中的强心成分蟾毒配基属于此类。

乙型强心苷元

海葱苷元

二、糖部分

构成强心苷的糖有 20 多种。根据 C_2 位上有无羟基可以分为 α – 羟基糖（2 – 羟基糖）和 α – 去氧糖（2 – 去氧糖）两类。α – 去氧糖常见于强心苷类，是区别于其他苷类化合物的一个重要特征。

（一）α – 羟基糖（2 – 羟基糖）

指 C_2 位含有氧原子的糖。组成强心苷的 α – 羟基糖，除常见的 D – 葡萄糖、L – 鼠李糖外，还有 L – 夫糖（L – fucose）、D – 鸡纳糖（D – quinovose）等 6 – 去氧糖和 L – 黄花夹竹桃糖（L – thevetose）、D – 洋地黄糖（D – digitalose）等 6 – 去氧糖甲醚。

（二）α – 去氧糖（2 – 去氧糖）

指 C_2 不含氧原子的糖，包括 2 – 去氧糖和 2,6 – 去氧糖。强心苷中普遍具有 α – 去氧糖，常见的有

D - 洋地黄毒糖（D - digitoxose）、D - 加拿大麻糖（D - cymarose）、L - 夹竹桃糖（L - oleandrose）、D - 沙门糖（D - sarmentose）等。

L-夫糖　　　　D-鸡纳糖　　　　L-黄花夹竹桃糖　　　　D-洋地黄糖

D-洋地黄毒糖　　　D-加拿大麻糖　　　L-夹竹桃糖　　　D-沙门糖

三、苷元与糖连接的方式

强心苷大多为低聚糖苷，少数为单糖苷。糖链大多与苷元 C_3 位羟基缩合。根据与苷元连接糖的种类不同，将强心苷分为下列三种类型：

Ⅰ型：苷元 - (2,6 - 二去氧糖)$_x$ - (D - 葡萄糖)$_y$，如存在于紫花洋地黄中具有强心作用的紫花洋地黄苷 A（purpurea glycoside A）。

Ⅱ型：苷元 - (6 - 去氧糖)$_x$ - (D - 葡萄糖)$_y$，如存在于黄花夹竹桃中具有强心作用的黄花夹竹桃苷 A（thevetin A）。

Ⅲ型：苷元 - (D - 葡萄糖)$_y$，如存在于乌沙中具强心作用的乌沙苷（uzarin）。

（$x = 1 \sim 3$，$y = 1 \sim 2$）

自然界中存在的强心苷以Ⅰ型和Ⅱ型较多，Ⅲ型较少。

紫花洋地黄苷A　　　　黄花夹竹桃苷A

乌沙苷

实例分析

案例　《金匮要略》中记载泻肺汤（葶苈子加大枣），可治疗"肺痈喘急不得卧"。《外台秘要》用葶苈子加汉防己的复方治疗阳水暴肿（面赤、烦渴、喘急、小便涩等症状）。

问题　1. 请问中医描述的肺痈、依壁不得卧、面赤、烦渴、喘急、小便涩等症状，相当于现代医学中的哪一种疾病？

2. 为什么古代中医在治疗以上疾病时，需要配伍葶苈子这味中药？

答案解析

四、强心苷的结构与活性的关系

强心苷的化学结构与其生物活性有一定关系。强心作用取决于苷元部分，主要包括甾体母核的立体结构、不饱和内酯环的种类及取代基的种类及其构型。糖本身不具有强心作用，但可影响强心苷的强心作用强度。强心苷的强心作用强弱常以对动物的毒性（致死率）来表示。

1. 甾体母核　甾体母核的立体结构与强心作用关系密切的是 C/D 须顺式稠合，一旦这种顺式稠合被破坏将失去强心作用。A/B 环为顺式稠合的甲型强心苷元，必须具备 C_3 位 β - 羟基取代，否则无活性。A/B 环为反式稠合的甲型强心苷元，无论 C_3 位是 β - 羟基还是 α - 羟基取代均有活性。C_{14} 位多数是羟基取代，且必须是 β - 构型才有强心作用，C_{14} - OH 若脱水成烯，活性降低或消失。C_{10} 位角甲基转化为醛基或羟甲基时，活性增强；C_{10} 位角甲基转化为羧基或无角甲基时，则活性明显减弱。母核上其他取代基对强心作用也有一定影响。

2. 不饱和内酯环　C_{17} 位侧链不饱和内酯环必须为 β - 构型才具有强心作用。若为 α - 构型或开环，则强心作用很弱甚至消失。若不饱和内酯环的双键被氢化或移位，则强心作用和毒性均降低。

3. 糖部分　强心苷中的糖本身不具有强心作用，但它们的种类、数量对强心苷的毒性会产生一定的影响。主要原因是强心苷的极性可以改变强心苷的油水分配系数，影响强心苷对心肌细胞膜上类脂质的亲和力，进而影响强心作用的强度。一般来说，苷元连接糖形成苷后，毒性增加。随着糖基数目的增多，分子量增大，毒性减弱。

第二节　理化性质

一、性状

强心苷类化合物多为无定形粉末或无色结晶，具有旋光性，对黏膜有刺激性。C_{17} 侧链为 β - 构型者味苦，有生物活性；若为 α - 构型则无苦味，也无生物活性。

二、溶解性

强心苷一般可溶于水、甲醇、乙醇、丙酮等极性溶剂，难溶于石油醚、苯、乙醚等极性小的溶剂。苷元则难溶于水等极性溶剂，易溶于乙酸乙酯、三氯甲烷等有机溶剂。

强心苷的溶解性还与分子中所含糖基的种类与数目、苷元上羟基的数目和所处位置等有关。如果强心苷分子中含有较多的羟基，则极性强，亲水性亦强；若分子中含有羟基数目较少，则极性弱，亲脂性强。如乌本苷虽为单糖苷，却有 8 个羟基，水溶性大（1:75），难溶于三氯甲烷；洋地黄毒苷虽为三糖苷，但整个分子只有 5 个羟基，水溶性小（1:100000），易溶于三氯甲烷（1:40）。强心苷中的羟基若形成分子内氢键，亲水性弱，反之，亲水性强。

通常原生苷由于所含糖基数目多，亲水性较大，故在极性溶剂中溶解度比相应的次生苷和苷元强，可溶于水、醇等溶剂；次生苷亲水性减弱，可溶于乙酸乙酯、含水三氯甲烷、三氯甲烷 – 乙醇（4:1）等溶剂。

三、水解性

强心苷的苷键可被酸或酶水解成次生苷或苷元，分子中的内酯环和其他酯键可被碱水解。水解反应是研究强心苷组成及改造强心苷结构的重要方法。化学方法有酸水解、碱水解；生物方法有酶水解。强心苷的苷键水解难易和水解产物因组成糖的不同而有所差异。

（一）酸水解

根据酸水解条件的不同，可分为温和酸水解法和强烈酸水解。

1. 温和酸水解 适用于水解 I 型强心苷。即用稀盐酸或稀硫酸（0.02 ~ 0.05mol/L）在含水的醇中经一定时间加热回流，可使 I 型强心苷水解成苷元和糖。其特点是能使苷元与 α – 去氧糖之间、α – 去氧糖与 α – 去氧糖之间的苷键水解断裂，但 α – 去氧糖与 α – 羟基糖之间、α – 羟基糖与 α – 羟基糖之间的苷键在此条件下不易断裂。此法优点是水解条件温和，不会引起苷元脱水，也不会导致 α – 去氧糖分解，但有可能水解生成双糖或叁糖。例如紫花洋地黄苷 A 的水解。

2. 强烈酸水解 用于水解 II 型和 III 型强心苷。II 型和 III 型强心苷与苷元直接相连的均为 α – 羟基糖，由于糖的 2 位羟基阻碍了苷键原子的质子化，用温和酸无法使其水解，必须提高酸的浓度（3% ~ 5%），延长水解时间或同时加压，才能使 α – 羟基糖水解。由于水解条件强烈，易引起苷元发生脱水反应，水解产物是脱水苷元和若干单糖。

紫花洋地黄苷A

温和酸水解 → 洋地黄毒苷元 +2 洋地黄毒糖 + 洋地黄毒糖—葡萄糖

强烈酸水解 → 脱水洋地黄毒苷元 +3 洋地黄毒糖 + 葡萄糖

3. 氯化氢 – 丙酮法（Mannich 水解法） 多数 II 型强心苷用此法水解，可得原生苷元。将强心苷置于含 1% 氯化氢的丙酮溶液中，20℃放置 2 周。因 C_2 位羟基和 C_3 位羟基与丙酮反应，生成丙酮化物，进而水解得到原生苷元和糖衍生物。例如铃兰毒苷的水解。本法不适用于所有的 Ⅱ 型强心苷，如难溶于丙酮的多糖苷用此法水解产率低，甚至不水解；黄甲次苷乙用此法水解得到的是脱水苷元。

铃兰毒苷

毒毛旋花子苷元

（二）碱水解

强心苷的苷键不受碱的影响，但分子中的酰基、内酯环在不同的碱性条件下，可发生水解、裂解、双键移位及异构化等反应。

采用不同碱性试剂，可选择性地水解除去强心苷分子中的酰基。如碳酸氢钠、碳酸氢钾能水解 α - 去氧糖上酰基。氢氧化钙、氢氧化钡能水解强心苷分子中所有酰基，但该水解条件较温和，不能使内酯键水解，如毛花洋地黄苷丙在氢氧化钙的作用下得到去乙酰毛花苷。氢氧化钠（钾）的水溶液能使内酯键开裂，加酸后又环合成内酯键；在醇溶液中，氢氧化钠（钾）溶液使内酯环开环后生成异构化苷，酸化亦不能再环合成原来的内酯环，是不可逆反应。

（三）酶水解

酶水解具有反应温和、专属性强的特点。在含强心苷的植物中有水解葡萄糖的酶存在，但无水解 α - 去氧糖的酶。所以植物中的酶只能水解强心苷分子中的葡萄糖，保留 α - 去氧糖而生成次生苷。例如：

紫花洋地黄苷 A $\xrightarrow{\text{紫色苷酶}}$ 洋地黄毒苷 + D - 葡萄糖（紫花苷酶为 β - 葡萄糖苷酶）

常利用酶水解使植物中的原生苷水解成强心作用更强的次生苷。从毛花洋地黄中提取地高辛、黄花夹竹桃中提取黄夹次苷均采用了酶水解的方法。K - 毒毛旋花子苷的酸、酶水解反应式如下：

温和酸水解

毒毛旋花子叁糖　　+　　毒毛旋花子苷元

K-毒毛旋花子苷

β-葡萄糖苷酶

D-葡萄糖　　+　　K-毒毛旋花子次苷-β

毒毛旋花子双糖酶

加拿大麻苷

植物体中所含的酶并不能使所有的强心苷发生酶解，此时可以选择其他生物中的水解酶。如蜗牛消化酶是一种混合酶，几乎能水解所有苷键，能将强心苷分子中糖逐步水解，直到获得苷元。一般来说，乙型强心苷较甲型强心苷易被酶水解。

四、显色反应

强心苷的显色反应可由甾体母核、C_{17} 位不饱和内酯环和 α-去氧糖产生。

(一) 甾体母核的反应

此类反应需在无水条件下进行，与酸作用，经脱水、缩合、氧化等过程呈现一系列颜色变化。与皂苷的显色反应类似。

1. 醋酐-浓硫酸反应（Liebermann-Burchard 反应）　将试样溶于三氯甲烷（或冰醋酸），加醋酐-浓硫酸（20:1）数滴，产生黄-红-紫-蓝-绿等颜色变化，最后褪色。

2. 三氯甲烷-浓硫酸反应（Salkowski 反应）　将试样溶于三氯甲烷中，沿管壁缓缓加入浓硫酸数滴，三氯甲烷层显血红色或青色，硫酸层显绿色荧光。

3. 冰醋酸-乙酰氯反应（Tschugaeff 反应）　将试样溶于冰醋酸中，加氯化锌和乙酰氯结晶数粒，煮沸，溶液呈紫红-蓝-绿颜色变化。

4. 五氯化锑反应（Kahlenberg 反应）　将试样醇溶液滴于滤纸或薄层板上，喷20%五氯化锑的三氯甲烷溶液，该反应试剂也可选用三氯化锑饱和的三氯甲烷代替（不含乙醇和水），于60～70℃加热3～5分钟，呈灰蓝色、蓝色、灰紫色等多种颜色斑点。

5. 三氯醋酸－氯胺T反应（Chloramine T反应）　将试样醇溶液点于滤纸或薄层板上，喷三氯醋酸－氯胺T试剂（25%的三氯醋酸乙醇溶液4ml加3%氯胺T水溶液1ml，混匀），晾干后于100℃加热数分钟，于紫外灯下观察。含洋地黄毒苷元的苷类显黄色荧光；含羟基洋地黄毒苷元的苷类显亮蓝色荧光；含异羟基洋地黄毒苷元的苷类显蓝色荧光。该反应能区别洋地黄苷化合物的苷元类型。

（二）五元不饱和内酯环的反应

甲型强心苷类 C_{17} 位连有五元不饱和内酯环，在碱性醇溶液中双键移位形成 C_{22} 位活性亚甲基，能与活性亚甲基试剂缩合而显色。这些有色化合物在可见光区常有最大吸收，故亦可用于定量。乙型强心苷类 C_{17} 位连接六元不饱和内酯环，同样条件不能产生活性亚甲基，故无此类反应。所以此类反应，可以区别甲、乙型强心苷。

1. 亚硝酰铁氰化钠反应（Legal反应）　取样品1～2mg，加吡啶2～3滴，再加3%亚硝酰铁氰化钠溶液和2mol/L氢氧化钠溶液各1滴，溶液显深红色，放置渐褪色。

2. 间二硝基苯反应（Raymond反应）　取试样约1mg，加少量50%乙醇溶解后，加间二硝基苯乙醇溶液2滴，摇匀后再滴入20%氢氧化钠溶液4滴，显紫红色或蓝紫色。

3. 3,5－二硝基苯甲酸反应（Kedde反应）　取样品的甲醇或乙醇溶液于试管中，加入3,5－二硝基苯甲酸试剂（A液：2% 3,5－二硝基苯甲酸甲醇或乙醇溶液；B液：2mol/L氢氧化钾溶液，用前等量混合）3～4滴，溶液显红色或紫红色。本试剂可用于强心苷纸色谱和薄层色谱显色剂，喷雾后显紫红色，几分钟后褪色。

4. 碱性苦味酸反应（Baljet反应）　取样品的甲醇或乙醇溶液于试管中，加碱性苦味酸试剂（A液：1%苦味酸乙醇溶液；B液：5%氢氧化钠水溶液，用前等量混合）数滴，放置15分钟后，显橙色或橙红色。

（三）α－去氧糖的反应

1. 三氯化铁－冰醋酸反应（Keller－Kiliani反应，简称K－K反应）　取样品少许溶于5ml冰醋酸中，加20%的三氯化铁溶液1滴，混匀后倾斜试管，沿管壁缓慢加入浓硫酸，观察界面和冰醋酸层的颜色变化。如有α－去氧糖，冰醋酸层渐呈蓝绿色。界面的颜色随苷元羟基、双键的位置和数目不同而异，可显红、绿、黄色，但久置后因碳化作用，均转为暗色。

此反应是游离α－去氧糖的特征反应，对游离的α－去氧糖或在此条件下能水解产生α－去氧糖的苷均显色。但需注意α－去氧糖与葡萄糖或其他羟基糖连接的二糖、三糖或乙酰化的α－去氧糖，因在此条件下不易水解出游离的α－去氧糖而不显色。故此反应阳性，可肯定α－去氧糖存在；此反应阴性，也不能完全否定α－去氧糖的存在，还需要用其他α－去氧糖的显色反应进一步证实。

2. 呫吨氢醇反应（Xanthydrol 反应） 取样品少许，加呫吨氢醇试剂（呫吨氢醇 10mg 溶于冰醋酸 100ml 中，加入浓硫酸 1ml）1ml，置水浴上加热 3 分钟，分子中有 α - 去氧糖均显红色。本反应极灵敏，可用于定量分析。

3. 对 - 二甲氨基苯甲醛反应 将样品的醇溶液点于滤纸上，喷对 - 二甲氨基苯甲醛试剂（1% 对 - 二甲氨基苯甲醛乙醇溶液 4ml，加浓盐酸 1ml 混匀），于 90℃ 加热，分子中若有 α - 去氧糖可显灰红色斑点。

4. 过碘酸 - 对硝基苯胺反应 过碘酸使 α - 去氧糖氧化生成丙二醛，再和硝基苯胺缩合，缩合物为黄色。该试剂亦可作为薄层和纸层色谱的显色剂，先喷过碘酸钠溶液（1 份过碘酸钠饱和水溶液，加 2 份蒸馏水），于室温放置 10 分钟，再喷对硝基苯胺试液（1% 对硝基苯胺乙醇溶液 4ml，加浓盐酸为 1ml 混匀），则迅速在灰黄色背底上出现深黄色斑点，在紫外光下，在棕色背底上显示黄色荧光斑点。如再喷以 5% NaOH 甲醇溶液，则斑点变为绿色。

即学即练 8 - 2

可水解强心苷分子中酰基的方法有（　　　）。

A. 用 0.02 ~ 0.05 mol/L 的盐酸溶液水解　　　　B. 用 3% ~ 5% 的盐酸溶液水解

C. 酶水解　　　　D. 碱水解　　　　E. 氯化氢 - 丙酮法水解

答案解析

第三节　提取与分离

一、提取

植物中存在的强心苷类成分比较复杂，同一植物中常含有几种甚至几十种结构、性质相似的强心苷，且含量较低（1% 以下）。多数强心苷是多糖苷，常常与糖类、皂苷、色素、鞣质等共存，这些成分的存在往往能影响或改变强心苷在许多溶剂中的溶解度。同时植物中还含有能降解强心苷类的酶，植物原料在保存或提取过程中均可促使强心苷的酶解，产生次生苷，增加了成分的复杂性。因此，在提取过程要注意酸、碱、酶的影响。

一般原生苷易溶于水而难溶于亲脂性溶剂，次生苷则相反。提取原生苷时首先要注意抑制酶的活性，防止酶水解。新鲜药材采收后要快速烘干或晒干，保存期间要注意防潮。常用甲醇或 70% 的乙醇提取，既可以提高提取效率，又可以破坏酶的活性，如毛花洋地黄苷的提取。也可以加入硫酸铵等无机盐使酶变性，再选择溶剂提取，同时要避免酸、碱的影响。若从植物中提取次生苷，可利用酶的活性进行酶解（25 ~ 40℃）获得，也可以先提取原生苷再进行酶解，再用 70% ~ 80% 乙醇进行提取。

二、分离

强心苷的分离，通常采用两相溶剂萃取法、重结晶法、逆流分溶法和色谱分离法等。对含量较高的组分，可采用反复重结晶的方法得到单体。但在多数情况下，往往需要多种方法配合使用。两相溶剂萃取法和逆流分溶法均是利用强心苷在两相溶剂中分配系数的差异而达到分离目的。例如毛花洋地黄总苷中甲、乙、丙的分离，由于苷丙与苷甲、苷乙在三氯甲烷中溶解度有差异，用两相溶剂萃取法可将苷丙从总苷中分离出来。

　　用萃取法难以获得高纯度强心苷，需用色谱法进一步分离。对于亲脂性弱的强心苷（多糖苷），可选用分配色谱法，用硅胶、硅藻土或纤维素为支持剂，以三氯甲烷–甲醇–水、乙酸乙酯–甲醇–水或水饱和的丁酮为溶剂，进行梯度洗脱。对于亲脂性强的强心苷（单糖苷、次生苷）及苷元，可选用吸附色谱法，常用中性氧化铝（或硅胶）作吸附剂，用苯、苯–三氯甲烷、三氯甲烷、三氯甲烷–甲醇为溶剂，进行梯度洗脱。例如从黄花夹竹桃果仁的总单糖苷中分离出黄夹次苷甲等五种成分，它们的极性大小顺序为黄夹次苷丁 > 黄夹次苷丙 > 黄夹次苷甲 > 黄夹次苷乙 > 单乙酰黄夹次苷乙，中性氧化铝对它们的吸附力大小也按此顺序排列，用不同比例的苯–三氯甲烷、三氯甲烷–甲醇为进行梯度洗脱，可将五个成分分离。

	R	R'
黄夹次苷甲	CHO	黄夹糖
黄夹次苷乙	CH_3	黄夹糖
黄夹次苷丙	CH_2OH	黄夹糖
黄夹次苷丁	COOH	黄夹糖
单乙酰黄夹次苷乙	CH_3	单乙酰黄夹糖

第四节　检　识

一、理化检识

　　从天然药物中提取分离得到的强心苷，需要经过理化检识。物理方法的鉴定主要包括化合物形态、颜色、熔点、溶解度、比旋度等。化学检识主要利用强心苷的颜色反应，需根据分子结构中甾体母核、不饱和内酯环、α–去氧糖来选择不同的颜色反应。常用的反应有醋酐–浓硫酸反应、K–K反应、亚硝酰铁氰化钠反应和3,5–二硝基苯甲酸反应等。

二、色谱检识

（一）纸色谱法

　　对于亲脂性较强的强心苷类，多将滤纸预先以甲酰胺或丙二醇处理作为固定相，以苯或甲苯（用甲酰胺饱和）作为展开剂。对于亲脂性较弱的强心苷类，可将展开剂改为极性较大的溶剂，如二甲苯–丁酮–甲酰胺（50:50:4）、三氯甲烷–四氢呋喃–甲酰胺（50:50:6.5）等溶剂系统；亲水性的强心苷类，宜用水为固定相，以水饱和的丁酮或丁醇–甲苯–水（4:6:1）为展开剂。对亲水性较强的强心苷，宜用水浸透滤纸作固定相，以水饱和的丁酮或乙醇–甲苯–水（4:6:1）等做展开剂，展开效果较好。

（二）薄层色谱法

　　强心苷的薄层色谱有薄层吸附色谱和薄层分配色谱。薄层吸附色谱常用的吸附剂有硅胶和反相硅胶。在硅胶薄层色谱中，分离效果较好的展开剂有二氯甲烷–甲醇–甲酰胺（80:19:1）、三氯甲烷–甲醇–醋酸（85:13:2）、乙酸乙酯–甲醇–水（80:5:5）等。展开剂中加入少量的水或甲酰胺，可以减少拖尾现象。也可用反相硅胶薄层色谱分离强心苷类成分，常用的溶剂展开系统有三氯甲烷–甲醇–水等。薄层分配色谱分离强心苷可获得更为满意的效果。常用硅藻土、纤维素作支持剂，固定相为甲酰胺、5%～10%甲酰胺的丙酮等。展开剂的选择参照纸色谱的溶剂系统。

强心苷纸色谱和薄层色谱常用的显色剂有：碱性 3,5 - 二硝基苯甲酸试剂，喷后强心苷显紫红色，放置后褪色；25% 三氯醋酸乙醇液，喷后于 100℃ 加热 2 分钟，强心苷显红色等。试剂需新鲜配制。

第五节　应用实例

实例一　毛花洋地黄中强心苷类化学成分的提取分离技术

毛花洋地黄为玄参科植物毛花洋地黄（*Digitalis lanata* Ehrh.）的叶，有强心、利尿功效。临床用于治疗充血性心力衰竭及与阵发性房颤心动过速。特别是毛花洋地黄苷丙经碱水解脱去乙酰基得到西地兰（cedilanid），为静脉注射用速效强心苷，显效时间为 10～30 分钟，适用于急、慢性心力衰竭、心房颤动和阵发性室上性心动过速；再经酶水解去掉末端葡萄糖，得到地高辛（digoxin），为常用的口服中速强心苷。毛花洋地黄通常作为提取地高辛、西地兰等的原料。

一、毛花洋地黄中主要有效成分的结构、性质

从毛花洋地黄中已分离出 30 余种强心苷，大多是次生苷。其苷元均是五元不饱和内酯环的甲型强心苷元。原生苷主要有毛花洋地黄苷甲、乙、丙、丁、戊（lanatoside A、B、C、D、E）等，均属于 I 型强心苷。

西地兰为白色结晶性粉末，mp. 265～268℃（分解），$[\alpha]$ +12.2°（75% 乙醇）。能溶于水（1:500）、甲醇（1:200）或乙醇（1:2500），微溶于三氯甲烷，几乎不溶于乙醚。

地高辛为白色结晶或结晶性粉末，mp. 260～265℃（分解），$[\alpha]_D^{20}$ +9.5°～+12.0°（2% 吡啶）。在吡啶中易溶，在稀醇中微溶，在三氯甲烷中极微溶解，在水或乙醚中不溶。

洋地黄毒苷	R=R'=H
羟基洋地黄毒苷	R=OH，R'=H
异羟基洋地黄毒苷	R=H，R'=OH
双羟基洋地黄毒苷	R=R'=OH
吉他洛苷	R=—O—CHO，R'=H
毛花洋地黄苷甲	R=R'=H
毛花洋地黄苷乙	R=OH，R'=H
毛花洋地黄苷丙	R=H，R'=OH
毛花洋地黄苷丁	R=R'=OH
毛花洋地黄苷戊	R=—O—CHO，R'=H

二、毛花洋地黄中强心苷成分的提取分离

（一）毛花洋地黄总苷的提取

1. 工艺流程（图8-1）

毛花洋地黄叶粗粉

↓ 5倍量热乙醇（60℃，70%）浸提2次

乙醇提取液

↓ 加Na₂CO₃调pH至中性，在60℃以下减压回收乙醇至含醇量为10%~20%，于15℃以下静置析胶，次日吸取上清液

上清液 ————————— 胶状物（叶绿素、树脂）

↓ 减压回收乙醇至无醇味

浓缩液

↓ 冷却，用1/3倍量三氯甲烷萃取1次

水层 ————————— 三氯甲烷层

↓ 加乙醇至含醇量22%，再加水液量1/3倍的三氯甲烷萃取2次 ↓ 回收

水层（糖等水溶性杂质） 三氯甲烷层 残渣（树脂等亲脂性杂质）

↓ 回收

粗总苷

↓ 甲醇重结晶

总苷（主要含毛花洋地黄苷甲、乙、丙）

图8-1 毛花洋地黄总苷提取流程图

2. 流程说明 毛花洋地黄叶中，除了含强心苷外，还有皂苷、叶绿素、树脂、蛋白质、水溶性色素、糖等杂质以及水解酶。用70%乙醇提取，总苷提出率高，沉淀蛋白质并抑制酶的活性。溶液调pH至中性，以防止苷键水解。回收乙醇至含醇量在10%~20%，此时脂溶性杂质溶解度小，析胶效果好，而总苷可保留在稀醇溶液中。

（二）地高辛的提取

地高辛是去乙酰毛花洋地黄苷丙（西地兰）的次生苷，又称异羟基洋地黄毒苷。

1. 工艺流程（图8-2）

2. 流程说明 从毛花洋地黄叶中提取地高辛，可利用其中存在的 $\beta - D -$ 葡萄糖酶水解去除葡萄糖，再用乙醇提取。然后利用次生苷在三氯甲烷中溶解度较大得到地高辛，用三氯甲烷萃取除去亲水性杂质，用碱水去除酸性杂质。最后利用地高辛在乙醇中冷热溶解度相差悬殊的性质进行精制。

毛花洋地黄干燥叶粉

　　　　↓ 等量水拌匀，40℃发酵20小时

发酵后药粉

　　　　↓ 80%乙醇热提2次

乙醇提取液

　　　　↓ 减压浓缩至含醇量20%，冷置析胶

胶状物（含叶绿素等）　　稀醇液

　　　　　　　　　　　　　↓ 三氯甲烷萃取3次

水层　　　　三氯甲烷层

　　　　　　　↓ 浓缩至原体积1/5，5%NaOH
　　　　　　　混合，静置过夜

碱水层　　　　　　　　　　三氯甲烷层
（脱去乙酰基并除去残留叶绿素）

　　　　　　　　　　　　　↓ 水洗去碱液，
　　　　　　　　　　　　　回收三氯甲烷

残留物

　　　　　　　　　　　　　↓ 丙酮溶解，静置析晶

粗品

　　　　　　　　　　　　　↓ 80%乙醇重结晶

地高辛纯品

图 8 - 2　地高辛提取分离流程图

实例二　香加皮中强心苷类化学成分的提取分离技术

　　香加皮为萝藦科植物杠柳（*Periploca sepium* Bge.）的干燥根皮。性辛、苦、温，有毒。具有利水消肿、祛风湿、强筋骨功效。主治下肢浮肿、心悸气短、风寒湿痹、腰膝酸软等症。现代药理学研究表明，香加皮具有抗肿瘤、强心、抗炎、免疫调节等作用，同时具有诱导细胞分化和促进神经生长因子的作用。主要用于治疗心力衰竭和风湿性关节炎。香加皮有一定毒性，且容易被忽略，用药时注意不要与五加皮混淆。

一、香加皮中主要有效成分的结构、理化性质

　　香加皮中已知结构的化合物至少有 49 个，主要为 C_{21} 甾类、强心苷类、萜类、醛类等，其中 C_{21} 甾类有 32 个。所含强心苷类化合物均为甲型强心苷，其中杠柳毒苷（periplocin）和杠柳次苷（peripocymarin）为主要成分，还含有 4 - 甲氧基水杨醛、氨基酸、有机酸、皂苷、酚类及挥发油等。《中国药典》采用高效液相色谱法测定香加皮中 4 - 甲氧基水杨醛的含量，要求香加皮于 60℃干燥 4 小时，含 4 - 甲氧基水杨醛不得少于 0.20%。

　　杠柳毒苷为无色片状结晶（丙酮），白色针状结晶（水），mp. 224℃，$[\alpha]_D^{20} +23°$（乙醇）。易溶于乙醇，几乎不溶于乙醚、三氯甲烷、苯和石油醚，可溶于沸水，难溶于水。

杠柳次苷的分子式为 $C_{30}H_{46}O_8$，$[\alpha]_D^{20} +29°$（乙醇）。

4 - 甲氧基水杨醛为白色结晶，mp. 41~42℃。

杠柳毒苷　　　　　　杠柳次苷　　　　　4-甲氧基水杨醛

二、香加皮中强心苷成分提取分离

（一）工艺流程（图 8 - 3）

```
                    香加皮
                      │ 60%乙醇加热提取2小时,提3次
                   乙醇提取液
                      │ 回收乙醇，乙醚萃取
         ┌────────────┴────────────┐
       乙醚层                      水层
    （亲水性杂质）                   │ AB-8大孔吸附树脂，水洗，70%乙醇洗脱
                       ┌───────────┴───────────┐
                     水洗液                  乙醇洗脱液
                  （亲脂性杂质）                  │ 回收乙醇
                                            杠柳毒苷
```

图 8 - 3　杠柳毒苷提取分离流程图

（二）流程说明

香加皮中强心苷成分是利用苷类化合物亲水性强的特点，可被乙醇提出。再利用各成分极性不同，采用大孔吸附树脂分离纯化得到杠柳毒苷。杠柳毒苷在 60% 的乙醇中溶解度比在 95% 的乙醇中大，故选用 60% 乙醇做提取溶剂。AB - 8 大孔吸附树脂的饱和吸附量比 D_{101} 大孔吸附树脂大，且洗脱率较高，用 70% 乙醇溶液将杠柳毒苷洗脱下来，且杠柳毒苷纯度高。

实例三　罗布麻叶中强心苷类化学成分的提取分离技术

罗布麻为夹竹桃科植物罗布麻（*Apocynum venetum* L.）的干燥叶。性甘、苦、凉。有平肝安神、清热利水的功效。临床用于头晕目眩、心悸失眠、浮肿尿少等症。现代药理学研究表明，罗布麻具有降

压、降脂、扩张冠状动脉、抗氧化、抗癌和抗菌作用。

由罗布麻叶作为主药的复方罗布麻片常用于治疗高血压。罗布麻叶的毒性一般较低，但剂量不宜过大，避免引起心脏毒性反应。高血压合并心功能不全者口服复方罗布麻片和地高辛片均易引起强心苷中毒，出现不同程度的心脏传导阻滞等心律失常。通宣理肺丸、止咳喘息丸、气管炎丸、哮喘冲剂等含麻黄碱的中成药不宜与含强心苷的制剂联用。人参再造丸、大活络丹、半夏露、化痰止咳丸、复方川贝精片等可使心跳加快，心肌收缩力增强，也不宜与含强心苷的制剂合用，以免出现强心苷中毒。

一、罗布麻中主要有效成分的结构、理化性质

罗布麻叶主要含槲皮素、山奈素和金丝桃苷等黄酮类化合物，具有降压、降脂、抗感冒、镇静安神功效；也含强心苷类成分，一般是甲型强心苷，如加拿大麻苷、毒毛旋花子苷元 - β - D - 毛地黄糖苷等，以及毒毛旋花子苷元。

《中国药典》要求以金丝桃苷为指标成分采用高效液相法对罗布麻叶进行含量测定，规定按干燥品计算含金丝桃苷不得少于 0.30%。

加拿大麻苷又称罗布麻苷，为无色针状结晶（甲醇），mp. 148℃，$[\alpha]_D^{20} + 39.2°$（甲醇）。易溶于乙醇、三氯甲烷、二氯乙烷、四氯化碳、乙酸乙酯等，可溶于丙酮、甲醇，难溶于水，不溶于石油醚和乙醚。

毒毛旋花子苷元为片状结晶，mp. 177～178℃，$[\alpha]_D^{20} + 44°$（甲醇）。溶于丙酮、乙醇、三氯甲烷、苯和冰醋酸，几乎不溶于水、乙醚和石油醚。

金丝桃苷为淡黄色针状结晶（乙醇），mp. 227～230℃（分解），$[\alpha]_D^{20} - 83°$（吡啶）。易溶于甲醇、乙醇、丙酮及吡啶。

毒毛旋花子苷元　　　　　　　加拿大麻苷　　　　　　毒毛旋花子苷元-β-D-毛地黄糖苷

二、罗布麻中强心苷的提取分离

（一）工艺流程（图 8 - 4）

（二）流程说明

利用氧化铝对黄酮化合物吸附力强，特别是有 3 - OH、5 - OH、4 - 羰基及邻二酚羟基结构的黄酮化合物与铝离子络合而被牢牢吸附在氧化铝柱上，借此与强心苷类化合物分离。再利用加拿大麻苷等易溶于三氯甲烷、乙醇，用三氯甲烷 - 乙醇（2:1）将其萃取出来，与亲水性杂质分离。

图 8-4 罗布麻中强心苷类成分提取分离流程图

📱 **知识链接**

六神丸

六神丸是驰名中外的中成药，由牛黄、珍珠粉、麝香、雄黄、冰片、蟾酥6味药组成，除治疗咽喉肿痛外，对疮疖、疔肿及无名肿毒也有良好的疗效。组方中的蟾酥主要成分结构与强心苷相似，是蟾蜍甾二烯类、强心甾烯蟾毒类化合物及其羧酸酯，也有强心作用。当含有蟾酥的六神丸与地高辛等强心苷合用，由于在致毒方面有协同作用，易引起中毒反应，使心血管系统功能减退。故接受强心苷治疗的患者不宜用六神丸。

此外，含蟾酥的中成药还有：养心丹、麝香保心丸、救心丸、疹药丸等，均不宜与地高辛一起服用，必须联用时应减量和加强监测。

目标检测

答案解析

一、选择题

（一）单项选择题

1. 甲型强心苷元与乙型强心苷元主要区别在于（　　）

    A. 甾体母核稠合方式　　　　B. C_{10} 位取代基　　　　　　C. C_{13} 位取代基

    D. C_{17} 位不饱和内酯环　　　E. C_3 位糖基

2. 水解 I 型强心苷多采用（　　）

A. 盐酸丙酮法　　　　B. 温和酸水解　　　　C. 酶水解

D. 强烈酸水解　　　　E. 碱水解

3. 强心苷中的特殊糖是（　　）

A. D-葡萄糖　　　　B. 6-去氧糖　　　　C. 3-氨基糖

D. 6-去氧糖甲醚　　　　E. α-去氧糖

4. 用下列何法水解可以得到原生苷元（　　）

A. 0.02~0.05mol/L HCl　　　　B. 3%~5% HCl　　　　C. 2% NaOH 水溶液

D. NaHCO$_3$ 水溶液　　　　E. 2% KOH 醇溶液

5. 能使强心苷糖上的乙酰基水解又不影响苷元结构的试剂是（　　）

A. 0.02~0.05mol/L HCl　　　　B. 3%~5% HCl　　　　C. NaOH 水溶液

D. 5% Ca（OH）$_2$水溶液　　　　E. 2% KOH 醇溶液

6. 强心苷甾体母核的反应不包括（　　）

A. 3, 5-二硝基苯甲酸反应　　　　B. 醋酐-浓硫酸反应　　　　C. 三氯化锑反应

D. 三氯乙酸-氯胺T反应　　　　E. 三氯甲烷-浓硫酸反应

7. 可用于区别甲型和乙型强心苷的试剂是（　　）

A. 香草醛-浓硫酸　　　　B. 醋酐-浓硫酸　　　　C. 三氯甲烷-浓硫酸

D. 三氯乙酸-氯胺T　　　　E. 亚硝酰铁氰化钠

8. Keller-Kiliani 反应所用的试剂是（　　）

A. 醋酐-浓硫酸　　　　B. 三氯化铁-冰醋酸，浓硫酸　　　　C. 三氯化锑

D. 三氯乙酸-氯胺T　　　　E. 亚硝酰铁氰化钠

9. 与强心苷共存的酶（　　）

A. 只能使 α-去氧糖之间苷键断裂

B. 可使葡萄糖的苷键断裂

C. 不能使各种苷键断裂

D. 可使苷元与 α-去氧糖之间的苷键断裂

E. 能使所有苷键断裂

10. 提取次生苷应采用的方法是（　　）

A. 用乙醇回流提取

B. 用乙醚连续回流提取

C. 用沸水煎煮

D. 用甲醇回流提取

E. 用水润湿一段时间，30~40℃酶解6~12小时以上，再用乙醇回流提取

（二）多项选择题

1. 符合甲型强心苷元结构特征的是（　　）

A. C/D 环顺式稠合

B. B/C 环反式稠合

C. A/B 环顺式或反式稠合

D. C$_{17}$位连接五元不饱和内酯环

E. C_{17}连接六元不饱和内酯环

2. 下列有关强心苷的溶解性正确的说法是（　　　）

A. 强心苷可溶于乙醚　　　　B. 强心苷可溶于乙醇　　　　C. 次生苷亲水性强

D. 苷元亲脂性强　　　　E. 原生苷比苷元亲水性强

3. 水解强心苷的苷元或糖上的酰基常用的碱有（　　　）

A. 2% NaOH 水溶液　　　　B. 5% Ca(OH)$_2$水溶液　　　　C. 5% KOH 水溶液

D. 5% NaHCO$_3$水溶液　　　　E. 5% KHCO$_3$水溶液

4. 地高辛不能与下列哪些药同服（　　　）

A. 复方罗布麻片　　　　B. 救心丸　　　　C. 通宣理肺丸

D. 止咳化痰丸　　　　E. 半夏露

5. 提取植物中原生苷的方法（　　　）

A. 沸水提取　　　　B. 80% 乙醇回流提取　　　　C. 80% 乙醇温浸

D. 40℃水温浸　　　　E. 药材加硫酸铵水润湿，再用水提取

二、名词解释

1. 强心苷

2. 甲型强心苷

三、问答题

1. 蟾酥中的强心成分为什么不称为强心苷？

2. 毛花洋地黄苷丙碱水解去除乙酰基，为什么用氢氧化钙而不用氢氧化钠？

3. 在强心苷色谱检识中，展开剂常加入少量水或甲酰胺，起什么作用？

书网融合……

知识回顾　　　　微课8　　　　习题

（彭　电）

第九章 生物碱类化合物的提取分离技术

学习引导

"哑巴吃黄连有苦难言"，这句话您听说过吗？黄连以苦味而闻名，中医认为黄连具有清热燥湿、泻火解毒的功效，用于治疗湿热、湿疹、湿疮、黄疸等病。黄连始载于《神农本草经》，被列为上品。《名医别录》记载："黄连生巫阳川谷及蜀郡太山之阳"。李时珍谓："其根连珠而色黄，故名"。现代药理学研究发现黄连具有抗菌作用。目前以黄连为主的单味或复方制剂有"黄连上清丸"、"复方黄连素片"、"三黄片"等几十种。那么，黄连中的有效成分为何种类型化合物？其结构特点如何？

本章主要介绍生物碱化合物的结构类型、理化性质、提取分离、检识方法及应用实例。

学习目标

1. **掌握** 生物碱类化合物的结构类型、理化性质、提取分离及检识。
2. **熟悉** 生物碱类的典型化合物。
3. **了解** 生物碱类化合物的生物活性及分布。

生物碱（alkaloids）是指来源于生物界（主要是植物界）的一类含氮有机化合物，大多数具有复杂的氮杂环结构，呈碱性并有较强的生物活性。但也有一些例外，如秋水仙碱的氮原子不在环内，几乎没有碱性。有些来源于生物界的含氮衍生物如氨基酸、蛋白质、维生素等化合物不属于生物碱的范畴。

生物碱主要分布于植物界，在动物界中也存在（如麝香中的麝香吡啶等）。绝大多数生物碱分布在高等植物中，尤其是双子叶植物，如毛茛科植物黄连、乌头、附子，防己科植物汉防己、北豆根，罂粟科植物罂粟、延胡索，茄科植物洋金花、颠茄、莨菪，豆科植物苦参、苦豆子，马钱子科植物马钱子，小檗科植物三颗针等50余个科120多个属中。单子叶植物中分布较少，如百合科（川贝母、浙贝母）、石蒜科、兰科等。裸子植物中除麻黄科、红豆杉科、三尖杉科、松柏科等少数科外，大多不含生物碱。低等植物中只有极个别植物存在，如麦角生物碱存在于菌类植物中、烟碱存在于蕨类植物中。

生物碱在植物体的器官和组织都可能存在，但对某种植物来说，往往集中在某一器官，如麻黄生物碱主要集中于茎中，以髓部含量高；黄柏生物碱主要集中于树皮部分，其含量高低还受生长环境和季节等因素的影响；金鸡纳生物碱主要分布在金鸡纳树皮中；三颗针生物碱主要集中在根部，尤其以树皮中含量最高。不同部位含量有差异，不同季节同一植物有效成分含量也不同。

绝大多数生物碱在植物体内以与共存的有机酸（如柠檬酸、酒石酸、草酸等）结合成生物碱盐的形式存在，少数生物碱与无机酸（如硫酸、盐酸等）结合成盐。部分碱性较弱的生物碱呈游离状态，如那碎因（narceine）、那可丁（narcotine）。以酰胺形式存在的生物碱较常见，如秋水仙碱（colchicine）、喜树碱（camptothecine）。以 *N* - 氧化物形式存在的生物碱也较常见，目前从植物中发现的 *N* - 氧化物已有数百种，如氧化苦参碱（oxymatrine）、野百合 *N* - 氧化物（monocrotaline *N* - oxide）。少数生物碱以酯、苷、烯胺、季铵碱形式存在，如可卡因（cocaine）是以酯的形式存在的托品类生物碱，新士的宁（neostrychnine）以烯胺形式存在。甾体、吲哚类、异喹啉类等生物碱常和糖结合成苷存在于植物中，如茄科植物中存在的茄碱（solanine）、钩藤属植物中的钩藤酚碱（rhynchophine）。小檗碱（berberine）则是以季胺碱的形式存在。

生物碱大多具有显著而特殊的生物活性。如鸦片中的吗啡（morphine）具有强烈镇痛作用，可待因（codeine）具有止咳作用，麻黄中的麻黄碱（ephedrine）具有平喘作用，黄连、黄柏中的小檗碱具有抗菌消炎作用，长春花中的长春新碱（vincristine）、三尖杉中的高三尖杉酯碱（homoharringtoine）、喜树中的喜树碱等均具有很好的抗肿瘤作用等。目前临床应用的生物碱已有百余种之多。现在，生物碱的研究已经成为天然药物化学的重要研究领域之一。

第一节　结构类型

PPT

生物碱类化合物的分类方法有多种。有按植物来源分类，如长春花生物碱、麻黄生物碱等；按化学结构类型分类，如莨菪烷类生物碱、异喹啉类生物碱等；按生物碱溶解性分类，如水溶性生物碱、脂溶性生物碱等；按生源途径进行分类，如由鸟氨酸、赖氨酸衍生的生物碱，由色氨酸衍生的生物碱等。近年来，生源结合化学分类法越来越被人们认同，该方法既能反映生物碱的生源，同时又兼顾了化学结构特点。

一、有机胺类生物碱

有机胺类生物碱是指氮原子不在环内的一类生物碱。该类生物碱的结构简单，生物活性显著。已发现的数量有 20 多种，如存在于麻黄中的具有平喘作用的麻黄碱，丽江山慈菇中具有抗癌作用的秋水仙碱和益母草中益母草碱（leonurine）等。

麻黄碱　　　　　　　　　秋水仙碱　　　　　　　　　益母草碱

二、吡咯类生物碱

吡咯类生物碱是指以吡咯环为基本骨架的一类生物碱，来源于鸟氨酸代谢途径。该类生物碱结构较简单，已发现的数量较少。如存在于益母草中的具有祛痰、镇咳作用的水苏碱（stachydrine），从古柯叶中分得的液态生物碱红古豆碱（cuscohygrin）及新疆党参中具降压作用的党参碱（codonopsine）等。

吡咯　　　　水苏碱　　　　党参碱　　　　　　　　红古豆碱

三、吡咯里西啶类生物碱

吡咯里西啶类生物碱是指以一个四氢吡咯环和一个羟甲基取代四氢吡咯环通过氮原子和邻位碳原子稠合而成的吡咯里西啶为基本骨架的一类生物碱，来源于鸟氨酸代谢途径，已发现 370 种。这类生物碱是由两个吡咯烷共用一个氮原子的稠环衍生物。如野百合中具有抗癌作用的野百合碱（monocrotaline），具有抗高血压活性的迷迭香裂碱（rosmarinecine）等。

吡咯里西啶　　　　野百合碱　　　　迷迭香裂碱

四、哌啶类生物碱

哌啶类生物碱结构母核为吡啶或四氢吡啶（哌啶）基本骨架的一类生物碱，自然界以哌啶类为多，来源于赖氨酸代谢途径，已发现约 200 种。此类生物碱结构相对简单，有的呈液态，如槟榔中的槟榔碱（arecoline），烟草中的烟碱（nicotine），胡椒中具有抗惊厥和镇静作用的胡椒碱（piperine）。

哌啶　　　　吡啶　　　　槟榔碱

烟碱　　　　　　　胡椒碱

五、喹诺里西啶类生物碱

喹诺里西啶类生物碱是指以两个哌啶环共用一个氮原子构成的喹诺里西啶为基本骨架的一类生物碱，来源于赖氨酸代谢途径。该类生物碱在高等植物中分布广泛，如豆科、石松科、千屈菜科、小檗科和蔷薇科等植物。如从山豆根中分离得到的具有抗癌活性的苦参碱（matrine）和氧化苦参碱，均属于此类化合物。《中国药典》采用高效液相法测定山豆根药材中苦参碱和氧化苦参碱的总量不得少于 0.70%。苦参碱类化合物已经被开发成药品用于临床（如苦参碱注射液、氧化苦参碱注射液、苦参素注射液等），此类化合物具有抑制中枢神经、抗心律失常、抗肝炎和抗肝纤维化以及抑制部分肿瘤增殖和转移的作用。苦参碱还具有光谱杀菌作用，作为生物农药在农业病虫害防治方面也发挥着重要作用。

喹诺里西啶　　　　　苦参碱　　　　　氧化苦参碱

六、托品烷类生物碱

托品烷类生物碱是指以吡咯烷和哌啶骈合而成的托品烷为基本骨架的一类生物碱，来源于鸟氨酸代谢途径。该类化合物在植物体内常以有机酸酯的形式存在。目前发现 500 多种，如天仙子主要的生物碱有莨菪碱（hyoscyamine）和东莨菪碱（scopolamine）等，莨菪碱呈左旋光性，阿托品为其消旋体，《中国药典》采用高效液相色谱法测定天仙子药材中东莨菪碱和莨菪碱的总量不得少于 0.080%。从唐古特山莨菪中分离得到的山莨菪碱（anisodamine）和樟柳碱（anisodine）等，为 M 胆碱受体拮抗剂，临床上用于胃肠道解痉、抑制唾液分泌、镇静和扩瞳等。从南美古柯树叶中分离得到的可卡因作为先导化合物，设计合成了一系列优良的局麻药，如利多卡因（lidocaine）、普鲁卡因（procaine）。

莨菪烷　　　　　莨菪碱（l-）　　　　　东莨菪碱
　　　　　　　阿托品(dl-)

山莨菪碱　　　　　樟柳碱　　　　　可卡因

七、喹啉类生物碱

喹啉类生物碱是指以喹啉环为基本母核的一类生物碱，来源于邻氨基苯甲酸途径。主要分布在芸香科、茜草科、珙桐科等植物中，如从茜草科金鸡纳中分离得到的具有抗疟作用的奎宁（quinine）；从喜树中分离的具有细胞毒活性的喜树碱，其结构经改造后得到数种成药，如 10 – 羟基喜树碱（10 – hydroxy camptothecine）已在我国上市，用于治疗肠癌、胃癌、肝癌等消化系统肿瘤。

喹啉　　　　　奎宁　　　　　喜树碱 R=H
　　　　　　　　　　　　　　10-羟基喜树碱 R=H

八、四氢异喹啉类生物碱

四氢异喹啉类生物碱是指以四氢异喹啉为基本骨架的一类生物碱，来源于苯丙氨酸和酪氨酸途径。该类生物碱种类较少，结构简单，如存在于鹿尾草中的降压成分萨苏林（salsoline）和萨苏里丁（salsolidine）等。

四氢异喹啉

萨苏林　　　R=H
萨苏里丁　　R=CH₃

九、苄基四氢异喹啉类生物碱

苄基四氢异喹啉类生物碱是指以含有一个四氢异喹啉和苄基为基本骨架的一类生物碱，来源于苯丙氨酸和酪氨酸途径。

（一）苄基四氢异喹啉生物碱

苄基四氢异喹啉生物碱是以异喹啉 1 位取代有苄基为基本骨架的一类生物碱。如罂粟中具有解痉作用的罂粟碱（papaverine），乌头中具强心作用的去甲乌药碱（*dl* – demethylcoclaurine）等。

苄基异喹啉　　　　　　罂粟碱　　　　　　　去甲乌药碱

（二）双苄基四氢异喹啉类生物碱

双苄基四氢异喹啉类生物碱是指由两分子苄基四氢异喹啉通过 1~3 个醚氧键相连而成的二聚体或多聚体的一类生物碱。如防己主要含有粉防己碱（tetrandrine）和防己诺林碱（fangchinoline），粉防己碱具有抗心肌缺血、抑制血小板聚集、解痉、抗炎、抗溃疡、保肝等作用；防己诺林碱具有抗炎镇痛、降压、抗肿瘤等作用。《中国药典》采用高效液相法测定药材中粉防己碱和防己诺林碱的总量不得少于 1.6%。

粉防己碱　　　R=CH₃
防己诺林碱　　R=H

（三）吗啡烷类生物碱

吗啡烷类生物碱是由苄基四氢异喹啉经酚羟基氧化、碳碳偶联等过程而产生的含部分饱和菲核的具有四环基本骨架结构的一类生物碱。如罂粟中具有镇痛作用的吗啡和可待因，青风藤中的青风藤碱（sinomenine）。

吗啡烷   吗啡   可待因   青风藤碱

（四）小檗碱类生物碱

小檗碱类生物碱可视为两个异喹啉稠合而成，如黄连、黄柏、三颗针中的小檗碱具有抗菌消炎作用；延胡索中的延胡索乙素（tetrahydropalmatine）具有镇静止痛作用，《中国药典》采用高效液相法测定延胡索中延胡索乙素的总量不得少于0.050%。

原小檗碱   小檗碱   延胡索乙素

（五）阿朴啡类生物碱

阿朴啡类生物碱是由苄基四氢异喹啉的苄基部分苯环和四氢异喹啉部分的8位脱去一分子氢形成的四环化合物。如存在于马兜铃中具有降压作用的木栏碱（magnoflorine），存在于番荔枝中的土藤碱（tuduranine）等。

阿朴啡   木栏碱   土藤碱

（六）苯菲啶类生物碱

苯菲啶类生物碱依据菲啶稠合基团不同，分为苯骈菲啶类和吡咯骈菲啶类。如白屈菜碱（chelidonine）属于苯骈菲啶类，石蒜碱（lycorine）属于吡咯骈菲啶类。

苯骈菲啶   白屈菜碱   石蒜碱

十、吲哚类生物碱

吲哚类生物碱是生物碱中种类较多、结构较为复杂且多具有生物活性的一大类生物碱，来源于色氨酸途径。主要分布在夹竹桃科、茜草科、马钱科、十字花科、芸香科等植物中。根据其结构特点，可分为简单吲哚类、色胺吲哚类、半萜吲哚类、单帖吲哚类和双吲哚类等。

（一）简单吲哚类生物碱

简单吲哚类生物碱结构中只有吲哚母核，没有其他杂环结构。主要分布在豆科和禾本科植物中，如存在于菘蓝中的大青素 B（isatan B），蓼蓝中具有杀菌作用的靛青苷（indican）。

吲哚　　　　　大青素B　　　　　靛青苷

（二）色胺吲哚类生物碱

色胺吲哚类生物碱是由色胺部分组成的结构，含两个氮原子。如毒扁豆中具抗胆碱酯酶作用的毒扁豆碱（physostigmine），蒺藜、沙棘中的哈尔明碱（banisterine）。

色胺　　　　　毒扁豆碱　　　　　哈尔明碱

（三）半萜吲哚类生物碱

半萜吲哚类生物碱集中分布在麦角菌中，又称为麦角生物碱。分子中含有一个以吲哚环合骈喹啉环构成的四环麦角碱母核体系，如具有兴奋子宫作用的麦角新碱（ergometrine）、麦角胺（ergotamine）等。

麦角新碱　　　　　麦角胺

（四）单萜吲哚类生物碱

单萜吲哚类生物碱是天然产物中一类重要的活性物质，数目较多，结构较复杂。如萝芙木中具有降压作用的利血平（reserpine）；马钱子为剧毒性中药，主要含有镇痛作用的士的宁（strychnine），以及马钱子碱（Strychnine），《中国药典》采用高效液相法测定马钱子中士的宁应为 1.20% ~ 2.20%，马钱子碱不得少于 0.80%。

利血平   士的宁

（五）双吲哚类生物碱

双吲哚类生物碱由两分子单萜吲哚类生物碱缩合而成。如长春花中具有抗癌活性的长春碱（vinblastine）和长春新碱（vincristine）。

长春碱   R=H
长春新碱   R=OH

十一、萜类生物碱

萜类生物碱主要来源于异戊烯合成途径，按其结构中的碳原子个数可分为单帖、倍半萜、二萜及三萜生物碱。如具有抗炎镇痛作用的龙胆碱（gentianine），止痛退热作用的石斛碱（dendrobine），抗心律失常作用的关附甲素（guan – fu base A）等。

龙胆碱   石斛碱   关附甲素

十二、甾体类生物碱

甾体类生物碱是天然甾体的含氮衍生物，与萜类生物碱同属于非氨基酸来源生物碱统称为伪生物碱。根据甾体骨架分为孕甾烷生物碱、环甾烷生物碱和胆甾烷生物碱。如从黄杨科野扇花叶中得到的野扇花碱（saracodine），具有增加冠脉流量、强心等作用的环常绿黄杨碱 D（cyclovirobuxine）以及属于胆甾烷碱类的维藜芦胺（veralkamine）。

野扇花碱　　　　　　　　　环常绿黄杨碱D　　　　　　　　维藜芦胺

第二节　理化性质

PPT

一、性状

生物碱类化合物绝大多数由 C、H、O、N 元素组成，极少数分子还含有 Cl、S 等元素。大多数生物碱为结晶形固体，有些呈无定形粉末，少数在常温下为液态。液态生物碱分子大多不含氧或氧原子结合成酯键，如烟碱、毒藜碱和槟榔碱，在常压下可以蒸馏。个别固体生物碱具有挥发性，如麻黄碱，可利用水蒸气蒸馏法提取。极少数生物碱具有升华性，如咖啡因。

生物碱多数具有苦味，有些味极苦，如盐酸小檗碱。有的生物碱具辣味，如胡椒碱。个别生物碱具有甜味，如甜菜碱等。

生物碱一般为无色或白色，少数具有较长共轭体系的生物碱显一定颜色，如小檗碱、蛇根碱为黄色，小檗红碱为红色，一叶萩碱为淡黄色等。有的生物碱在可见光下无色，而在紫外光下显荧光，如利血平。

二、旋光性

大多数生物碱分子结构中有手性碳原子且结构不对称，具有旋光性，且大多数为左旋。影响旋光性的因素主要有手性碳的构型、测定溶剂、pH、温度及浓度等。如烟碱在中性条件下呈左旋光性，而在酸性条件下呈右旋光性；麻黄碱在三氯甲烷中呈左旋光性，而在水溶液中为右旋光性；北美黄连碱在95%以上乙醇中呈左旋光性，而在稀乙醇中则呈右旋光性，同样该碱在中性条件下呈左旋性，在酸性条件下呈右旋性。

生物碱的生理活性与其旋光性有关，通常左旋体的生物活性强于右旋光体。如 l – 莨菪碱的散瞳作用比 d – 莨菪碱强 100 倍；l – 去甲乌药碱具有强心作用，而右旋体则没有强心作用。但也有少数生物碱的右旋体活性强于左旋体，如 d – 可卡因的局部麻醉作用强于 l – 可卡因。

三、溶解性

生物碱在不同溶剂中的溶解性能与结构中氮原子的存在状态、分子大小、结构中功能团的种类和数目以及溶剂的种类等因素有关。大多数生物碱的溶解性符合一般规律，也有一些生物碱的溶解性比较特殊。

1. 游离生物碱

（1）亲脂性生物碱　大多数叔胺碱和仲胺碱为亲脂性，易溶于乙醚、苯、卤代烷类（二氯甲烷、三氯甲烷、四氯化碳）等亲脂性有机溶剂中，尤其在三氯甲烷中溶解度较大；在甲醇、乙醇、丙酮等亲水性有机溶剂也有较好的溶解度；不溶于或难溶于水，但易溶于酸水。

（2）亲水性生物碱　主要包括季铵型生物碱、某些含氮氧化物的生物碱及少数小分子叔胺碱等。

① 季铵型生物碱　这类生物碱为离子型化合物，易溶于水和酸水，可溶于甲醇、乙醇及正丁醇等极性较大的有机溶剂中，难溶于亲脂性有机溶剂。

② 含 N – 氧化物结构的生物碱　有些含 N – 氧化物结构的生物碱，因其具有半极性的 N→O 配位键，其极性大于相应的叔胺碱，故水溶性增大，而脂溶性降低。如氧化苦参碱的水溶性大于苦参碱，苦参碱可溶于乙醚

（3）具有特殊官能团的生物碱

① 两性生物碱　这类生物碱结构中具有酸性基团，如酚羟基或羧基等，呈现出酸、碱两性。这类生物碱既可溶于酸水，也可溶于碱水溶液。含酚羟基的两性生物碱（常称为酚性生物碱），可溶于氢氧化钠等强碱性溶液，如吗啡、药根碱等。含羧基的两性生物碱常形成分子内盐，其溶解行为类似于水溶性生物碱，可溶于碳酸氢钠溶液，如槟榔次碱、那碎因等。

② 具有内酯或内酰胺结构的生物碱　这类生物碱溶解性类似一般叔胺碱，但在强碱性溶液中加热，其内酯（或内酰胺）结构可开环形成羧酸盐而溶于水，酸化后环合析出，如喜树碱、苦参碱等。

此外，还有少数生物碱表现出的溶解行为既类似亲脂性生物碱，又类似水溶性生物碱，可溶于水、醇类，也可溶于亲脂性有机溶剂，如麻黄碱、烟碱等。

某些生物碱溶解性不符合上述规律，如石蒜碱难溶于有机溶剂而溶于水；喜树碱不溶于一般有机溶剂而易溶于酸性三氯甲烷等。

2. 生物碱盐　一般易溶于水，可溶于甲醇、乙醇，难溶或不溶于亲脂性有机溶剂。生物碱盐在水中的溶解性因其成盐的种类不同而有差异。一般情况下，生物碱无机酸盐的水溶性大于有机酸盐，无机酸盐中含氧酸盐的水溶性大于卤代酸盐；有机酸盐中小分子有机酸盐的水溶性大于大分子有机酸盐。

有些生物碱盐类的溶解性不符合上述规律。如奎宁、辛可宁、罂粟碱等的盐酸盐溶于三氯甲烷；麻黄碱草酸盐及小檗碱等一些季铵碱的卤代酸盐在水中溶解度较小或不溶等。

四、碱性

（一）碱性的产生及强度表示

生物碱分子中的氮原子具有孤电子对，能接受质子或给出电子而显碱性。

$$\overset{|}{\underset{/}{-}}N: \;+\; H^+ = \left(\overset{|}{\underset{/}{-}}N:H\right)^+$$

$$\text{生物碱} \qquad \text{生物碱盐}$$

目前，生物碱的碱性强弱统一用生物碱共轭酸的酸式离解指数 pK_a 表示。

$$pK_a = pK_w - pK_b = 14 - pK_b$$

其中 pK_w 为水的电离指数，pK_b 为碱式电离指数。pK_a 值越大，意味着共轭酸的电离程度越小，氮原子与 H^+ 的结合能力越强，即碱性越强。反之，pK_a 越小，则碱性越弱。

一般可根据 pK_a 的大小，将生物碱分为：极弱碱（$pK_a < 2$）、弱碱（pK_a 2~7）、中强碱（pK_a 7~11）和强碱（$pK_a > 11$）。处于不同基团中的氮原子 pK_a 大小顺序为：胍基 [—NHC(=NH)NH$_2$] > 季铵碱 > 脂肪（杂）胺 > 芳香（杂）胺 > 酰胺。

即学即练

生物碱具有碱性是因为生物碱结构中含有（   ）。

答案解析　　A. 硫原子　　B. 氮原子　　C. 氧原子　　D. 碳原子　　E. 磷原子

（二）碱性强弱与分子结构的关系

生物碱的碱性强弱与氮原子的杂化方式、电子云密度、空间效应以及分子内氢键的形成等因素有关。

1. 氮原子的杂化方式　生物碱分子中氮原子上孤电子对的杂化方式有 sp、sp^2 和 sp^3 三种，为不等性杂化。氮原子的碱性强弱与杂化轨道中 p 电子成分比例相关，p 电子比例越大，则更容易供给电子，碱性增强。故不同杂化状态下氮原子的碱性强弱顺序为：sp^3 > sp^2 > sp，如异喹啉的碱性弱于四氢异喹啉。生物碱分子中氮原子若以它的孤对电子成键时，则生成一价阴离子的季铵型生物碱，此时氮阳离子和羟基以离子键形式结合，呈强碱性，如小檗碱 pK_a 为 11.5。

异喹啉（pK_a 5.4）　　　　四氢异喹啉（pK_a 9.5）　　　　　　小檗碱（pK_a 11.5）

2. 电性效应　生物碱中氮原子的电子云密度大小对其碱性影响较大，电子云密度增大，接受质子的能力增强，则碱性增强；反之，则碱性减弱。影响氮原子上电子云密度的主要因素有诱导效应、诱导-场效应和共轭效应等。

（1）诱导效应　如果生物碱分子结构中氮原子附近存在供电基团（如烷基）可使氮原子电子云密度增加，使其碱性增强，如氨的碱性 < 甲胺 < 二甲胺。但叔胺碱性弱于仲胺，原因是叔胺结构中的三个甲基阻碍了氮原子接受质子的能力，使其碱性降低。

NH_3　　　　$H_3C—NH_2$　　　　$H_3C—\overset{H}{\underset{}{N}}—CH_3$　　　　$H_3C—\overset{CH_3}{\underset{}{N}}—CH_3$

pK_a 9.75　　伯胺（pK_a 10.64）　　仲胺（pK_a 10.70）　　叔胺（pK_a 9.74）

如果生物碱分子结构中氮原子附近有吸电子基团（如苯基、羰基、酯基、醚基、羟基、双键等），使氮原子上电子云密度降低，其碱性减弱，如去甲麻黄碱的碱性弱于苯异丙胺，石蒜碱的碱性弱于二氢石蒜碱。

苯异丙胺（pK_a 9.8）　　　　　　去甲麻黄碱（pK_a 9.0）

石蒜碱（pK_a 6.4）　　　　　　　　二氢石蒜碱（pK_a 8.4）

当生物碱中的氮原子处于氮杂缩醛（酮）结构中时，因氮原子常常容易质子化形成季铵碱而表现出强碱性。如醇胺型小檗碱即具有氮杂缩醛结构，其氮原子上的孤对电子与 α – 羟基上 C – O 单键的 σ 电子发生转移，形成稳定的季胺型小檗碱而呈强碱性。

醇胺型小檗碱　　　　　　　　　　　季胺型小檗碱

但是，如果氮杂缩醛（酮）中的氮原子处于稠环桥头时，则不能发生转位，无法形成季铵碱，反而因为 OR（或 OH）基团的吸电子诱导效应而使碱性降低。如伪士的宁的碱性（pK_a 5.6）弱于士的宁（pK_a 8.2），是由于结构中 α – 羟基只起吸电子作用，而不能使其转化为季铵型。

伪士的宁（pK_a 5.6）　　　　　　士的宁（pK_a 8.2）

（2）诱导 – 场效应　　生物碱分子中如有一个以上氮原子时，即便各氮原子的杂化形式和化学环境完全相同，各氮原子的碱性也是有差异的。当其中一个氮原子质子化后，就产生一个强的吸电基团 —N^+HR_2，它对另外的氮原子产生两种碱性降低的效应，一种是诱导效应，即通过碳链传递吸引电子，降低另一个氮原子的电子云密度，但该效应的作用随碳链增长而逐渐降低。另一种为静电场效应，即第一个氮原子质子化后，会产生一个正静电场，该静电场通过空间直接阻碍质子与另一个氮原子的结合（同性排斥），该效应的作用随两个氮原子之间空间距离的增加而逐渐降低。由于这两种效应同时产生，故称为诱导 – 场效应。如金雀花碱分子中两个氮原子碱性相差较大，ΔpK_a 为 8.1，其原因是两个氮原子空间距离相近，受诱导 – 场效应的影响较大所致。

金雀花碱（ΔpK_a 8.1）

（3）共轭效应 生物碱分子结构中氮原子的孤电子对与具有 π 电子的基团相连时，形成 p–π 共轭体系，氮原子上的电子云密度降低，碱性减弱。常见的 p–π 共轭效应主要有苯胺型和酰胺型两种类型。苯胺氮原子上的孤电子对可与苯环 π 电子形成 p–π 共轭体系，其碱性比环己胺弱得多。

苯胺（pK_a 4.58）　　　　　环己胺（pK_a 10.14）

当生物碱分子中的氮原子处于酰胺状态时，因氮原子上孤电子对与羰基形成 p–π 共轭，碱性很弱，几乎呈中性。如胡椒碱、咖啡因碱性都较弱。

胡椒碱（pK_a 1.42）　　　　咖啡因碱（pK_a 1.22）

但并非所有 p–π 共轭效应均使碱性减弱，如胍接受质子后形成季铵离子，由于 p–π 共轭效应使体系具有高度共振稳定性，因而显强碱性，pK_a 为 13.6。

胍

3. 空间效应 由于生物碱的碱性强弱取决于氮原子接受质子的能力。因此，生物碱结构中氮原子的空间范围内是否存在空间位阻也会对其碱性产生影响。当氮原子的空间范围内有立体障碍时，会阻碍氮原子接受质子，使其碱性减弱，反正，碱性增加强。如东莨菪碱分子结构中，氮原子附近的环氧结构易形成空间位阻，使其碱性弱于莨菪碱。

莨菪碱（pK_a 9.65）　　　　东莨菪碱（pK_a 7.50）

4. 分子内氢键形成 由于生物碱的碱性强弱还取决于生物碱接受质子形成共轭酸的稳定性，共轭酸的稳定性越强，则碱性越强。因此，如果在生物碱的氮原子附近存在羟基、羧基等取代基团时，并有利于和生物碱共轭酸分子中的质子形成氢键缔合，可以增加其共轭酸的稳定性，而使碱性增强。如伪麻黄碱的碱性略强于麻黄碱，是因为伪麻黄碱的共轭酸与羟基形成分子内氢键的稳定性大于麻黄碱。

l-麻黄碱（pK_a 9.58）　　　　　　　　　　　　*d*-伪麻黄碱（pK_a 9.74）

总之，影响生物碱碱性强度的因素往往是同时存在于同一生物碱结构中，故在分析生物碱碱性强度时，需综合考虑。一般来说，当诱导效应和空间效应同时共存时，空间效应对碱度的影响较大；当诱导效应和共轭效应共存时，共轭效应对碱度的影响较大。此外，溶剂、温度等外界因素对生物碱的碱度也有一定的影响，在分析时也要进行考虑。

五、沉淀反应 📱微课9

大多数生物碱在酸性条件下，可与某些试剂反应生成难溶于水的复盐或络合物的反应称为生物碱沉淀反应，这些试剂称为生物碱沉淀试剂。

利用生物碱沉淀反应不仅可以检识天然药物中是否有生物碱类成分的存在、提取分离是否完全，也可用于生物碱的分离和精制。某些生物碱和沉淀试剂反应产生的沉淀具有较好的结晶和一定熔点，还可用于生物碱的鉴定。生物碱沉淀试剂还可用于薄层色谱和纸色谱的显色剂。

生物碱沉淀反应多数是在酸性水溶液或稀酸醇溶液中进行，但苦味酸试剂在中性条件下进行。在反应前应排除蛋白质、鞣质等干扰成分才能得到较可靠的结果。由于生物碱沉淀试剂对各种生物碱的反应灵敏度不同，因此鉴别时，通常采用三种以上沉淀试剂反应后再综合进行判别。有少数生物碱与某些沉淀试剂并不能产生沉淀，例如麻黄碱、咖啡因等与碘化铋钾不反应，因此在给出结论时需慎重。

生物碱沉淀试剂的种类很多，根据其组成可分为碘化物复盐、重金属盐、大分子酸类等。常用的生物碱沉淀试剂名称、组成、反应特征见表9-1。

表9-1　常用的生物碱沉淀试剂类型

沉淀试剂	组成	沉淀颜色
碘化铋钾（Dragendorff）试剂	$KBiI_4$	橘红色至黄色
碘-碘化钾（Wagner）试剂	$KI-I_2$	红棕色
碘化汞钾（Mayer）试剂	K_2HgI_4	类白色
硅钨酸（Bertrand）试剂	$SiO_2 \cdot 12WO_3 \cdot nH_2O$	浅黄色或灰白色
苦味酸（Hager）试剂	2,4,6-三硝苯酚	黄色
雷氏铵盐（硫氰酸铬铵）试剂（Ammonium Reineckate）	$NH_4[Cr(NH_3)_2(SCN)_4]$	红色

六、显色反应

某些生物碱单体可与某些试剂反应，生成具有特殊颜色的产物，不同结构的生物碱产生不同的颜色，这种试剂称为生物碱的显色试剂。常用于检识和鉴定个别生物碱。常用的生物碱显色剂名称、组成及反应颜色特征见表9-2。

表 9 - 2　常用的生物碱显色剂

试 剂 名 称	试 剂 组 成	颜 色 特 征
Fröhde 试剂	1% 钼酸钠（5% 钼酸铵）的浓硫酸溶液	乌头碱呈黄棕色 小檗碱呈棕绿色 吗啡呈紫色渐变棕色
Mandelin 试剂	1% 钒酸铵的浓硫酸溶液	阿托品呈红色 奎宁呈橙色 吗啡呈蓝紫色 可待因呈蓝色
Marquis 试剂	0.2ml 30% 甲醛溶液 - 10ml 浓硫酸	吗啡呈紫红色 可待因呈蓝色

PPT

第三节　提取与分离

一、提取

在生物体中生物碱大多以与有机酸结合成盐的形式存在，但也有个别生物碱与无机酸结合成盐，少数生物碱因碱性很弱而以游离状态存在，或以与糖结合成苷的形式存在。所以从生物体中提取生物碱时，既要考虑生物碱的性质，同时也要考虑生物碱在生物体内的存在形式，从而更好地选择适宜的提取方法和提取溶剂。除具有挥发性的生物碱（如麻黄碱等）可采用水蒸气蒸馏法提取外，大多数采用溶剂提取法提取。

（一）酸水提取法

根据生物碱盐易溶于水，难溶于亲脂性有机溶剂的性质，将生物体内各种形式的生物碱转变为在水中溶解度较大的生物碱盐而被提出。酸水提取法常用 0.5% ~1% 的硫酸、盐酸或乙酸等为溶剂，采用浸渍法、渗漉法等方法提取。酸水提取液因体积较大、浓缩困难、水溶性杂质多，可应用以下三种方法处理。

1. 离子交换树脂提取法　酸水提取液通过阳离子交换树脂柱，使生物碱盐阳离子交换在树脂上，而非碱性化合物随溶液流出色谱柱。树脂常用氨水碱化，使生物碱从树脂上游离出来，再将树脂用有机溶剂洗脱。洗脱液浓缩，即可得到游离总生物碱。其交换过程如下。

$$RSO_3^- H^+ \quad + \quad (BH)^+ \longrightarrow RSO_3^- (BH)^+ + H^+$$
阳离子交换树脂　　生物碱盐
$$RSO_3^- (BH)^+ \quad + \quad NH_4OH \longrightarrow RSO_3^- NH_4^+ + B + H_2O$$

这种方法得到的生物碱纯度高，有机溶剂用量少，离子交换树脂再生以后能反复使用。

2. 有机溶剂萃取法　酸水提取液用碱液（氨水、石灰水等）碱化，使生物碱盐变为生物碱，再用亲脂性有机溶剂（三氯甲烷、乙醚等）萃取，合并萃取液，回收溶剂即可得总生物碱。

3. 沉淀法　酸水提取液加碱液碱化后，生物碱在水中游离而沉淀析出。

（二）醇类溶剂提取法

利用生物碱及其盐可溶于甲醇和乙醇的性质，采用回流法、浸渍法或渗漉法等提取。甲醇的溶解性能比乙醇好，但毒性较大，除实验室和特殊要求以外，生产中大多选用乙醇为生物碱的提取溶剂。此方法提取液易浓缩，水溶性杂质少，提取液浓缩以后，再采用酸水溶解，有机溶剂萃取法纯化。

（三）亲脂性有机溶剂提取法

利用生物碱易溶于亲脂性有机溶剂的性质，采用浸渍法、回流法或连续回流法等进行提取。由于生物碱多以盐的形式存在于植物组织中，用亲脂性溶剂提取时，先用碱水（氨水、石灰乳等）将药材粗粉润湿，既能使药材吸水膨胀，又能使生物碱游离，再用亲脂性有机溶剂（三氯甲烷等）提取。如果提取液中杂质多，可采用酸水溶解，有机溶剂萃取法纯化处理。

二、分离

提取后的总生物碱是多种生物碱的混合物，需要进一步分离。一般先将总碱进行初步分离，再根据生物碱溶解性、酸碱性和极性的差异进行单体分离。

（一）总生物碱的分离

根据生物碱溶解性和碱性的差别，将总生物碱按其碱性强弱、有无酚性及是否为水溶性初步分离，即得到弱碱性生物碱、中强碱性生物碱和水溶性生物碱三大部分，再根据生物碱中是否有酚羟基，将其分为酚性生物碱和非酚性生物碱两类。分离流程见图 9 – 1。

图 9 – 1　总生物碱提取分离流程图

（二）单体生物碱的分离

1. 利用生物碱碱性的差异进行分离　总生物碱中各单体生物碱的碱性之间存在一定的差异，可在不同的条件下分离，称为 pH 梯度法。操作方法如下。

（1）将总生物碱溶于酸水中，加适量的碱液后，用有机溶剂萃取，则碱性较弱的生物碱先游离而转溶于有机溶剂中，与碱性较强的生物碱分离。加入碱液时 pH 由低到高逐渐增加，生物碱依碱性由弱到强依次游离。

（2）将总生物碱溶于亲脂性有机溶剂，用适量的酸水萃取，则碱性较强的生物碱先成盐而溶于酸水溶液中，与碱性较弱的生物碱分离。加酸液时，pH 由高到低依次萃取，生物碱可按碱性由强到弱成盐依次被萃取出而分离。再将酸液碱化，溶于有机溶剂，即可得到生物碱单体。在进行 pH 梯度法前多用缓冲纸色谱法作萃取分离的先导，根据生物碱混合物中碱性强弱的不同，使用不同 pH 缓冲液来萃取分离。

2. 利用生物碱或生物碱盐溶解度的差异进行分离　由于生物碱结构的差异，在溶剂中的溶解度不同，利用此性质进行分离。例如从苦参总碱中分离氧化苦参碱，氧化苦参碱为苦参碱的氮氧化物，亲水性较强，在乙醚中溶解度很小，向总碱的三氯甲烷中加入大约 10 倍量乙醚，可使氧化苦参碱沉淀析出。

有些生物碱盐比生物碱易于结晶，利用生物碱与不同酸生成的盐在溶剂中溶解度的差异进行分离。例如：麻黄碱和伪麻黄碱的分离，利用草酸麻黄碱难溶于水，在溶液中结晶析出，草酸伪麻黄碱易溶于水存在于母液中的性质进行分离。

3. 利用生物碱特殊官能团进行分离　两性生物碱在碱性条件下成盐而溶于水，非两性生物碱在此条件下难溶于水，两者得以分离。将碱水溶液调至 pH 8～9，两性生物碱沉淀析出。

具有内酯或内酰胺结构的生物碱，在碱性水溶液中加热皂化开环生成溶于水的羧酸盐，酸化后再环合，与不具有这类结构的化合物分离。

4. 水溶性生物碱的分离　将天然药物提取物中脂溶性生物碱提出后，在碱水层还能检识出生物碱，说明含有水溶性生物碱，可用雷氏铵盐沉淀法或溶剂法进行提取。

（1）沉淀法　利用季铵型生物碱与雷氏铵盐沉淀试剂生成雷氏复盐，难溶于水而沉淀析出，将季铵型生物碱提出。

操作过程是将季铵型生物碱的水溶液调 pH 至酸性，再加入新配制的雷氏铵盐饱和水溶液至没有沉淀生成，滤过，沉淀用少量水洗涤后，加丙酮溶解，滤过，滤液中加入硫酸银饱和水溶液，生成雷氏银盐沉淀，滤过，再于滤液中加入计算量的氯化钡溶液，滤除沉淀，最后滤液为季铵型生物碱的盐酸盐。其反应过程如下：

$$B + NH_4[Cr(NH_3)_2(SCN)_4] \longrightarrow B[Cr(NH_3)_2(SCN)_4]\downarrow + NH_4^+$$
$$2B[Cr(NH_3)_2(SCN)_4] + Ag_2SO_4 \longrightarrow B_2SO_4 + 2Ag[Cr(NH_3)_2(SCN)_4]\downarrow$$
$$B_2SO_4 + BaCl_2 \longrightarrow BaSO_4\downarrow + 2BCl$$

其中 B 代表季铵生物碱

（2）溶剂法　利用水溶性生物碱能溶于极性较大但与水不相混溶的有机溶剂（如正丁醇）的性质，用两相溶剂萃取法将水溶性生物碱提出。

5. 利用色谱法进行分离　结构相似的生物碱用柱色谱分离，选用中性或碱性氧化铝作吸附剂，用三氯甲烷、乙醚等有机溶剂为洗脱剂。对于组分较多的生物碱，要反复操作才能达到较好的分离效果。

第四节　检　识

PPT

从天然药物中提取分离得到的生物碱类化合物，需进行检识。首先确定是否为已知化合物，根据定性试验和物理常数及初步光谱鉴定结果来判定，如该化合物是已知的，可将实验结果与文献数据对照，还可通过与已知对照品直接对照分析（例如测定共熔点、共薄层色谱等）。如经过系统的文献查阅，确定该化合物是未知的，需要进一步进行结构测定。结构测定目前主要采用紫外、红外、核磁和质谱等方法进行。

一、理化检识

从天然药物中得到的生物碱单体化合物，需要进行物理和化学方法鉴定。物理方法主要利用生物碱的形态、颜色或熔点、比旋度等物理性质鉴定。化学方法可通过生物碱沉淀反应和显色反应进行鉴定。多数生物碱能发生沉淀反应，个别生物碱如麻黄碱、咖啡因不发生沉淀反应。一般沉淀反应需在酸水中进行（个别在中性条件进行）。干扰生物碱沉淀反应的是一些水溶性杂质，如蛋白质、氨基酸、多肽、鞣质等。由于生物碱对各种沉淀试剂、显色试剂的灵敏度不同，通常采用三种以上沉淀试剂、显色试剂进行检识。

二、色谱检识

常用生物碱的色谱检识有薄层色谱法、纸色谱法和高效液相色谱法等，因具有微量、快速、准确等优点，在实际工作中应用较广泛。

（一）薄层色谱法

生物碱常选用中性或碱性氧化铝为吸附剂，以三氯甲烷为基本溶剂作展开剂，根据色谱结果调整展开剂极性。如果生物碱极性很弱，则在展开剂中加极性较小的有机溶剂（如石油醚、环己烷等）；如果生物碱的极性较大，向展开剂中加极性较大的有机溶剂（如甲醇、乙醇等）。

若选用硅胶作吸附剂，通常要在加碱的条件下才能获得集中的斑点。加碱的方法有三种。

1. 在湿法制板时，用 0.1~0.5mol/L 的氢氧化钠溶液代替水，使硅胶薄层显碱性。
2. 向展开剂中加入一定量的二乙胺或氨水。
3. 在色谱槽中放一盛有氨水的小杯。

三种方法均能使生物碱的薄层色谱在碱性环境中进行，从而得到满意的分离效果。如果吸附薄层色谱法分离生物碱效果不理想时，使用分配薄层色谱法。以硅胶或纤维素为支持剂，甲酰胺做固定相，用甲酰胺饱和的亲脂性有机溶剂做移动相展开。在日光和荧光下不显色的生物碱，选用改良碘化铋钾试剂显色，大多数生物碱呈橘红色。如展开剂或固定相中有较难挥发的碱或甲酰胺时，必须先挥去碱或甲酰胺，再喷显色剂。

（二）纸色谱法

当生物碱以离子状态分离时，选择极性较大的展开剂，如正丁醇-醋酸-水（4:1:5 上层，BAW）。也可将滤纸用 pH 缓冲液处理，选择极性较小的展开剂，或选用缓冲纸色谱的方法。当生物碱以分子状态分离时，用甲酰胺做固定相，以甲酰胺饱和的亲脂性有机溶剂（三氯甲烷等）作展开剂。

纸色谱法除不宜使用含硫酸的显色剂外，其余与薄层色谱法基本相同。

（三）高效液相色谱法

高效液相色谱法在生物碱的定性及定量应用非常广泛，根据生物碱及共存物的性质，可选用分配高效液相色谱法、吸附高效液相色谱法和离子交换高效液相色谱法。高效液相色谱法检测生物碱的常用条件如下：固定相为 C_{18}（C_8）烷基键合相。要求游离硅醇基越少越好，最好为封端的固定相；流动相为乙腈-水、含有约 0.01~0.1mol/L 磷酸缓冲液、碳酸铵或醋酸钠（pH 4~7）。在相同实验条件下，各种生物碱均有一定的保留时间作定性参数，即试样与对照品保留时间相同，则两者视为同一化合物。

实例分析

实例 麻黄是中国常用的传统中药材，《本草纲目》中记载"其味麻，其色黄"，麻黄因色黄味麻而得名。麻黄具有发汗散寒，宣肺平喘，利水消肿的功能，用于风寒感冒，胸闷喘咳，风水浮肿，支气管哮喘。

问题 1. 麻黄中发汗散寒，宣肺平喘，利水消肿的有效成分是什么？结构和性质如何？怎样提取分离得到？

2. 为什么含有麻黄碱的药品属于国际奥委会严格禁止的兴奋剂？

答案解析

PPT

第五节 应用实例

实例一 麻黄中生物碱类化学成分的提取分离技术

麻黄为麻黄科植物草麻黄（*Ephedra sinica* Stapf）、中麻黄（*Ephedra intermedia* Schrenk et C. A. Mey.）或木贼麻黄（*Ephedra equisetina* Bge.）的干燥草质茎。麻黄具有发汗散寒、宣肺平喘、利水消肿的功能，用于风寒感冒、胸闷喘咳、风水浮肿、支气管哮喘。现代药理学实验表明，麻黄碱具有收缩血管、兴奋大脑、类似肾上腺素样作用等，能增加汗腺及唾液腺分泌、缓解平滑肌痉挛。伪麻黄碱有升压、利尿作用。

麻黄生物碱在临床应用中应注意，用量过大（治疗量的 5~10 倍）或急性中毒者，可引起头痛、心悸、体温及血压升高、心动过速、昏迷、呼吸及排尿困难、心室纤颤等症状，甚至心肌梗死或死亡。其中麻黄碱的毒性大于伪麻黄碱。

一、麻黄中主要有效成分的结构、理化性质

麻黄中含有多种生物碱，以麻黄碱为主，约占总生物碱的 80%~85%，其次是伪麻黄碱等。《中国药典》采用高效液相色谱法测定麻黄中盐酸麻黄碱和盐酸伪麻黄碱的总量不得少于 0.80%。

麻黄碱和伪麻黄碱为无色结晶，游离麻黄碱含水熔点为 40℃。两者均有挥发性，可用水蒸气蒸馏法提取。

麻黄碱和伪麻黄碱均易溶于三氯甲烷和乙醇等溶剂，在水中的溶解度不同，麻黄碱可溶于水，而伪麻黄碱难溶于水。草酸麻黄碱难溶于水，而草酸伪麻黄碱易溶于水，可利用此性质分离。盐酸麻黄碱不溶于三氯甲烷，而盐酸伪麻黄碱可溶于三氯甲烷。

麻黄碱和伪麻黄碱为有机仲胺衍生物，碱性较强。由于伪麻黄碱的共轭酸与 C_2 – OH 形成分子内氢键，稳定性大于麻黄碱，所以伪麻黄碱的碱性（pK_a 9.74）稍强于麻黄碱（pK_a 9.58）。

l-麻黄碱 (1*R*, 2*S*)

d-伪麻黄碱(1*S*, 2*S*)

二、麻黄中麻黄碱和伪麻黄碱的提取分离

（一）工艺流程（图9-2）

图9-2 麻黄中生物碱类成分提取分离流程图

（二）流程说明

利用麻黄碱和伪麻黄碱易溶于亲脂性溶剂的性质，将麻黄水浸液碱化，用甲苯萃取，甲苯萃取液加草酸溶液，麻黄碱和伪麻黄碱均生成草酸盐，利用两者在水中溶解度不同而分离。

实例二　苦参中生物碱类化学成分的提取分离技术

苦参为豆科植物苦参（*Sophora flavescens* Ait.）的干燥根，具有清热燥湿、杀虫、利尿的功效。现代临床及药理学研究表明，苦参总生物碱具有消肿利尿、抗肿瘤、抗病原体、抗心律失常、扩张血管、降血脂和调节免疫等作用。

苦参生物碱在临床应用中应注意，静脉滴注苦参碱引起胆碱酯酶活性下降，产生倦怠、乏力等不良反应；苦参注射液致过敏性休克并可致恶心、呕吐。

一、苦参中主要有效成分的结构、理化性质

苦参中主要含有苦参碱和氧化苦参碱，还含有羟基苦参碱、*N*-甲基金雀花碱、巴普叶碱和安那吉碱等。苦参碱和氧化苦参碱分子中均有两个氮原子，一个是叔胺氮，另一个是酰胺氮，叔胺氮呈碱性，

酰胺氮几乎不显碱性，所以苦参碱和氧化苦参碱碱性较强。《中国药典》采用高效液相法测定药材中苦参碱和氧化苦参碱的总量不得少于 1.2%。

苦参碱为针状或棱柱状结晶，溶于乙醇、三氯甲烷、乙醚，难溶于石油醚。

氧化苦参碱为无色柱状结晶（丙酮），可溶于三氯甲烷、乙醇，难溶于乙醚、石油醚，利用两者溶解性的差别进行分离。

苦参碱　　　　氧化苦参碱　　　　羟基苦参碱

N—甲基金雀花碱　　　　巴普叶碱　　　　安那吉碱

二、苦参中生物碱的提取分离

（一）苦参中总生物碱的提取分离

1. 溶剂提取法工艺流程（图 9 - 3）

图 9 - 3　溶剂法提取苦参中总生物碱流程图

2. 离子交换法工艺流程（图 9 - 4）

3. 流程说明　利用盐酸与苦参生物碱生成在水中溶解度较大的苦参生物碱盐酸盐而提出。酸水液通过阳离子交换树脂柱，使苦参生物碱盐阳离子交换在树脂上，而杂质随溶液流出柱。树脂碱化，使苦参生物碱从树脂上游离出来，再将树脂用有机溶剂洗脱。

图9-4 离子交换树脂法提取分离苦参中总生物碱流程图

（二）苦参中各生物碱的分离

1. 工艺流程（图9-5）

图9-5 苦参中生物碱类成分提取分离流程图

2. 流程说明 氧化苦参碱为苦参碱的氮氧化物，亲水性强，在乙醚中溶解度小。向总碱的三氯甲烷溶液中加入10倍量乙醚，可使氧化苦参碱沉淀析出。

实例三 洋金花中生物碱类化学成分的提取分离技术

洋金花是茄科植物白曼陀罗（*Datura metel* L.）的干燥花，具有平喘、止咳、镇痛、解痉的功效，用于治疗哮喘咳嗽、脘腹冷痛、风湿痹痛及外科麻醉。洋金花中含有东莨菪碱、莨菪碱和阿托品。现代药理学研究表明，莨菪碱及其外消旋体阿托品有解痉镇痛、解有机磷中毒和散瞳作用；东莨菪碱除具有莨菪碱的生理活性外，还有镇静、麻醉作用。食用过量或误食易致中毒，少儿较为多见。

一、洋金花中主要有效成分的结构、理化性质

洋金花中含有生物碱0.3%～0.43%，其中东莨菪碱约占85%，莨菪碱和阿托品约占15%。《中国药典》采用高效液相法测定药材中东莨菪碱的总量不得少于0.15%。

莨菪碱为四方细针状结晶（乙醇），阿托品为莨菪碱的外消旋体，呈长斜方棱柱状结晶（丙酮），难溶于水和乙醚。硫酸阿托品为白色结晶，极易溶于水，易溶于乙醇，难溶于三氯甲烷、乙醚和丙酮。莨菪碱中莨菪酸部分的手性碳原子，与碱接触或受热时，易消旋化，所以在提取、制剂或贮存时，易发生消旋化，使制剂的质量难于控制，临床常用外消旋体阿托品。

东莨菪碱为黏稠状液体，可溶于水，易溶于乙醇、三氯甲烷和丙酮，难溶于四氯化碳和苯。氢溴酸东莨菪碱为白色结晶，易溶于水，可溶于乙醇，不溶于乙醚。其结构如下：

莨菪烷　　　　莨菪碱（阿托品）　　　　东莨菪碱

二、洋金花中生物碱的提取分离

（一）洋金花中总生物碱的提取

1. 工艺流程（图9-6）

洋金花
| 用pH 2～3乙醇润湿，渗漉

渗漉液
| 浓缩

醇浸膏
| 加水溶解，调pH 2～3，滤过

　　　不溶物　　　　酸水液
　　　　　　　　　　| 氨水调pH 10，CHCl₃萃取

　　　CHCl₃层　　　　碱水层
　　　| 回收 CHCl₃

总生物碱浸膏

图9-6 洋金花中总生物碱提取流程图

2. 流程说明　利用生物碱及其盐可溶于乙醇的性质，选用渗漉法提取。浸膏用酸水提取后氨水碱化，使生物碱盐转变为生物碱，再用亲脂性有机溶剂如三氯甲烷萃取，合并萃取液，回收溶剂即可得总生物碱。

（二）洋金花中东莨菪碱和莨菪碱的提取分离

1. 工艺流程（图 9 – 7）

图 9 – 7　洋金花中生物碱类成分提取分离流程图

2. 流程说明　利用生物碱盐可与强酸型阳离子交换树脂发生交换，而东莨菪碱的碱性（pK_a 7.50）弱于莨菪碱的碱性（pK_a 9.65），加入适量的碱液，使东莨菪碱先从树脂柱上洗脱下来，从而使两者分离。

✔ 实践实训

实训七　黄连中小檗碱的提取分离及检识

【实训目的】

1. 能够运用煎煮法、盐析法和结晶法从黄连中提取分离小檗碱的操作技术。

2. 运用色谱检识和化学法检识鉴定盐酸小檗碱。

【实训原理】

小檗碱又名黄连素，为黄色针状结晶。盐酸小檗碱为黄色小针状结晶。小檗碱能缓溶于冷水（1:20），易溶于热水和热乙醇，难溶于丙酮、三氯甲烷、苯。盐酸小檗碱微溶于冷水，易溶于热水，不溶于冷乙醇、三氯甲烷和乙醚。小檗碱盐类在水中的溶解度都比较小，例如盐酸盐为 1:500，硫酸盐为 1:30。

小檗碱的提取是利用小檗碱盐的溶解性，用稀硫酸水溶液提取小檗碱硫酸盐，再用浓盐酸把小檗碱硫酸盐转化为小檗碱盐酸盐，再结合盐析法而使结晶析出。再利用小檗碱在冷热水中的溶解性差异，以水为溶剂重结晶进行精制。

【实训材料】

1. 仪器及材料　托盘天平、烧杯、量筒、玻璃棒、电炉、玻璃漏斗、布氏漏斗、抽滤瓶、纱布、温度计、滴管、研钵、水浴锅、pH 试纸、紫外灯、层析缸、试管、试管架。

2. 试药　黄连粗粉、石灰乳、NaCl、HCl、NaOH、H_2SO_4、HNO_3、丙酮、乙醇、甲醇、乙酸、漂白粉、硅胶、盐酸小檗碱对照品。

【实训步骤】

1. 盐酸小檗碱的提取　称取黄连粗粉 20g，置 500ml 烧杯中，加入 0.3% 硫酸水溶液 200ml，加热微沸 40 分钟，并随时补充蒸发掉的水分，趁热用纱布滤过。滤渣同法再提取一次，合并滤液。滤液在搅拌下加石灰乳，pH 调至 11~12，静置 10 分钟，滤过。滤液再用浓 HCl 调至 pH 2~3，加入 5% NaCl，搅拌均匀，放置使沉淀完全，抽滤，得盐酸小檗碱粗品。

2. 盐酸小檗碱的精制　取盐酸小檗碱粗品，置于 500ml 烧杯中，加蒸馏水 300ml，加热使其全部溶解，趁热抽滤。滤液放冷，加入 5% NaCl，静置析晶，抽滤，干燥，得精制盐酸小檗碱，称重，计算收率。

3. 检识

（1）化学检识

① 浓硝酸、漂白粉试验　取盐酸小檗碱少许，加入稀硫酸 8ml 溶解，分置两支试管中，一支加入 2 滴浓硝酸，即显樱红色；另一支加入少许漂白粉，也即显樱红色。

② 丙酮小檗碱试验　取盐酸小檗碱少许，加入 5ml 蒸馏水，水浴加热溶解，溶解后加入氢氧化钠试液 2 滴，显橙色，放冷，加入丙酮 4 滴，出现黄色丙酮小檗碱结晶。

③ 生物碱沉淀反应　取盐酸小檗碱少许，加入稀硫酸 12ml 溶解，分置三支试管中，分别加入碘化汞钾试剂、碘化铋钾试剂、硅钨酸试剂，观察其产生的现象。

（2）薄层色谱

① 制板　取层析用硅胶 8g，加 0.3%~0.5% 羧甲基纤维素钠（CMC-Na）20~25 ml，用研钵制成稀糊状，均匀倒在两块清洁的玻璃板上，铺成均匀薄层，室温晾干，105℃活化 30 分钟，备用。

② 点样　取自制盐酸小檗碱少许加 1ml 乙醇溶液溶解，将样品与盐酸小檗碱对照品溶液，分别用毛细管点在薄层板上，重复点样 3~5 次。

③ 展开　用展开剂甲醇-丙酮-乙酸（4:5:1）进行展开。

④ 显色　展开完毕，先观察荧光斑点，再喷改良碘化铋钾试剂显色。

⑤ 计算比移值（R_f）　记录图谱并计算各斑点的比移值。

【实训提示】

1. 提取用的稀硫酸浓度应控制在 0.2%~0.3%，使黄连中的小檗碱全部转化为硫酸盐而溶解。如果硫酸浓度过高，小檗碱会转化为硫酸氢盐，从而降低溶解度，影响提取效率。

2. 用石灰乳调 pH，可以使硫酸小檗碱游离成小檗碱，并可沉淀果胶、黏液质等多糖杂质。

3. 加氯化钠的目的是利用盐析的作用降低盐酸小檗碱在水中的溶解度，其浓度不超过 10%，否则会造成细小的盐酸小檗碱结晶呈悬浮状而给过滤造成困难。盐析用的食盐尽可能选用杂质较少、纯度较高的食盐。

4. 在精制盐酸小檗碱时，因为盐酸小檗碱几乎不溶于冷水，放冷易析出结晶，所以水浴加热溶解后，要趁热滤过，防止盐酸小檗碱在滤过时析出结晶，使滤过困难，产量降低。

【实训思考】

1. 说出提取和精制黄连中盐酸小檗碱的原理及操作注意事项。

2. 黄连中小檗碱提取时，分别加硫酸、石灰乳、盐酸、氯化钠的目的是什么？

3. 用生物碱沉淀反应鉴定小檗碱时，为什么选用三种生物碱沉淀试剂？操作时要注意哪些问题？

目标检测

答案解析

一、选择题

（一）单项选择题

1. 生物碱的碱性常用（　　）表示

    A. pK_b B. K_b C. K_a

    D. pK_a E. pH

2. 属于酸碱两性的生物碱（　　）

    A. 可待因   B. 吗啡   C. 秋水仙碱

    D. 莨菪碱   E. 麻黄碱

3. 具有颜色的生物碱是（　　）

    A. 小檗碱   B. 莨菪碱   C. 马钱子碱

    D. 吴茱萸碱   E. 吗啡

4. 下列各生物碱中具有挥发性的化合物是（　　）

    A. 吗啡碱   B. 小檗碱   C. 乌头碱

    D. 麻黄碱   E. 粉防己碱

5. 在植物体内大多数生物碱存在的形式是（　　）

    A. 游离状态   B. 络合物   C. 无机酸盐

    D. 有机酸盐   E. 内盐状态

6. 生物碱的味多为（　　）

    A. 苦   B. 甘   C. 酸

    D. 辛   E. 咸

7. 下列生物碱碱性最强的是（　　）

    A. 酰胺碱   B. 季铵碱   C. 脂肪胺碱

    D. 芳胺碱   E. 两性碱

8. 溶解脂溶性生物碱常用的溶剂是（　　）

    A. 丙酮   B. 碱水   C. 乙醚

    D. 水   E. 三氯甲烷

9. 生物碱进行薄层层析时，一般使用的显色剂是（　　）

    A. 碘化汞钾   B. 改良碘化铋钾   C. 饱和苦味酸

    D. 硅钨酸   E. 碘 - 碘化钾

10. 生物碱沉淀试剂反应的条件多为（　　　）

    A. 盐水溶液　　　　　　　　B. 碱性醇溶液　　　　　　　C. 酸性水溶液

    D. 中性醇溶液　　　　　　　E. 碱性水溶液

（二）多项选择题

1. 常见的生物碱沉淀试剂有（　　　）

    A. 碘化铋钾试剂　　　　　　B. 碘 – 碘化钾　　　　　　　C. 雷氏铵盐试剂

    D. 茚三酮试剂　　　　　　　E. 苦味酸试剂

2. 影响生物碱碱性强弱的因素有（　　　）

    A. 氮原子的杂化方式　　　　B. 诱导效应　　　　　　　　C. 共轭效应

    D. 分子间氢键　　　　　　　E. 空间效应

3. 属于麻黄中麻黄碱和伪麻黄碱的性质是（　　　）

    A. 结构为有机胺类生物碱

    B. 均有挥发性

    C. 既能溶于水又能溶于亲脂性有机溶剂

    D. 麻黄碱的碱性稍强于伪麻黄碱

    E. 麻黄碱在水中的溶解度比伪麻黄碱小

4. 下列能溶于水的是（　　　）

    A. 叔胺生物碱　　　　　　　B. 大多数生物碱盐　　　　　C. 具有酚羟基的生物碱

    D. 仲胺生物碱　　　　　　　E. 季铵型生物碱

5. 洋金花中的主要化学成分是（　　　）

    A. 阿托品　　　　　　　　　B. 莨菪碱　　　　　　　　　C. 苦参碱

    D. 东莨菪碱　　　　　　　　E. 士的宁

二、名词解释

1. 生物碱

2. 两性生物碱

3. 生物碱沉淀反应

三、实例分析

某中药主要含有水溶性生物碱（A）、酚性叔胺碱（B）、非酚性叔胺碱（C）三种成分，试完成下列问题。

1. 如何鉴定药材中含有该类成分?

2. 试设计从该中药中提取、分离三种成分的流程

书网融合……

知识回顾　　　　　微课9　　　　　习题

（谢仲德）

学习引导

　　中国科学家屠呦呦因开创性地从中草药中分离出青蒿素，并应用于疟疾治疗获得了 2015 年的诺贝尔生理学或医学奖。青蒿素是继乙胺嘧啶、氯喹、伯氨喹之后最有效的抗疟特效药，具有速效和低毒的特点，曾被世界卫生组织称作"世界上唯一有效的疟疾治疗药物"。那么，青蒿素属于何种类型化合物？采用何种方法能够有效提取分离得到青蒿素？

　　本章主要介绍萜类和挥发油的结构类型、理化性质、提取分离、检识方法及应用实例。

📖 学习目标

1. **掌握**　萜类化合物的结构类型；挥发油的组成、理化性质、提取分离及检识。
2. **熟悉**　萜类的典型化合物；常见挥发油的应用。
3. **了解**　萜类化合物和挥发油的生物活性及分布。

第一节　萜类化合物

PPT

一、概述

　　萜类化合物（terpenoids）是天然产物中数量最多的一类化合物，其分布广泛、骨架庞杂、种类繁多，具有多种生物活性。到目前为止，发现的萜类化合物已接近 30000 个。从化学结构来看，萜类化合物是分子骨架以异戊二烯为基本结构单元的化合物。从生源上看，甲戊二羟酸（mevalonic acid，MVA）是其生物合成的关键前体物，因此萜类化合物是由甲戊二羟酸衍生，且分子式符合（C_5H_8）$_n$ 通式的化合物及其衍生物。

　　萜类化合物在自然界分布极为广泛，藻类、菌类、地衣类、苔藓类、蕨类、裸子植物及被子植物中均有萜类的存在，其中种子植物尤其是被子植物中最为丰富，在 30 多个目、数百个科属中均有发现。

　　萜类化合物除以萜烃的形式存在外，多数是以各种含氧衍生物，包括醇、醛、酮、羧酸、酯类以及苷等形式存在，少数以含氮、硫的衍生物存在。许多天然药物的有效成分均为萜类化合物，如薄荷、青蒿、穿心莲、龙胆、紫杉、人参、柴胡等。

　　萜类化合物常根据分子结构中异戊二烯单位的数目进行分类，如单萜、倍半萜、二萜等，见表 10-1。

表 10 – 1 萜类化合物的分类与分布

类 别	碳原子数目	异戊二烯单位数	存 在
半萜	5	1	植物叶
单萜	10	2	挥发油
倍半萜	15	3	挥发油
二萜	20	4	树脂、叶绿素、植物醇
二倍半萜	25	5	海绵、植物病菌、昆虫代谢物
三萜	30	6	皂苷、树脂
四萜	40	8	胡萝卜素
多聚萜	$7.5 \times 10^3 \sim 3 \times 10^5$	n	橡胶、硬橡胶

单萜和倍半萜是构成植物中挥发油的主要成分，是香料和医药工业的重要原料。唇形科、伞形科、姜科等植物中均含有丰富的挥发油类成分。二萜主要分布在五加科、大戟科、马兜铃科、菊科、豆科等植物中。二倍半萜数量较少，主要分布于羊齿植物、菌类、地衣、海洋生物及昆虫等分泌物中。三萜是构成植物皂苷、树脂等的重要物质。四萜主要是一些脂溶性色素，广泛分布于植物中，易氧化而生成树脂。

萜类化合物具有多方面生物活性，如芍药苷、银杏内酯具有较好的抗血小板凝聚、增加其血流量、调节心率等作用，齐墩果酸、甘草次酸具有保肝降酶、利胆健胃、抗胃溃疡等作用，紫杉醇对乳腺癌、卵巢癌具有良好疗效，青蒿素、鹰爪甲素具有很强的抗疟疾活性，穿心莲内酯对钩端螺旋体病有一定疗效，甜菊苷的甜味为蔗糖的数百倍以上等。

 知识链接

萜类的生源途径

历史上萜类化合物的生源途径主要有以下两种学说，即经验异戊二烯法则和生源异戊二烯法则。Wallach 于 1887 年提出"经验异戊二烯规则"，认为自然界存在的萜类均是由异戊二烯衍生而来，并以是否符合异戊二烯法则作为判断是否为萜类化合物的一个重要原则。但后来研究证明，许多萜类化合物的碳骨架结构无法用异戊二烯的基本单元来划分。随着对萜类化合物研究的深入，证实萜类化合物是由甲戊二羟酸途径衍生而来，即著名的"生源异戊二烯法则"。1993 年 Rohmer 等人通过大量实验证明，萜类化合物还存在另外一条生物合成途径，即脱氧木酮糖磷酸途径。

二、结构类型

（一）单萜

单萜类（monoterpenoids）是由两个异戊二烯单元构成的含有 10 个碳原子的化合物及其衍生物，可分为链状单萜、单环单萜、双环单萜等类型。单萜类广泛分布于高等植物中，如唇形科、伞形科、芸香科、樟科等，主要存在于植物的腺体、油室和树脂道等分泌组织中。其中萜烃类多数是挥发油低沸点部分的主要组成成分，含氧衍生物具有较强的生物活性及香气，是医药、日用化工和食品工业的重要原料。

1. 链状单萜 罗勒烯（ocimene）存在于罗勒叶、吴茱萸果实等的挥发油中，月桂烯（myrcene）存在于桂叶、蛇麻、马鞭草等的挥发油中，罗勒烯和月桂烯具有特殊的香味，主要作为香料工业的原料。

香叶醇（geraniol）习称牻牛儿醇，具有抗菌、驱虫作用，临床用于治疗慢性支气管炎。橙花醇（nerol）与香叶醇互为顺反异构体，常共存于同一挥发油中，是玫瑰油的主要成分。

| 罗勒烯 | 月桂烯 | 香叶醇 | 橙花醇 |

2. 单环单萜　单环单萜可看成是由链状单萜环合衍变而来，常见的结构类型有：对-薄荷烷型、环香叶烷型和䓬酚酮型，其中以对-薄荷烷为碳架的单萜数量最多。

| 对-薄荷烷型 | 环香叶烷型 | 䓬酚酮型 |

柠檬烯（limonene）为柠檬、佛手等果皮的挥发油主要成分，具有镇咳、祛痰、抗菌等活性。薄荷醇（menthol）是薄荷和欧薄荷中挥发油的主要成分，其左旋体习称"薄荷脑"，为白色块状或针状结晶。薄荷醇可用作牙膏、香水、饮料和糖果等的赋香剂，在医药上用作刺激药，作用于皮肤或黏膜，有清凉止痒作用，内服可作为祛风药，用于头痛及鼻、咽、喉炎症。西红花醛（safranal）存在于西红花中，具有调经、活血、祛瘀、止痛等作用。驱蛔素（ascaridole）也称土荆芥油精，是天然萜类过氧化物，有强的驱蛔作用。

| 柠檬烯 | l-薄荷醇 | 西红花醛 | 驱蛔素 |

䓬酚酮类化合物（troponoides）是一类变形的单帖，其碳架不符合异戊二烯法则。这类化合物结构中都有一个七元芳环。䓬酚酮具有芳香化合物性质和酚的通性，显酸性，其酸性介于羧基和酚类之间。分子中的酚羟基易甲基化，但不易酰化。分子中的羰基类似羧酸中羰基的性质，但不能和羰基试剂反应。

较简单的䓬酚酮类化合物是真菌的代谢产物，在许多柏科植物的心材中含有此类化合物。α-崖柏素（α-thujalicin）和γ-崖柏素（γ-thujalicin）在欧洲产崖柏、北美崖柏以及罗汉柏的心材中含有；β-崖柏素也称扁白酚（hinokitol），存在于台湾扁柏及罗汉柏的心材中。䓬酚酮类成分多具有抗肿瘤活性，但同时多具有毒性。

| α-崖柏素 | β-崖柏素 | γ-崖柏素 |

3. 双环单萜　樟脑（camphor）习称辣薄荷酮，具有特殊的芳香气味，在医药工业上主要用于局部刺激和强心剂，可用于神经痛、炎症及跌打损伤，我国天然樟脑的产量为世界第一。龙脑（borneol）俗名冰片，其右旋体主要来源于白龙脑香树的挥发油，左旋体存在于艾纳香全草中，合成品多为消旋体。龙脑是重要的工业原料，具有发汗、解痉、止痛等作用，是人丹、冰硼散、苏合香等的主要成分之一，也用作香料、清凉剂。樟脑和龙脑均具有升华性。

樟脑　　　　　　　　*l*-龙脑

4. 环烯醚萜　环烯醚萜类（iridoids）为臭蚁二醛（iridoidial）的缩醛衍生物，属于单萜类化合物。环烯醚萜类化合物在自然界分布广泛，特别在玄参科、茜草科、唇形科及龙胆科等植物中较为常见。一些常用中药如栀子、玄参、地黄、鸡矢藤、马钱子、金银花、肉苁蓉、龙胆、车前子等都含有此类成分。环烯醚萜类化合物具有保肝、利胆、降血糖、降血脂、抗炎等作用。

从化学结构上看，环烯醚萜多具有半缩醛及环戊烷结构，由于半缩醛 C_1 – OH 性质活泼，易与糖结合成苷，故环烯醚萜类化合物主要以苷的形式存在。根据其环戊烷环是否开环，分为环烯醚萜苷和裂环烯醚萜苷。

环烯醚萜苷　　　　　　　　裂环烯醚萜苷

（1）环烯醚萜苷　环烯醚萜类成分多以苷的形式存在，且多为 C_1 – OH 与葡萄糖结合成的单糖苷。如栀子苷（gardenoside）、京尼平苷（geniposide）是清热泻火中药山栀子的主要成分，京尼平苷有泻下和利胆作用。

环烯醚萜类成分中还存在一类 C_4 位去甲基的环烯醚萜苷，称作 4 – 去甲环烯醚萜苷。如梓醇（catalpol）是地黄中降血糖作用的主要有效成分，并有较好的利尿及抗肝炎病毒的作用。

栀子苷　　　　　　　　京尼平苷　　　　　　　　梓醇

（2）裂环烯醚萜苷　此类成分的结构特点为环烯醚萜母核中环戊烷环的在 7，8 位化学键断裂开环衍生而成的化合物。主要存在于龙胆科龙胆属和獐牙菜属植物中，如龙胆苦苷（gentiopicroside）、獐牙菜苷（sweroside）和獐牙菜苦苷（swertiamarin）。龙胆苦苷是龙胆、当药、獐芽菜等中药的苦味成分，味极苦，是龙胆草中促进胃液分泌，增加胃酸的有效成分。獐牙菜苷（又名当药苷）和獐牙菜苦苷（又名当药苦苷）是治疗肝炎中药獐芽菜（青叶胆）中的苦味成分。

| 龙胆苦苷 | 獐牙菜苷 | 獐牙菜苦苷 |

环烯醚萜苷易溶于水、甲醇，可溶于乙醇、丙酮、正丁醇等，难溶于其他有机溶剂。苷易被酸水解，生成的苷元因具有半缩醛结构，化学性质活泼，易进一步氧化聚合，难以得到原苷的苷元，而且还随水解条件不同而产生不同颜色的沉淀，故可以利用酸水解反应检查植物中环烯醚萜苷的存在。环烯醚萜苷由于苷元的结构特点还能与一些试剂发生颜色反应，也可以作为该类成分的定性检识方法。如京尼平苷与氨基酸在加热条件下反应，生成蓝紫色沉淀，它与皮肤接触也能使皮肤染成蓝紫色。

 实例分析

实例　2003 年某镇中心卫生院为预防 SARS 煎煮中药，人们服用后出现中毒症状，经检查发现其中的一味中药玄参被误用成草乌，导致草乌中毒。其原因是中药玄参和草乌饮片外观性状极为相似，炮制后颜色均为黑色，故较难区分。

中药玄参为玄参科植物玄参的根入药，具有凉血滋阴、泻火解毒的功效。新鲜玄参药材经采收洗净后，缓缓烘焙，至药材内部逐渐干燥而颜色变黑。中药地黄等经过干燥或受潮后颜色也会发生改变，最后为黑色。

问题　1. 中药地黄、玄参中的有效成分属于哪一类型？
　　　　2. 为什么加工后颜色会变成黑？其中的化学成分发生了怎样的变化？

答案解析

（二）倍半萜

倍半萜类（sesquiterpenoids）是指骨架由 3 个异戊二烯单位组成，含有 15 个碳原子的一类化合物。倍半萜类主要分布在植物界和微生物界，多以挥发油的形式存在，是挥发油高沸程部分的主要组成成分，在植物中多以醇、酮、内酯或苷的形式存在，亦有以生物碱形式存在。倍半萜的含氧衍生物多有较强的生物活性及香气，是医药、食品、化妆品的重要原料。

倍半萜类的骨架类型及化合物数量是萜类成分中最多的一类，按其结构不同可分为链状、单环、双环、三环、四环型倍半萜，按构成环的碳原子数分为五元环、六元环、七元环等，也有按含氧取代基类型的不同分为倍半萜醇、醛、酮、内酯等。

1. 链状倍半萜　金合欢烯（farnesene）属于链状倍半萜，存在于枇杷叶、生姜等的挥发油中，有 α、β 两种构型，β-构型存在于藿香、啤酒花和生姜等挥发油中。金合欢醇（farnesol）在金合欢花油、橙花油、香茅中含量较多，为重要的高级香料原料。

| α-金合欢烯 | β-金合欢烯 | 金合欢醇 |

2. 环状倍半萜 α-姜黄烯（α-curcumene）属于环状倍半萜，存在于郁金挥发油中，用于活血化瘀、疏肝解郁。α-蛇麻烯（α-caryophyllene）存在于蛇麻的球果中，具有健胃消食和抗结核的作用。α-香附酮（α-cyperone）是具有理气止痛作用的香附挥发油之一。

α-姜黄烯   α-蛇麻烯   α-香附酮

青蒿素（artemisinin）是从菊科植物黄花蒿中分离得到的抗恶性疟疾的有效成分，是具有独特过氧结构的倍半萜内酯。青蒿素在水中及油中均难溶解，影响治疗效果和临床应用，通过对它进行结构改造，筛选出具有抗疟效价高、原虫转阴快、速效、低毒等特点的双氢青蒿素（dihydroartemisinin），对其再进行甲基化，将它制成油溶性的蒿甲醚（artemether）及水溶性的青蒿琥珀酸单酯（artesunate）。蒿甲醚不仅是一种高效的抗疟药，而且对急性上感高热有较好的退热作用，青蒿琥酯钠可供静脉注射以抢救血栓型恶性疟疾。🅔 微课10

青蒿素   双氢青蒿素   蒿甲醚   青蒿琥珀酸单酯

3. 薁类衍生物 薁类化合物（azulenoids）是一类特殊的倍半萜，具有五元环与七元环骈合而成的芳环骨架结构。薁类化合物沸点一般在250～300℃，可溶于石油醚、乙醚、乙醇及甲醇等有机溶剂，不溶于水，溶于强酸，加水后又可析出。薁类在天然药物中少量存在，多具有抑菌、抗肿瘤、杀虫等生物活性。在挥发油分级蒸馏时，高沸点馏分中加水后又可析出。有时可见蓝色、紫色或绿色馏分，表示可能有薁类成分存在。薁类可溶于强酸，因此可用60%～65%硫酸或磷酸提取，酸提取液加水稀释，薁类成分即沉淀析出。薁类也能与苦味酸或三硝基苯试剂产生π络合物结晶，此结晶具有敏锐的熔点可借以鉴定。

天然药物中存在的薁类衍生物多半是其氢化衍生物，多数已失去芳香性，结构类型以愈创木烷骨架居多。愈创木薁（guaiazulene）存在于桑科无花果根皮、兴安杜鹃的叶、母菊等挥发油中，具有抗炎和兴奋子宫的作用。莪术醇（curcumol）存在于莪术根茎的挥发油中具有抗肿瘤、抗血栓和扩张血管的活性。

愈创木薁   莪术醇

（三）二萜

二萜（diterpenoids）是指骨架由4个异戊二烯构成，含有20个碳原子的天然化合物。二萜在自然界中分布广泛，如松柏科植物分泌的乳汁、树脂等均以二萜类衍生物为主。除植物外，菌类代谢产物中也发现有二萜，而且从海洋生物中也分离得到为数较多的二萜衍生物。一些含氧二萜衍生物具有较强的生物活性，如穿心莲内酯、雷公藤内酯、银杏内酯、紫杉醇、甜菊苷等。二萜类结构类型有链状、环状。

1. 链状二萜 植物醇（phytol）广泛存在于叶绿素中，曾作为合成维生素 E、维生素 K_1 的原料。

植物醇

2. 环状二萜 维生素 A（vitamin A）又名视黄醇，是一种重要的脂溶性维生素，主要存在于动物肝脏中，是保持正常夜间视力的必须物质。甜菊中总甜菊苷的含量约 6%，其甜度约为蔗糖的 300 倍。甜菊苷（stevioside）因其高甜度、低热量等优良特性，在医药、食品等工业中应用广泛。我国已大面积栽种并生产甜菜。

维生素A   甜菊苷

银杏内酯（ginkgolide）是银杏叶及根皮的苦味成分，是治疗心脑血管疾病的主要有效成分。雷公藤内酯类是三环氧二萜化合物，是从卫矛科雷公藤中分离出的，具有抗癌、免疫抑制和抗炎等活性。

	R_1	R_2	R_3
银杏内酯 A	OH	H	H
银杏内酯 B	OH	OH	H
银杏内酯 C	OH	OH	OH
银杏内酯 M	H	OH	OH
银杏内酯 J	OH	H	OH

	R_1	R_2	R_3
雷公藤甲素	H	H	CH_3
雷公藤乙素	OH	H	CH_3
雷公藤内酯	H	OH	CH_3
16-羟基雷公藤内酯醇	H	H	CH_2OH

穿心莲内酯（andrographolide）是爵床科植物穿心莲抗菌消炎的主要成分，临床用于治疗急性细菌性痢疾、胃肠炎、咽喉炎、感冒发热等，疗效确切，但水溶性较差。将穿心莲内酯在无水吡啶中与丁二酸酐作用，制备成丁二酸半酯的钾盐，增强水溶性；与亚硫酸钠在酸性条件下生成穿心莲内酯磺酸钠，为水溶性化合物，用于制备较高浓度的注射剂。紫杉醇（taxol）是从红豆杉树皮中提取得到具有八元碳环的二萜成分，用于卵巢癌、乳腺癌和肺癌的治疗，效果良好。

穿心莲内酯   紫杉醇

即学即练 10－1

结构为二萜类的化合物的有（　　　）。

答案解析　　A. 紫杉醇　　　B. 穿心莲内酯　　　C. 青蒿素　　　D. 银杏内酯　　　E. 甜菊苷

（四）二倍半萜

二倍半萜（sesterterpenoids）是指骨架由 5 个异戊二烯单位构成，含有 25 个碳原子的一类化合物。与其他萜类相比，二倍半萜类化合物数量少，来自天然的二倍半萜主要分布在真蕨类、植物病原菌、海洋生物海绵、地衣及昆虫分泌物中，其中海绵是二倍半萜的主要来源。

（五）三萜

三萜类（triterpenoids）是由 6 分子异戊二烯聚合而成，含 30 个碳原子的萜类化合物，主要为四环三萜和五环三萜。三萜类化合物在自然界分布广泛，是萜类化合物中最大的一类，多以游离状态或成苷、酯的形式存在。许多常用的天然药物中都含有三萜成分，如人参、甘草、三七、远志、麦冬、桔梗、柴胡、茯苓等。

（六）四萜及多萜

四萜（tetraterpenoids）是由 8 个异戊二烯单位构成的链状脂溶性色素，广泛存在于植物界中，主要以苷和酯的形式存在。最重要的是胡萝卜素类和类胡萝卜素类。多萜一般是指由 8 个及以上的异戊二烯单元聚合而成的化合物，如弹性橡胶和杜仲胶。

三、理化性质

（一）性状

低分子量的萜类化合物如单萜、倍半萜多为油状液体，常温下可以挥发，低温下多为蜡状物。分子量较大的萜类化合物如二萜、萜苷多为固体，多数可形成结晶，不具有挥发性。环烯醚萜苷大多数为白色结晶。

单萜、倍半萜多具有特殊香气。环烯醚萜、二萜类化合物则多具有苦味，有些味极苦，因此萜类化合物又称苦味素。也有少数萜具有较强甜味，如甜菊苷。

（二）旋光性和折光性

大多数萜类化合物因含有手性碳原子，故具有旋光性。小分子萜类具有较高的折光率，与糖连接后，其光学活性大大增加，折光率也会有所增加。

（三）溶解性

萜类化合物多具亲脂性，难溶或不溶于水，易溶于有机溶剂，如乙醚、三氯甲烷、丙酮、甲醇、乙醇等。萜类化合物在水中的溶解度与分子中的官能团极性大小、数量多少有关，极性增大、数量增多，在水中的溶解度增大。萜类化合物若与糖成苷，随分子中糖数目的增加，水溶性增强，脂溶性降低，能溶于热水，易溶于甲醇、乙醇溶液，难溶或不溶于亲脂性有机溶剂。

此外，萜类化合物对高温、强光和酸、碱较为敏感，易发生氧化、重排，引起结构和理化性质的改变。因此在提取、分离和储存过程中需要格外注意避免这些因素的影响。

（四）化学反应

1. 加成反应　含有双键和醛、酮等羰基的萜类化合物，可与卤素、卤化氢、亚硫酸氢钠和吉拉德试剂等发生加成反应，其产物往往为结晶性物质。例如，柠檬烯与氯化氢在冰乙酸溶液中进行加成反应，反应完毕加入冰水即析出柠檬烯二氢氯化物的结晶固体。

2. 氧化反应　在不同的条件下，不同氧化剂能将萜类化合物中的不同基团氧化，生成各种氧化产物。常用的氧化剂有臭氧、铬酐（三氧化铬）、高锰酸钾，其中以臭氧应用最为广泛。例如，臭氧氧化萜类化合物中的烯烃反应，既可用来测定分子中双键的位置，亦可用于萜类化合物的醛酮合成。

3. 脱氢反应　通常是在惰性气体的保护下，用铂黑或钯做催化剂，在200~300℃将萜类成分与硫或硒共热而使萜类成分的环状结构脱氢。

 知识链接

紫杉醇

紫杉醇（taxol）又名红豆杉醇、泰素、紫素、特素，是从红豆杉树皮中提取分离得到含有氮原子的二萜生物碱，1992年在美国批准上市，目前临床上广泛用于卵巢癌、乳腺癌和肺癌的治疗。紫杉醇是世界最畅销的抗癌药之一，近几年来全球紫杉醇制剂总销售额始终保持在每年50亿美元左右。

紫杉醇最初从太平洋红豆杉（Taxus brevifolia）的干树皮中分离得到，收得率仅有0.014%。我国科学家们经过深入研究终于掌握了红豆杉快速繁殖技术，使红豆杉只需要4~5年的生长就可以大量提取紫杉醇，有效缓解了紫杉醇原料药供不应求的状态。据中国化学制药工业协会研究报告数据显示，我国已经成为世界主要紫杉醇原料药生产大国。

第二节　挥发油

PPT

一、概述

挥发油（volatile oil）又称精油（essential oil），是存在于植物中的一类具有挥发性、可随水蒸气蒸馏且与水不相混溶的油状液体的总称。挥发油大多具芳香气味，所以又称芳香油。

挥发油广泛分布于植物界，在我国野生与栽培的芳香植物大约有70余科200属约有600~800种。如菊科（菊、蒿、苍术、白术、佩兰等）、芸香科（芸香、橙皮、降香、佛手、柠檬等）、伞形科（白芷、川芎、小茴香、当归、柴胡等）、唇形科（薄荷、藿香、紫苏、荆芥等）、樟科（乌药、樟木、肉桂等）、木兰科（厚朴、八角茴香、辛夷等）、姜科（姜、姜黄、莪术、山奈等）等都富含有挥发油。此外，胡椒科、松科、桃金娘科、木犀科、柏科、三白草科、杜鹃花科和蔷薇科等的某些植物中也含有丰富的挥发油。

挥发油在植物中的含量一般在1%以下，也有少数含油量在10%以上，如丁香含丁香油高达14%~21%。挥发油存在于植物的腺毛、油管、油室、分泌细胞或树脂道中，多呈油滴状，有的与树脂、黏液质共存，少数以苷的形式存在。挥发油在植物体中存在的部位各不相同，多存在于花蕾中，也有一些存在于果实、果皮、根或根茎中，还有的全株植物中都含有挥发油，如荆芥的全草。有时同一植物的不同部位所含挥发油的成分也有差异。如薄荷的叶、檀香的树干、桂皮的皮、白豆蔻的种子含油量都较其他部位高。同一植物因生长环境和采收季节不同，挥发油的含量和品质也会有很大差别。

挥发油是一类具有多种生物活性的成分，在临床上具有止咳、平喘、祛痰、发汗、解表、祛风、镇痛、杀虫以及抗菌消炎等功效。如薄荷油有清凉、祛风、消炎、局麻作用；生姜油对中枢神经系统有镇静催眠、解热、镇痛、抗惊厥、抗氧化作用；大蒜油可治疗肺结核、支气管炎、肺炎和霉菌感染；香柠檬油对淋球菌、葡萄球菌、大肠埃希菌和白喉杆菌有抑制作用。挥发油不仅在医药方面具有重要的作用，在香料工业、食品工业及化学工业上也是重要原料。

二、组成和分类

挥发油的组成较为复杂，一种挥发油常常由数十乃至数百种成分组成，如保加利亚玫瑰油中已发现275种化合物，茶叶挥发油中含有150多种成分。尽管挥发油成分复杂，不同挥发油所含的成分也不一样，但其中往往以某种或某几种成分占较大比例。构成挥发油的成分大体分为四类：萜类化合物、芳香族化合物、脂肪族化合物、其他类化合物以及它们的含氧衍生物。

（一）萜类化合物

挥发油中的萜类成分主要是单萜、倍半萜及其含氧衍生物，其中含氧衍生物多是生物活性较强或具有芳香气味的主要组成成分。如薄荷油中含80%左右的薄荷醇（menthol），山苍子油中含80%左右的柠檬醛（citral），樟脑油中樟脑（camphor）含量约占50%等。

（二）芳香族化合物

在挥发油中，芳香族化合物的含量仅次于萜类，为一些小分子的芳香族成分。有些是苯丙烷类衍生物，具有 $C_6 - C_3$ 骨架，且多为含有一个丙基的苯酚化合物或其酯类。如桂皮油中的桂皮醛（cinnamaldehyde）、丁香油中的丁香酚（eugenol）、茴香油中的茴香醚（anethole）等。有些是萜源化合物，如百里香草、陈皮中的百里香酚（thymol）。

桂皮醛　　　　　丁香酚　　　　　茴香醚

（三）脂肪族化合物

一些小分子脂肪族化合物在挥发油中常有存在。如陈皮中的正壬醇（n - nonyl alcohol），鱼腥草挥发油中的甲基正壬酮（methyl nonylketone）和癸酰乙醛（decanoylacetaldehyde，鱼腥草素）和人参挥发油中的人参炔醇（panaxynol）等。

$CH_3(CH_2)_7CH_2OH$　　　　　　　正壬醇

甲基正壬酮　　　　　　癸酰乙醛

人参炔醇

（四）其他类化合物

除以上三类化合物外，还有一些天然药物经水蒸气蒸馏得到的挥发油性物质，如大蒜油、芥子油、挥发杏仁油等，也将其称之为"挥发油"。如大蒜油是大蒜中大蒜氨酸酶解产生含大蒜辣素（allicin）的挥发性油状物。此外，如川芎挥发油中的川芎嗪（tetramethylpyrazine）、烟叶中的烟碱（nicotine）及五叶毒藜中的毒藜碱（anabasine）等小分子的生物碱也具有挥发性。

$CH_2=CH-CH_2-S-S-CH_2-CH=CH_2$

大蒜辣素   川芎嗪

三、理化性质

（一）性状

1. 状态 挥发油在常温下为透明液体，低温放置时某些挥发油中含量高的成分可析出结晶，这种析出物习称为"脑"，如薄荷脑、樟脑、茴香脑等。滤除脑后的挥发油称为"脱脑油"。

2. 颜色 挥发油在常温下大多为无色或淡黄色，少数具有其他颜色。如洋甘菊油因含有薁类成分而显蓝色，麝香草油显红色，苦艾油显蓝绿色。

3. 气味 挥发油大多具有特殊而浓烈的香气或其他气味，有辛辣烧灼感，呈中性或酸性，如鱼腥草油有腥味，土荆芥油有臭气。挥发油的气味往往是其品质优劣的重要标志。

4. 挥发性 挥发油在常温下可自行挥发而不留痕迹，可与脂肪油区别。

（二）溶解性

挥发油易溶于石油醚、乙醚、二硫化碳等有机溶剂，可溶于高浓度乙醇，在低浓度乙醇中只能溶解一定数量，不溶于水。如薄荷挥发油可溶于三氯甲烷、乙醚、乙醇等有机溶剂，莪术挥发油难溶于水，能与石油醚、甲醇、乙醇、丙酮、乙酸乙酯及三氯甲烷等任意混溶。

（三）物理常数

挥发油是混合物，无确定的物理常数，但挥发油中各组成成分基本稳定，因此其物理常数有一定的范围。折光率、比旋度、相对密度等物理常数是检查挥发油的重要依据。挥发油沸点一般在 70 ~ 300℃之间，具有随水蒸气蒸馏的特性；挥发油多数比水轻，少数比水重，相对密度一般在 0.85 ~ 1.07 之间；挥发油几乎均有光学活性，比旋光度在 + 97° ~ + 117° 范围内；且具有强的折光性，折光率在 1.43 ~ 1.61 之间。

即学即练 10 - 2

评价挥发油质量的物理常数有（   ）。

答案解析   A. 熔点   B. 折光率   C. 比旋度   D. 相对密度   E. 闪点

（四）稳定性

挥发油长时间与空气、光线接触，会逐渐氧化变质，导致密度增大，颜色加深，失去原有香味，并形成树脂样物质，不能再随水蒸气蒸馏，故挥发油应贮存于棕色瓶内，并在阴凉低温处保存。

四、提取与分离

（一）提取

1. 水蒸气蒸馏法　是提取挥发油最常用的方法，利用挥发油的挥发性和与水不相混溶的性质进行提取。在加热过程中，当挥发油和水两者蒸气压之和与大气压相等时，挥发油即可随水蒸气蒸馏出来。提取时，可将原料粗粉在蒸馏器中加水浸泡后，直接加热蒸馏，或者将原料置有孔隔层板网上，当底部的水受热产生蒸汽通过原料时，则挥发油受热随水蒸气同时蒸馏出来，收集蒸馏液，经冷却后分取油层。有的挥发油（如玫瑰油）含水溶性化合物较多，不易分层，常采用盐析法促使挥发油自水中析出，或盐析后再用低沸点有机溶剂萃取。

此方法虽具有设备简单、操作容易、成本低、产量大、挥发油回收率较高等优点。但原料易受强热而焦化，可能使成分发生变化，影响产品的质量。

2. 溶剂提取法　采用低沸点有机溶剂，如乙醚、石油醚、二硫化碳等对含挥发油的药材进行回流提取或冷浸，提取液经减压蒸馏除去溶剂，即得含有挥发油的浸膏。此法提取得到的挥发油含杂质较多，原料中的其他脂溶性成分如树脂、油脂、蜡等也同时被提取出来。可将挥发油粗品再进行蒸馏，以获得较纯的挥发油。也可将粗品加适量浓乙醇浸渍，放置冷冻（一般在 -20℃ 左右），滤除析出物，回收除去乙醇即可得较纯的挥发油。

3. 压榨法　此法适用于挥发油含量较高的新鲜植物药材，如柠檬、橘、橙、柚子等的果皮，经撕裂、捣碎、冷压后静置分层，或用离心机分出油层，即得挥发油粗品。

此法优点是在常温下进行，所得挥发油保持原有的新鲜香味，但不足之处是产品不纯，含有水分、黏液质、色素、细胞组织等杂质，且挥发油并不能完全压榨出来，提取不完全。通常将压榨后的药材再进行水蒸气蒸馏，使挥发油提取完全。

4. 吸收法　油脂一般具有吸收挥发油的性质，往往利用此性质提取贵重的挥发油，如玫瑰油、茉莉花油等。此法在室温下使用无臭味的猪油 3 份与牛油 2 份的混合物吸收挥发油，所得挥发油保持原有芳香气味，纯度高，但耗时长，操作麻烦。

5. 超临界流体萃取法　一般使用二氧化碳超临界流体萃取法，此法与其他挥发油的提取方法比较，具有防止氧化、热解、无残留溶剂、提取效率高、所得挥发油品质高、芳香纯正等优点。如紫苏中特有的香味成分紫苏醛，紫丁香花中的独特香味成分，均不稳定，易受热分解，采用二氧化碳超临界流体提取所得芳香挥发油气味与原料相同，明显优于其他方法。

6. 微波萃取法　微波萃取技术是近年发展的从天然产物中提取香料的一种新技术。微波萃取法是以微波辐射作为热原进行提取，具有设备简单、提取效率高和提取时间短等优点，有利于热敏性成分提取。但该技术也存在不足之处，如提取成品的组成不稳定，同时挥发性成分随萃取时间延长而逐步散失。

（二）分离

从植物中提取出来的挥发油往往为混合物，根据需要，可做进一步的分离和纯化，以获得单体成分。常用方法如下：

1. 冷冻结晶法　将挥发油置于 0℃ 以下使结晶析出，如无结晶析出可将温度降至 -20℃，继续放置。所得结晶再经重结晶可得纯品。如薄荷油冷至 – 10℃，放置 12 小时析出第一批粗脑，油再在 – 20℃冷冻 24 小时可析出第二批粗脑，粗脑加热熔融，在 0℃冷冻即可得较纯薄荷脑。本法操作简便，但对某些挥发性单体分离不够完全，而且大部分挥发油冷冻后仍不能析出结晶。

2. 分馏法 挥发油为混合物，成分大多为单萜、倍半萜类化合物，因其结构中碳原子数目、双键数目和含氧官能团等的不同，各成分间的沸点有一定的差异，也有一定的规律，以此作为分离的依据。挥发油组成分子的碳原子数越多，沸点越高，如倍半萜比单萜沸点高；同一萜烃，双键越多，沸点越高；萜烃的沸点小于相应含氧衍生物的沸点；同一类萜烃的含氧衍生物，含氧官能团的极性越大，沸点越高，即酸＞醇＞醛＞酮＞醚，但酯因其分子量大比相应的醇沸点高。

由于挥发油的组分对热和空气不稳定，为防止结构发生改变，一般采用减压分馏法。按照温度不同可分为三个馏分：

低沸程馏分（35～70℃/1.333kPa）为单萜烃类化合物

中沸程馏分（70～100℃/1.333kPa）为单萜含氧衍生物

高沸程馏分（100～140℃/1.333kPa）为倍半萜及其含氧衍生物和薁类化合物。

挥发油中有些成分沸点相差不大，因此所得的馏分仍可能是混合物，需进一步采用精馏或结合冷冻、重结晶或色谱等方法进行分离。

3. 化学法 根据挥发油各组成成分结构或官能团的不同，选择合适的化学方法进行处理，使各成分达到分离的目的。

（1）碱性成分的分离 将挥发油溶于乙醚，用 1%～2% 的盐酸或硫酸萃取，分取的酸水层碱化，用乙醚萃取，蒸去乙醚即得碱性成分。

（2）酸、酚性成分的分离 将分出碱性成分的挥发油乙醚液，分别用 5% NaHCO$_3$ 溶液和 2% NaOH 溶液进行萃取，取碱水层加稀酸酸化后用乙醚萃取，蒸去乙醚，前者可得酸性成分，后者可得酚性或弱酸性成分。

（3）醇类的分离 挥发油中的醇类成分可与邻苯二甲酸酐或丙二酸单酰氯或丁二酸酐反应生成酸性单酯，转溶于碳酸氢钠溶液中，再用乙醚萃取出其他中性挥发油成分，分出碳酸氢钠溶液，酸化后用乙醚萃取出生成的酯，回收乙醚，残留物经氢氧化钠皂化后，使邻苯二甲酸酐等试剂与挥发油的醇类生成的酸性单酯水解，用乙醚萃取，可得原挥发油中的醇类成分。

萜醇　邻苯二甲酸酐　　酸性邻苯二甲酸萜醇酯　　　邻苯二甲酸钠　　萜醇

（4）羰基类成分的分离 常用的方法有亚硫酸氢钠法与吉拉德（Girard）试剂法。其原理是使亲脂性的羰基类成分（醛、酮等）与亚硫酸氢钠或吉拉德（Girard）试剂反应生成亲水性的加成物，从而与油中其他成分分离。加成物在酸或碱的作用下分解，还原为原来的羰基成分被亲脂性有机溶剂萃取出来。亚硫酸氢钠只能与醛和小分子的酮类成分生成加成物，而吉拉德（Girard）试剂对所有羰基成分都适用。

① 亚硫酸氢钠法 将分出碱性、酸性成分的挥发油母液经水洗至中性，以无水硫酸钠干燥后，加入亚硫酸氢钠的饱和溶液，低温短时间萃取，使之与醛、酮类化合物发生可逆性加成反应。分出水层或

加成物结晶，加酸或碱液处理，以乙醚萃取，回收溶剂，可得挥发油中的醛、酮类化合物。提取时注意控制时间和温度，若时间过长或温度过高，亚硫酸氢钠可与双键形成不可逆的加成物。

②吉拉德（Girard）试剂反应法　Girard 试剂是一类带有酰肼及季铵基团的试剂的总称，常用的是 Girard 试剂 T 和 Girard 试剂 P。将挥发油的中性部分加入吉拉德试剂的乙醇溶液和 10% 乙酸，加热回流，待反应完成后加水稀释，乙醚萃取，分出其他不含羰基的中性挥发油。水层加酸酸化，使吉拉德试剂与羰基成分的缩合物分解，用乙醚萃取，羰基成分即进入乙醚层，回收乙醚可得含羰基类化合物。

（5）其他成分的分离　挥发油中的酯类成分多使用精馏或色谱分离；醚类成分在挥发油中不多见，可利用醚类与浓酸反应生成𨦖盐易于结晶的性质从挥发油中分离出来；具有不饱和双键的萜烃，可与溴、盐酸或氢溴酸生成加成物析出结晶；挥发油中的薁类化合物，能溶于强酸生成加成物，生成物加水稀释薁类又析出。

挥发油中各成分的化学系统分离流程见图 10-1。

4. 色谱法　由于挥发油组成成分复杂，一般先用分馏法、化学法做适当分离后，再用色谱法分离。

（1）吸附色谱法　以硅胶和氧化铝吸附柱色谱应用最为广泛。样品一般溶于石油醚或己烷等极性小的溶剂，使其通过硅胶或氧化铝色谱柱，依次用石油醚、己烷、乙酸乙酯等按一定比例组成的混合溶剂进行洗脱。分段收集洗脱液，结合薄层色谱检识，相同组分合并，经进一步处理得到单体化合物。

挥发油乙醚溶液
└─ 1%~2%HCl萃取

酸水层 ── 乙醚层

酸水层
└─ 碱化后乙醚萃取
乙醚层
└─ 回收乙醚
碱性成分
（挥发性生物碱）

乙醚层
└─ 水洗后用5%NaHCO₃萃取

碱水层 ── 乙醚层

碱水层
└─ 酸化后乙醚萃取
乙醚层
└─ 回收乙醚
强酸性成分
（萜酸类、挥发性酸）

乙醚层
└─ 加30%NaHSO₃低温短时间振摇

结晶加成物 ── 乙醚层

水层
└─ 酸化后乙醚萃取
弱酸性成分
（酚、烯醇、某些内酯）

结晶加成物
└─ 加酸或加碱分解加成物，乙醚萃取
乙醚层 ── 水层
乙醚层
└─ 回收乙醚
羰基化合物
（醛、酮等）

乙醚层
└─ 回收乙醚
除去羰基化合物的中性挥发油
└─ 加邻苯二甲酸酐酯化后用5%NaHCO₃萃取

油层 ── 水层

油层
└─ 精馏或柱色谱分离
Ⅰ　Ⅱ　Ⅲ　Ⅳ　Ⅴ

水层
└─ 加NaOH皂化后用乙醚萃取
水层 ── 乙醚层
乙醚层
└─ 回收乙醚
萜醇

图 10-1　挥发油化学法系统分离流程图

（2）硝酸银色谱法　对于含有双键异构体的挥发油，用一般色谱法难以分离，可采用硝酸银 - 硅胶或硝酸银 - 氧化铝柱色谱及其薄层色谱进行分离。依据挥发油成分中双键的数目、位置及顺反异构体不同，与硝酸银形成 π - 配合物的难易及稳定性的差异得到色谱分离。一般来说，双键多的化合物易形成配合物；末端双键较其他双键形成的配合物稳定；顺式双键形成配合物的稳定性大于反式双键。一般硝酸银的浓度为 2% ~ 2.5% 较为适宜。如 α - 细辛醚、β - 细辛醚、欧细辛醚，最先被洗脱下来是具有反式双键的 α - 细辛醚，其次是顺式双键的 β - 细辛醚，最后是具有末端双键的欧细辛醚。

α-细辛醚　　　　　β-细辛醚　　　　　欧细辛醚

五、检识

（一）理化检识

1. 一般检识　将试样溶于乙醚或石油醚中，滴在滤纸上，如油斑在室温下能挥发并不留有痕迹，可能含有挥发油，如油斑不消失则可能含有油脂。

2. 物理常数　相对密度、比旋度、折光率是鉴定挥发油常用的物理常数。测定挥发油的物理常数时，一般先测折光率，若折光率不合格，其余项目不必测定，此挥发油不合格。

3. 化学常数　包括酸值、酯值、皂化值。

（1）酸值　挥发油中游离羧酸和酚类成分含量的指标。以中和1g挥发油中游离酸性成分所消耗氢氧化钾的毫克数表示。

（2）酯值　挥发油中酯类成分含量的指标。以水解1g挥发油中所含酯所需要氢氧化钾的毫克数表示。

（3）皂化值　挥发油中所含游离羧酸和酚类成分和结合态酯总量的指标。以中和并皂化1g挥发油中含有的游离酸性成分与酯类所需氢氧化钾的毫克数表示。实际上皂化值是酸值和酯值的总和。

4. 官能团的鉴定　挥发油中的不同成分因含有不同的官能团而表现出不同的特性，通过对挥发油官能团的鉴定，可初步了解挥发油的组成，见表10-2。

表10-2　挥发油中各官能团的检识方法

官　能　团	化 学 试 剂	现　　象
酚基	$FeCl_3$	呈现绿色、紫色或蓝色
醛基	氨性硝酸银溶液	银镜反应
羰基	2,4-二硝基苯肼、氨基脲、羟胺	结晶性沉淀
不饱和键	5%溴的三氯甲烷溶液	红色褪去
内酯	亚硝酰铁氰化钠及氢氧化钠	出现红色并逐渐消失

（二）色谱检识

1. 薄层色谱　薄层色谱法在挥发油的检识中应用较为普遍。常用的吸附剂为硅胶 G 或 Ⅱ～Ⅲ级中性氧化铝 G。挥发油中含氧烃类常用石油醚-乙酸乙酯（85:15）为展开剂，非含氧烃类用石油醚或正己烷为展开剂。实际工作中常用两种展开剂分别对同一薄层作单向二次展开。常用的显色剂有香草醛-浓硫酸、茴香醛-浓硫酸。

2. 气相色谱　气相色谱法现已广泛应用于挥发油的定性定量分析，具有分离效果好、灵敏度高、样品用量少、分析速度快等优点，是研究挥发油组成成分的重要方法。在一定条件下，通过观察色谱图的出峰数和各峰面积，可初步了解挥发油中所含成分的种类及各成分的比例。对已知成分的鉴定，可利用已知成分的标准品与挥发油在同一条件下，相对保留时间出现的色谱峰，确定挥发油中的某一成分。

3. 气-质联用（GC-MS）　挥发油中许多未知成分没有对照品作对照，则应选用 GC-MS 技术进行分析鉴定。现多采用气相色谱-质谱-数据系统联用（GS-MS-DS）技术，气相色谱具有分离的功能，质谱承担检测和结构分析，通过与已知化合物质谱数据库比对，大大提高了挥发油分析鉴定的速度和研究水平。

第三节　应用实例

PPT

实例一　穿心莲中萜类化学成分的提取分离技术

穿心莲为爵床科植物穿心莲 [*Androgaphis paniculata*（Burm）Nees] 的干燥地上部分，其味苦、性寒，具有清热解毒、凉血消肿的功效。

一、穿心莲中主要有效成分的结构、理化性质

穿心莲叶中含有多种二萜内酯及二萜内酯苷类成分，如穿心莲内酯、新穿心莲内酯、14 – 去氧穿心莲内酯、脱水穿心莲内酯等，其中的主要活性成分穿心莲内酯含量最高。

穿心莲内酯又称穿心莲乙素，为无色方形或长方形结晶，味极苦，mp. 230 ~ 232℃。易溶于丙酮、甲醇、乙醇，微溶于三氯甲烷、乙醚，难溶于水、石油醚、苯。穿心莲内酯遇碱加热开环成穿心莲酸盐，遇酸又环合形成内酯。对酸碱不稳定，在 pH 10 时，不但内酯开环，并可能产生双键移位或结构改变。内酯环具有活性亚甲基反应，可与 Legal 试剂、Kedde 试剂等反应显紫红色。

二、穿心莲中穿心莲内酯类化合物的提取分离

（一）工艺流程（图 10 – 2）

穿心莲全草（粗粉）
↓ 90%乙醇热浸，回收乙醇
浸膏
↓ 石油醚洗涤，除去叶绿素等脂溶性杂质
水液
↓ 加三氯甲烷振摇，放置过夜，分层

- 水层
- 水和三氯甲烷界面层
  ↓ 丙酮洗
  丙酮重结晶
  - 新穿心莲内酯
  - 母液
    ↓ 浓缩
    穿心莲内酯
- 三氯甲烷层
  ↓ 回收三氯甲烷，溶于乙酸乙酯，用5%碳酸钠除去杂质，浓缩后放置
  粗结晶
  - 14-去氧穿心莲内酯
  - 母液
    ↓ 浓缩，放置
    脱水穿心莲内酯

图 10 – 2　穿心莲中萜类化学成分提取分离流程图

（二）流程说明

利用穿心莲内酯、新穿心莲内酯与 14 – 去氧穿心莲内酯、脱水穿心莲内酯在三氯甲烷中溶解度不同进行粗分，再采用结晶法进行精制。

实例二　薄荷中挥发油类成分的提取分离技术

薄荷为唇形科植物野薄荷（*Mentha haplocalyx* Briq.）干燥的地上部分，是辛凉发汗解热药，用于治

疗流行性感冒、头疼、目赤、身热、咽喉及牙床肿痛等症，外用可治神经痛、皮肤瘙痒、皮疹和湿疹等。

一、薄荷中主要有效成分的结构、理化性质

薄荷油为无色或淡黄色油状液体，有强烈的薄荷香气，相对密度为 0.895～0.910，比旋光度为 -17°～-24°，折射率为 1.458～1.471，mp. 204～210℃。可溶于有机溶剂如乙醇、乙醚、三氯甲烷等。薄荷油的化学组成复杂，油中成分主要是单萜类及其含氧衍生物，其中薄荷醇含量占 77%～78%，薄荷酮含量占 8%～12%。

薄荷醇又称薄荷脑，为无色针状或棱柱状结晶，或白色结晶状粉末，mp. 41～43℃，相对密度 0.890，微溶于水，易溶于乙醇、三氯甲烷、乙醚及石油醚等有机溶剂。

薄荷醇   薄荷酮

二、薄荷中薄荷醇的提取分离

（一）工艺流程（图 10 - 3）

```
                        薄荷全草
                         │ 水蒸气蒸馏
                        薄荷油
                         │ -10℃冷冻12小时
              ┌──────────┴──────────┐
              油                    粗脑
              │ 常压蒸馏去水
            脱水油
              │ -20℃冷冻24小时
        ┌─────┴─────┐
        油         粗脑
        │ 减压蒸馏        │ 加热
    ┌───┴───┐           │
   药渣   去脑油    含薄荷醇80%～90%
                         │ 0℃冷冻结晶
                      含油结晶
                         │ 乙醇重结晶
                      精制薄荷醇
```

图 10 - 3 薄荷醇提取分离流程图

（二）流程说明

薄荷油的提取方法有水蒸气蒸馏法、冷浸法、超声波法和CO_2超临界流体萃取法。水蒸气蒸馏法提取操作相对简单，成本较低。用水蒸气蒸馏法提取出薄荷油，以冷冻法分离，再用结晶法进一步纯化得薄荷醇。

实践实训

实训八　八角茴香中挥发油的提取分离及检识

【实训目的】

1. 掌握水蒸气蒸馏法提取挥发油的原理及操作技术。

2. 掌握挥发油的一般检识和色谱检识的方法。

【实训原理】

八角茴香为木兰科植物八角茴香（*Iuicium verum* Hook. f.）干燥成熟的果实，含挥发油约5%。主要成分是茴香脑（anethole）。茴香脑为白色结晶，mp. 21.4℃，溶于苯、乙酸乙酯、丙酮、二硫化碳及石油醚，几乎不溶于水，茴香脑约占总挥发油的80%～90%。此外，尚有少量甲基胡椒酚（methylchavi-col）、茴香醛（anisaldehyde）、茴香酸（anisic acid）等。

OCH₃	OCH₃	CHO	COOH
HC=CH—CH₃	H₂C—CH=CH₂	OCH₃	OCH₃
茴香脑	甲基胡椒酚	茴香醛	茴香酸

本实验采用提取挥发油的通法——水蒸气蒸馏法。

挥发油中各类成分的极性不相同，一般不含氧的萜烃类化合物极性小，在薄层板上可被石油醚较好地展开；而含氧的化合物极性较大，可被石油醚与乙酸乙酯混合溶剂较好地展开。为了使挥发油中各组分能在同一块薄层板上进行分离，可采用单向二次色谱法展开。

【实训材料】

1. 仪器及材料　挥发油含量测定器、色谱缸、试管、烧杯、回流冷凝管、毛细管、硅胶 G 薄层板（8cm×14cm）。

2. 试药　八角茴香、石油醚（30～60℃）、乙酸乙酯、三氯化铁试液、2,4-二硝基苯肼试液、碱性高锰酸钾试液、香草醛-浓硫酸试液。

【实训步骤】

1. 茴香脑的提取　取八角茴香50g捣碎，置挥发油含量测定器蒸馏瓶中（见图10-4），加300ml水与沸石，连接挥发油测定器与回流冷凝管。自冷凝管上端加水使充满挥发油测定器的刻度部分，并使溢流入蒸馏瓶时为止，缓缓加热至沸，提取至测定器中油量不再增加，停止

图 10-4　挥发油测定器
A. 冷凝管　B. 接收管　C. 蒸馏瓶

加热，放冷，分取油层，计算得率。也可将捣碎的八角茴香，置烧杯中，加适量的水浸泡湿润，按一般水蒸气蒸馏法蒸馏提取。

2. 茴香脑的分离　将所得八角茴香油（留出少量做薄层检查）置冰箱中冷却1小时，可见白色结晶析出，低温滤过，得到茴香脑结晶，滤液为析出茴香脑后的八角茴香油。

3. 检识

（1）油斑试验　将八角茴香油1滴，滴于滤纸片上，常温（或加热烘烤）观察油斑是否消失。

（2）原位薄层试验　取硅胶G薄层板（8 cm×14cm）1块，将八角茴香挥发油用95％乙醇稀释5～10倍，用毛细管分别滴在薄层板上，再将各种试剂用滴管分别点在相应的斑点上，根据选用的显色剂，通过观察颜色的变化，初步推测八角茴香油挥发抽中可能含有的化学成分。

（3）薄层色谱检识　取硅胶G薄层板（8cm×14cm）一块，在距底边1.5cm、8cm及13cm处分别用铅笔画出起始线、中线及前沿。将八角茴香挥发油点在起始线上，先在石油醚–乙酸乙酯（85∶15）展开剂中展开至薄板中线时取出，挥去展开剂，再以石油醚中展开，至前沿时取出，挥去展开剂，用香草醛–浓硫酸显色剂显色，观察斑点的数量、位置及颜色，初步推测八角茴香挥发油中可能含有化学成分的数量。

【实训提示】

1. 挥发油含量测定装置分为两种。一种适用于相对密度小于1.0的挥发油测定；另一种用于测定相对密度大于1.0的挥发油。《中国药典》规定，测定相对密度大于1.0的挥发油，也可在相对密度小于1.0的测定器中进行，其方法是在加热前，预先加入1ml二甲苯于测定器内，然后进行水蒸气蒸馏，使蒸出的相对密度大于1.0的挥发油溶于二甲苯中，由于二甲苯的相对密度为0.8969，一般能使挥发油与二甲苯的混合溶液浮于水面。计算挥发油的含量时，扣除加入二甲苯的体积即可。

2. 提取完毕，须待油水完全分层后，再将挥发油放出。

3. 挥发油易挥发逸失，因此进行原位薄层反应时，操作应及时，不易久放。

4. 喷洒香草醛–浓硫酸显色剂时，应于通风橱内进行。

【实训思考】

1. 用挥发油含量测定器提取挥发油应注意什么问题？

2. 挥发油的单向二次展开时，为什么先用石油醚与乙酸乙酯的混合溶剂进行第一次展开，再用石油醚进行第二次展开？

答案解析

一、选择题

（一）单项选择题

1. 萜类化合物是（　　　）的聚合物及其含氧衍生物的总称。

 A. 丁二烯   B. 异戊二烯   C. 环戊烷

 D. 乙烯   E. 以上均不是

2. 从生源上看萜类化合物的生物合成途径中最关键的前体物质是（　　　）

 A. 环己烷   B. 异戊二烯   C. 甲戊二羟酸

D. 乙烯烃   E. 环戊烷

3. 单萜类化合物一般含有（　　）碳原子。

    A. 5 个   B. 10 个   C. 15 个

    D. 20 个   E. 25 个

4. 倍半萜一般含有（　　）异戊二烯单位。

    A. 1 个   B. 2 个   C. 3 个

    D. 4 个   E. 5 个

5. 草酚酮类化合物是一类变形的（　　）

    A. 半萜   B. 单萜   C. 倍半萜

    D. 二萜   E. 三萜

6. 薄荷醇是薄荷和欧薄荷中挥发油的主要成分，属于（　　）

    A. 半萜   B. 单萜   C. 倍半萜

    D. 二萜   E. 三萜

7. 中药地黄、玄参的有效成分属于（　　），经过干燥或受潮可变黑色。

    A. 双环单萜   B. 单环单萜   C. 奠类

    D. 环烯醚萜   E. 倍半萜

8. 在青蒿素的结构中，具有抗疟作用的活性基团是（　　）

    A. 羰基   B. 醚键   C. 过氧基

    D. 内脂环   E. 双键

9. 下列哪种药材中所含的挥发油成分，具有抗癌活性（　　）

    A. 八角茴香   B. 丁香   C. 温莪术

    D. 薄荷   E. 以上均是

10. 提取某些贵重的挥发油，常选用的方法是（　　）

    A. 通入水蒸气蒸馏法   B. 吸收法   C. 压榨法

    D. 浸取法   E. 溶剂法

（二）多项选择题

1. 挥发油中主要含有的萜类化合物是（　　）

    A. 单萜   B. 二萜   C. 倍半萜

    D. 二倍半萜   E. 三萜

2. 挥发油具备的性质有（　　）

    A. 难溶于水   B. 具挥发性   C. 升华性

    D. 易溶于有机溶剂   E. 能随水蒸气蒸馏

3. 挥发油化学常数包括（　　）

    A. 酸值   B. 酯值   C. 皂化值

    D. 密度   E. 熔点

4. 提取挥发油可采用的方法是（　　）

    A. 水蒸气蒸馏法   B. 压榨法   C. 吸收法

    D. 溶剂提取法   E. 升华法

5. 挥发油氧化变质后，一般表现为（　　　）

　　A. 相对密度增大　　　　　　B. 颜色加深　　　　　　C. 失去香气

　　D. 聚合成树脂样物质　　　　E. 不能随水蒸气蒸馏

二、问答题

1. 萜类化合物的分类依据是什么？各类萜在植物体内的存在形式是什么？

2. 挥发油如何保存？为什么？

3. 如何采用物理的方法区分脂肪油和挥发油？

三、设计提取分离流程

某挥发油中含有以下几种成分，按照下列流程分离，各成分应在何部位得到。

书网融合……

知识回顾　　　　　　微课10　　　　　　习题

（梁　娜）

第十一章 其他类化学成分

学习引导

五倍子始载于《本草拾遗》，是一种常见的天然药物，为漆树科植物盐肤木、青麸杨或红麸杨叶上的干燥虫瘿，主要由五倍子蚜寄生而形成。其性寒，味酸、涩，具有敛肺降火、涩肠止泻、敛汗止血、收湿敛疮等功效，主治肺虚久咳、久泻久痢、便血痔血、痈肿疮毒、皮肤湿烂等症。五倍子中止汗、止血、止泻的有效成分属于鞣质。那么这类成分的结构、性质如何？怎样提取分离得到？

本章主要介绍鞣质的结构类型、理化性质、提取分离、检识技术；简要介绍天然药物中常见的有机酸、氨基酸、蛋白质结构、性质等。

📖 学习目标

1. **掌握** 鞣质的结构类型、理化性质、检识及除鞣质的方法。
2. **熟悉** 鞣质的提取分离；有机酸、氨基酸、蛋白质的结构特点、性质。
3. **了解** 鞣质、有机酸、氨基酸、蛋白质的生物活性及应用。

天然药物中除生物碱、黄酮、蒽醌、香豆素及皂苷等有效成分外，还有一些其他类化学成分，如鞣质、有机酸、氨基酸、蛋白质等，这些成分在植物中普遍存在，通常在疾病治疗中不起主导作用，常被视为无效成分。但随着现代科学技术的发展以及天然药物化学研究的不断深入，发现一些原本认为无效成分的鞣质、有机酸、蛋白质等，有些具有很强的生物活性，如天然药物地榆中的鞣质可用来治疗烧伤烫伤；半夏、天南星中的 γ – 氨基丁酸有暂时降压作用；天花粉蛋白有引产作用等。

第一节 鞣 质 📱微课11

鞣质又称单宁（tannic），或鞣酸（tannic acid），是广泛存在于植物中的一类结构较为复杂的多元酚类化合物。这类化合物能与蛋白质结合形成不溶于水的沉淀，可与兽皮中的蛋白质形成致密、柔韧、不易腐败又难以透水的皮革，故称为鞣质。目前认为，鞣质是由没食子酸（或其聚合物）的葡萄糖（及其他多元醇）酯、黄烷醇及其衍生物的聚合物以及两者的复合物共同组成的植物多元酚，迄今已分离出1000多种。

鞣质类化合物在植物界中广泛存在，约70%以上的天然药物都含有鞣质类成分，特别在种子植物中，以茜草科、蔷薇科、大戟科、蓼科等植物中最为常见。我国含有鞣质的天然药物资源十分丰富，如五倍子、地榆、大黄、虎杖、仙鹤草、四季青等均含有大量的鞣质。鞣质存在于植物的叶、皮、茎、根、果实等部位。植物被昆虫叮咬后所形成的虫瘿常含有大量的鞣质，如五倍子所含的鞣质。植物中的鞣质含量随着植物年龄、存在部位、生长季节、环境等条件的不同而有所差异。

鞣质具有多方面的生物活性，内服可用于治疗胃肠道出血，外用可用于治疗创伤、灼伤。鞣质可使创伤后表面渗出物中的蛋白质凝固，形成痂膜，防止感染，同时可使创面的微血管收缩，局部止血。鞣质能凝固微生物体内的原生质，故有抗菌作用。有些鞣质具有抗病毒作用，如贯众中的鞣质能抑制多种流感病毒。鞣质能和与重金属盐、生物碱形成不溶性的复合物，故可用作化学解毒剂。鞣质具较强的还原性，可清除生物体内的超氧自由基，延缓衰老，如以茶叶中的鞣质为主制成的用于抗衰老的茶多酚产品。此外，鞣质还具有降压、驱虫、对神经系统的抑制作用及降低血清中尿素氮的含量和抗变态反应、抗炎作用等。

 知识链接

鞣质的生物合成途径

目前，鞣质的生物合成途径，一般认为可水解鞣质由桂皮酸途径产生。桂皮酸侧链经氧化酶催化发生双键断裂，生成苯甲酸，再经羟基转移酶的作用生成没食子酸，进一步与葡萄糖等缩合生成没食子鞣质、逆没食子鞣质等可水解鞣质，其中五没食子酰葡萄糖为其关键中间产物，而缩合鞣质是通过乙酸 - 柠檬酸及莽草酸复合途径合成的黄烷 - 3 - 醇及黄烷 - 3,4 - 二醇的聚合体。

一、结构类型

根据鞣质化学结构的特点，可将鞣质分为可水解鞣质（hydrolysable tannins）、缩合鞣质（condensed tannins）和复合鞣质（complex tannins）三种类型。

（一）可水解鞣质

可水解鞣质是由酚酸和多元醇通过苷键或酯键形成的化合物，可被酸、碱或酶催化水解。根据其水解后的产物不同，又可进一步分为没食子酸鞣质和逆没食子酸鞣质。

1. 没食子酸鞣质（gallotannins） 水解后生成没食子酸（gallic acid）（或其缩合物）和糖（或多元醇）。此类鞣质的糖（或多元醇）的羟基全部或部分被酚酸或缩酚酸酯化，结构中具有酯键或酯式苷键。

没食子酸 间-双没食子酸

没食子酸鞣质水解后产生的多元醇大多为葡萄糖。如中药五倍子，盛产于我国，富含鞣质，国际上称为中国鞣质（chinese gallotannins），含量约 60% ~ 70%，是可水解鞣质的代表。五倍子鞣质是倍酰葡萄糖的混合物，即葡萄糖上的羟基与没食子酸所形成的酯类化合物的混合物。五倍子鞣质制成软膏外用具有收敛止血作用，与蛋白质结合制成的鞣酸蛋白内服可治疗腹泻、慢性胃肠炎及溃疡等。五倍子鞣质经酸或酶水解可以得到大量的没食子酸，它是制药工业上合成磺胺增效剂 TMP 的重要原料。构成没食子鞣质的糖或多元醇还有 D - 金缕梅糖、奎宁酸、原栎醇等。

五倍子鞣质 　　　　　　　　　　没食子酰基

2. 逆没食子酸鞣质（ellagitannins）　　又称鞣花鞣质，水解后可产生逆没食子酸（又称鞣花酸，ellagic acid）和糖，或同时有没食子酸等其他酸生成。某些逆没食子酸鞣质的原始结构中并无逆没食子酸的存在，逆没食子酸是由水解产物中的黄没食子酸和六羟基联苯二甲酸脱水转化而来的。

黄没食子酸 　　　　　　　　逆没食子酸 　　　　　　六羟基联苯二甲酸

逆没食子酸鞣质是植物中分布最广泛、种类最多的一类可水解鞣质。例如天然药物诃子中的鞣质是一种混合鞣质，其主要成分是诃子鞣质（chebulagic acid）和诃子酸（chebulinic）。诃子鞣质水解后可产生一分子黄没食子酸和两分子葡萄糖，黄没食子酸脱水即生成逆没食子酸。

诃子鞣质

（二）缩合鞣质

缩合鞣质通常指缩合原花色素类，用酸、碱、酶处理或久置均不易水解，但与空气接触，尤其在酶的影响下，很易氧化、脱水，可缩合成高分子不溶于水的无定形暗棕色或棕红色沉淀，称为鞣红（tannin reds），亦称鞣酐（phlobaphenies），故又称为鞣红鞣质类（phlobatannins）。缩合鞣质在植物界分布广泛，主要存在于植物的果实、种子及树皮等中。如柿子、槟榔、麻黄、钩藤、大黄、肉桂等都含有缩合鞣质。

缩合鞣质的结构较为复杂，一般认为是由（+）- 儿茶素（catechin）、（-）- 表儿茶素（epicatechin）等黄烷 - 3 - 醇或黄烷 - 3,4 - 二醇类化合物以碳碳键缩合而成。部分缩合鞣质的结构中，黄烷醇相互之间除了碳碳键外兼有醚键、酯键等缩合。儿茶素不是鞣质，但可作为鞣质的前体物，当它们相互缩合成大分子多聚体后才具有鞣质的特性。目前从天然药物中分离得到的缩合鞣质主要有二聚体、三聚体和四聚体等。

（+）–儿茶素（2R,3S）　　　　　（–）–儿茶素（2S,3R）

 实例分析

案例 中国是茶的故乡，也是茶文化的发源地。喝茶人经常提及"不苦不涩不是茶"，苦涩时正是芳香将至，最甘甜时却有苦涩暗藏，涩历来是茶的味觉组成之一。当泡茶的时候，茶壶和茶杯用了一段时间以后，里面常常会出现一层棕红色的不太容易洗掉的茶锈。热茶冷后久放，如隔夜茶，茶水的颜色也会慢慢变深。

问题 1. 茶叶中的涩味主要是何种成分，喝茶为什么会让人产生涩感？
　　　 2. 茶水放久了颜色为什么变深，茶锈是怎么产生的？

答案解析

（三）复合鞣质

复合鞣质是由可水解鞣质中逆没食子鞣质部分与黄烷醇缩合而成的一类鞣质，具有可水解鞣质和缩合鞣质的特征。近年来从番石榴属中分离出的番石榴素（guavin A、C）等均属于此类。

番石榴素A　R=H
番石榴素C　R=OH

二、理化性质

（一）物理性质

鞣质大多为灰白色无定形粉末，有苦涩味，具有收敛性，易吸潮。鞣质具有较强的极性，易溶于水、甲醇、乙醇、丙酮极性较大的溶剂，可溶于乙酸乙酯，难溶于乙醚、三氯甲烷等极性小的有机溶剂。少量水的存在能够增加鞣质在有机溶剂中的溶解度。

（二）化学性质

1. 还原反应 鞣质含有很多酚羟基，为强还原剂，易被氧化，尤其在碱性条件下氧化更快。另外，鞣质还能还原斐林试剂和多伦试剂。

2. 沉淀反应

（1）与蛋白质沉淀 鞣质可与蛋白质结合生成不溶于水的复合物沉淀，使蛋白质变性，如工业上使用的鞣革。实验室一般使用明胶沉淀鞣质，可作为鉴别、提取和除去鞣质的常用方法。

（2）与重金属盐沉淀 鞣质的水溶液能与醋酸铅、醋酸铜、氯化亚锡等作用生成沉淀。可利用此性质进行提取分离及除去鞣质。

（3）与生物碱沉淀 鞣质的水溶液可与生物碱结合生成难溶于水的沉淀，故可作为生物碱的沉淀反应试剂。在提取分离及除去鞣质时亦可利用这一性质。

3. 显色反应

（1）与三氯化铁的作用 鞣质中含有多个酚羟基，故可与三氯化铁反应呈蓝黑色或绿黑色，通常可以作为鞣质的鉴别反应。蓝黑墨水的制造就是利用鞣质的这一性质。

（2）与铁氰化钾氨溶液的作用 鞣质的水溶液可与铁氰化钾氨溶液反应呈深红色，并很快变成棕色。

三、提取与分离

（一）提取

鞣质具有较强的极性，提取鞣质通常可选择水、乙醇、甲醇、水－丙酮等极性较大的溶剂。用于提取鞣质的天然药物原料最好是新鲜的，且宜立即浸提。提取时应注意控制温度和时间，避免鞣质在水分、日光、氧气和酶的作用下变质。

组织破碎提取法是目前提取鞣质类化合物最常用的方法，即将粉碎后的干燥原料或新鲜药材在高速搅碎机内加溶剂进行提取。提取鞣质常用的溶剂是 50% ~ 70% 含水丙酮，其比例视原料含水量而异。

（二）分离

鞣质的分离、纯化较为困难，其原因是鞣质分子量较大、极性强，且化学性质活泼，易发生氧化、缩合等反应。分离纯化鞣质经典的方法有沉淀法、透析法及结晶法。色谱法是目前分离鞣质最主要的方法，吸附剂可选用硅胶、纤维素、聚酰胺、葡聚糖凝胶等，其中以葡聚糖凝胶 Sephadex LH－20 最为常用，洗脱剂选用水、不同浓度的醇和丙酮。

（三）除去鞣质的方法

由于鞣质能与蛋白质结合成水不溶性沉淀，所以天然药物注射剂中若含有鞣质，经肌内注射后会引起局部硬结和疼痛，静脉注射时引起凝血。另外鞣质的性质不稳定，致使天然药物制剂易于变色、浑浊或沉淀，从而影响制剂的质量，因此在很多天然药物中，鞣质被视为杂质。常用的除去鞣质的方法有以下几种。

1. 冷热处理法 鞣质在水溶液中为胶体状态，高温可破坏胶体的稳定性，低温可使之沉淀。因此可先将药液蒸煮，然后冷冻放置，过滤，即可除去大部分鞣质。

2. 石灰沉淀法 利用鞣质与钙离子结合生成水不溶性沉淀，故可在天然药物的水提取液中加入氢氧化钙，使鞣质沉淀析出；或在提取药材原料中拌入石灰乳，使鞣质与钙离子结合生成水不溶物，使之与其他成分分离。

3. 铅盐沉淀法 在天然药物的水提取液中加入饱和的醋酸铅或碱式醋酸铅溶液，使鞣质沉淀完全，然后按常规方法除去滤液中过剩的铅盐。

4. 明胶沉淀法 在天然药物的水提取液中，加入适量 4% 的明胶溶液，使鞣质沉淀完全，滤除沉淀，滤液减压浓缩至小体积，加入 3 ~ 5 倍量的乙醇，以沉淀过剩的明胶。

5. 聚酰胺吸附法 将天然药物的水提取液通过聚酰胺柱，鞣质与聚酰胺以氢键结合被牢牢吸附在聚酰胺柱上，80% 乙醇亦难以洗脱，而天然药物中其他成分大部分可被 80% 乙醇洗脱下来，从而达到除去鞣质的目的。

6. 溶剂法 利用鞣质与碱成盐后难溶于醇的性质，在乙醇溶液中加 40% 氢氧化钠调至 pH 9 ~ 10，可使鞣质沉淀，再过滤除去。

即学即练

下列哪项不是除去天然药物中鞣质的方法（　　　）。
A. 水蒸气蒸馏法　　　　B. 明胶沉淀法　　　　C. 聚酰胺吸附法
答案解析　　D. 冷热处理法　　　　E. 铅盐沉淀法

四、检识

（一）化学检识

1. 与蛋白质反应 鞣质可使明胶溶液产生沉淀。

2. 三氯化铁反应 鞣质中含有多个酚羟基，故可与三氯化铁反应，产生蓝黑色或绿黑色沉淀。

3. 铁氰化钾反应 鞣质的水溶液与铁氰化钾氨溶液反应呈深红色，并很快变成棕色。

4. 重金属盐及生物碱反应 鞣质可与重金属盐及生物碱作用生成不溶于水的沉淀。

（二）色谱检识

采用薄层色谱检识，通常用硅胶 G 为吸附剂，展开剂为三氯甲烷 – 丙酮 – 水 – 甲酸不同比例的混合溶剂，显色剂为三氯化铁、茴香醛 – 硫酸或三氯化铁 – 铁氰化钾（1∶1）试剂。根据薄层上斑点颜色可以初步判断鞣质的结构类型。由于鞣质分子量大，含酚羟基多，故采用硅胶薄层鉴定时一般需在展开剂中加入微量的酸，以增加酚羟基的游离度。

五、应用实例

五倍子为漆树科植物盐肤木（*Rhus chinensis* Mill.）、青麸杨（*Rhus potaninii* Maxim.）或红麸杨 ［*Rhus punjabensis* Stew. var. sinica（Diels）Rehd. et Wils.］ 叶上的虫瘿，主要由五倍子蚜 ［*Melaphis chinensis*（Bell）Baker］ 寄生形成。五倍子的主要有效成分为鞣质，《中国药典》上收载的五倍子鞣质，称之为鞣酸或单宁酸。因五倍子盛产于我国，国际上又将五倍子鞣质称为中国鞣质（chinese gallotannins），它是可水解鞣质类的代表，是一种混合物。研究表明五倍子鞣质可以分成 8 个组分，并从中分离出 8 个单体化合物，见表 11 - 1。

表 11 - 1　五倍子鞣质的组成

组　分	相对含量（%）	组分的组成化合物
五 - O - 没食子酰葡萄糖	4	
六 - O - 没食子酰葡萄糖	12	
七 - O - 没食子酰葡萄糖	19	
八 - O - 没食子酰葡萄糖	25	含异构体 8 个以上
九 - O - 没食子酰葡萄糖	20	含异构体 9 个以上
十 - O - 没食子酰葡萄糖	13	含异构体 7 个以上
十一 - O - 没食子酰葡萄糖	6	
十二 - O - 没食子酰葡萄糖	2	

五倍子鞣质混合物是由五至十二 - O - 没食子酰葡萄糖组成的。组分最多的是七至九 - O - 没食子酰葡萄糖。

（一）工艺流程（图 11 - 1）

图 11 - 1　五倍子鞣质提取分离流程图

（二）流程说明

利用鞣质可溶于水的性质，用温水提取，提取液冷却至 5 ~ 8℃，使一些水溶性较小的杂质沉淀除去，滤液通过强酸型阳离子交换树脂除去无机盐类，减压浓缩后，利用鞣质易溶于乙醇，而黏液质等多糖类亲水性杂质难溶于乙醇采用乙醇沉淀除去，滤液浓缩即可得到较纯的五倍子鞣质。

第二节　有机酸类化合物

有机酸（organic acid）是指分子结构中具有羧基（不包括氨基酸）的一类酸性有机化合物的总称。在植物界中分布广泛，普遍存在于植物的花、叶、茎、果、根等部位。在植物体内除有少数以游离态存在外，多数与钾、钠、钙等金属离子或生物碱结合成盐的形式存在，也有结合成酯存在的。

天然药物中含有的有机酸类成分具有多种生物活性，如鸦胆子中的油酸具有抗癌活性；地龙中的丁二酸具有止咳平喘的作用；巴豆中的巴豆油酸具有致泻作用；丹参中的乳酸能够扩张冠状动脉等。

一、结构类型

有机酸按其结构的特点可分为脂肪族有机酸、芳香族有机酸和萜类有机酸三大类。

（一）脂肪族有机酸

脂肪族有机酸为脂肪族化合物中含有羧基的一类衍生物，广泛分布于动植物中。脂肪酸类成分是天然药物中一类重要的有效成分，很多生物活性物质是由脂肪酸通过生物合成而得到的。脂肪酸类有多种分类方式，若按照碳原子数分类，分子中少于 8 个碳的有机酸称为低级脂肪酸，8 个碳及以上的有机酸称为高级脂肪酸；若按其结构中含有的官能团分类，又可分为饱和脂肪酸如棕榈酸、不饱和脂肪酸如棕榈油酸、多元羧酸、羟基酸、酮酸等。

棕榈酸

棕榈油酸

天然药物中比较常见的有柠檬酸（citric acid）、苹果酸（malic acid）、酒石酸（tartaric acid）、琥珀酸（succinic acid）等。

柠檬酸　　　苹果酸　　　酒石酸　　　琥珀酸

（二）芳香族有机酸

在天然药物中芳香族有机酸分布十分广泛，多为桂皮酸的衍生物。桂皮酸类衍生物的结构特点是：基本结构为苯丙酸，取代基多为羟基、甲氧基等。常见的是羟基桂皮酸的衍生物，如对羟基桂皮酸（hydroxycinnamic acid）、咖啡酸（caffeic acid）、阿魏酸（ferulic acid）、异阿魏酸（isoferulic acid）和芥子酸（sinapic acid）等。

（三）萜类有机酸

属于萜类化合物，如甘草次酸、齐墩果酸等。

对羟基桂皮酸	R=R"=H	R'=OH
咖啡酸	R=R'=OH	R"=H
阿魏酸	R=OCH$_3$	R'=OH	R"=H
异阿魏酸	R=OH	R'=OCH$_3$	R"=H
芥子酸	R=R"=OCH$_3$	R'=OH

📱 **知识链接**

马兜铃酸

马兜铃酸是芳香族有机酸，有较强的肾毒性，易导致肾功能衰竭。含有马兜铃酸的天然药物有马兜铃、关木通、广防己、细辛、天仙藤、青木香、寻骨风等。在实际应用中应给予足够的重视，儿童及老年人慎用，孕妇、婴幼儿及肾功能不全者禁用。目前，国家药品监督管理部门已经取消了关木通、广防己、青木香三味含马兜铃酸的中药药用标准。

二、理化性质

（一）物理性质

低级脂肪酸和不饱和脂肪酸大多为液体，高级脂肪酸、脂肪二羧酸、脂肪三羧酸和芳香酸大多为固体。低分子脂肪酸和含极性基团较多的脂肪酸易溶于水，难溶于亲脂性有机溶剂；高分子脂肪酸和芳香酸大多为亲脂性化合物，易溶于亲脂性有机溶剂而难溶于水。有机酸因含羧基，均能溶于碱水。

（二）化学性质

有机酸分子中含有羧基而具有较强的酸性，能与碳酸氢钠反应生成有机酸盐。有机酸在空气中久置，会产生特殊败油味，这种变化称为酸败。

三、提取与分离

（一）提取

1. 水或碱水提取　有机酸在天然药物中一般以盐的形式存在，故可用水或稀碱液提取，提取液经酸化后，得到游离的有机酸，若其水溶性较小即可析出。

2. 有机溶剂提取　大多数游离有机酸难溶于水，故可用乙醚、石油醚及环己烷等亲脂性有机溶剂提取。因为有机酸在植物体内多以盐的形式存在，故可先酸化使有机酸游离后，采用亲脂性有机溶剂提取，提取液碱化，有机酸成盐转入碱水层，分出碱水层后酸化，再用有机溶剂萃取，可得较纯的总有机酸。

（二）分离

由于有机酸在水中或稀碱液中能解离出离子，故可采用离子交换树脂与非离子型化合物分离。若要得到较纯的单体有机酸，需要进一步结合分步结晶、色谱法等方法分离。

四、检识

（一）化学检识

1. 溴酚蓝试验 将试样滴在滤纸上，滴加 0.1% 溴酚蓝试剂，如在蓝色背景上显黄色斑点，说明可能含有有机酸。

2. 芳香胺 – 还原糖试验 将试样滴在滤纸上，再滴加苯胺和木质糖的 50% 乙醇溶液，125～130℃加热，显棕色斑点。

（二）色谱检识

1. 薄层色谱 固定相选用聚酰胺制薄层板，展开剂为 95% 乙醇或者三氯甲烷 – 甲醇（1:1）；或选用硅胶制薄层板，展开剂为 95% 乙醇 – 浓氨水 – 水（10:16:12）或者苯 – 甲醇 – 乙酸（95:8:4），显色剂为 0.05% 溴酚蓝水溶液。

2. 纸色谱 常用的展开剂为正丁醇 – 醋酸 – 水（4:1:5 上层，BAW）或者正丁醇 – 吡啶 – 二氧六烷 – 水（14:4:1:1），显色剂为 0.05% 溴酚蓝乙醇溶液。

五、应用实例

金银花为忍冬科植物忍冬（*Lonicera japonica* Thunb.）的干燥花蕾或待初开的花，有清热解毒、疏散风热的作用，为常用中药。开始普遍认为花和花蕾中含有的绿原酸和异绿原酸为主要抗菌有效成分。随着研究的深入，发现 3,4 – 二咖啡酰奎宁酸、3,5 – 二咖啡酰奎宁酸和 4,5 – 二咖啡酰奎宁酸的混合物亦为金银花的抗菌有效成分。绿原酸为一分子咖啡酸与一分子奎宁酸结合而成的酯，即 3 – 咖啡酰奎宁酸；异绿原酸是绿原酸的同分异构体，为 5 – 咖啡酰奎宁酸。《中国药典》规定，金银花含绿原酸不得少于 1.50%。

绿原酸为针状结晶，mp. 208℃。有较强的酸性，能使石蕊试纸变红，可与碳酸氢钠形成有机酸盐。能溶于水，易溶于热水、乙醇、丙酮等亲水性有机溶剂，微溶于乙酸乙酯，难溶于乙醚、三氯甲烷、苯等有机溶剂中。因为分子结构中含有酯键，在碱性水溶液中易被水解。在提取分离中应避免被碱分解。

绿原酸

（一）工艺流程（图 11-2）

（二）流程说明

根据绿原酸和异绿原酸在水中溶解度较大，易溶于乙醇和丙酮的性质，用水加热回流提取获得。浓缩水提取液加石灰乳，能使绿原酸及异绿原酸生成难溶于水的钙盐沉淀，与水溶性的杂质分离。加50% 硫酸能使绿原酸钙盐分离，产生硫酸钙的沉淀，而绿原酸和异绿原酸游离溶于水中。

金银花粗粉

加水回流提取2次，每次1小时

提取液

浓缩后，用20%石灰乳调pH 10左右

沉淀　　　　　　　　　　　溶液

悬浮于乙醇中，加入50%硫酸至pH 3~4

沉淀　　　　　　　　　　　滤液
（主要为硫酸钙）

40%NaOH中和至pH 6.5~7，滤过

滤液

浓缩、干燥

金银花提取物
（含绿原酸和异绿原酸）

图 11 - 2　金银花中绿原酸和异绿原酸提取分离流程图

第三节　氨基酸和蛋白质

一、氨基酸

氨基酸（amino acid）是一类分子中既含有氨基又含有羧基的化合物，是组成蛋白质分子的基本单位。其中人体不能合成或合成速度不能满足人体需要，必须从食物中摄取的氨基酸，称为必需氨基酸。必需氨基酸有 8 种，均为 α-氨基酸，存在于蛋白质水解物中。其余的为非必需氨基酸，此类氨基酸大部分已被应用于医药等方面，如精氨酸、谷氨酸作为肝昏迷抢救药之一；组氨酸用于治疗胃及十二指肠溃疡及肝炎等。

天然药物中含有的氨基酸，有些虽不是必需氨基酸，却有一些特殊的生物活性，这些非蛋白氨基酸称为天然游离氨基酸。如使君子中使君子氨酸（quisqualic acid）能有效驱蛔虫；南瓜种子中的南瓜子氨酸（cucurbitine）有抑制血吸虫幼虫生长发育的作用；天冬、玄参和棉花根中的天门冬素（天门冬酰胺，asparagine）有较好的止咳平喘作用；三七中的三七氨酸（dencichine）有止血的功效。

使君子氨酸　　　南瓜子氨酸　　　天门冬素　　　三七氨酸

（一）结构类型

根据分子中氨基和羧基的相对数目不同，氨基酸可分为中性氨基酸、碱性氨基酸、酸性氨基酸。根

据分子中氨基和羧基的相对位置不同，氨基酸可分为 α – 氨基酸、β – 氨基酸和 γ – 氨基酸等，在生物体内构成蛋白质的氨基酸都是 α – 氨基酸。

（二）理化性质

1. 性状　氨基酸一般为无色结晶，熔点通常较高。

2. 溶解性　多数的氨基酸易溶于水，难溶于丙酮、乙醚、三氯甲烷等有机溶剂。

3. 等电点　当将氨基酸溶液调至某一特定 pH 时，氨基酸分子中羧基电离和氨基电离的趋势正好相等，这时溶液的 pH 称为氨基酸的等电点。不同的氨基酸具有不同的等电点，当氨基酸在等电点时，分子以内盐形式存在，因其溶解度最小，可以沉淀析出。故可利用这一特性进行氨基酸的分离和精制。

4. 茚三酮反应　α – 氨基酸与水合茚三酮加热反应，显紫色或蓝紫色。可用于氨基酸的化学检识及氨基酸薄层色谱的显色剂。

（三）提取与分离

多数氨基酸属于强极性化合物，故可用水或稀乙醇为提取溶剂。中药粗粉用水或稀乙醇冷浸或回流提取，减压回收乙醇，适当处理提取液，通过阳离子交换树脂，用稀氢氧化钠或稀氨水洗脱，收集茚三酮试剂反应呈阳性的部分即为总氨基酸。

若要获得氨基酸单体，总氨基酸需要进一步分离纯化，一般先通过色谱法检查含有几种氨基酸，然后再选择合适的分离方法，常用的分离方法有：离子交换色谱法、溶剂法、成盐法、电泳法等。

（四）检识

1. 化学检识　游离态氨基酸可直接用显色试剂检识，结合态氨基酸则需要水解后再用显色剂检识。用于氨基酸的显色剂很多，最常用的显色剂有茚三酮、吲哚醌、1,2 – 萘醌 –4 – 磺酸试剂等。

（1）茚三酮（Ninhydrin 试剂）反应　试液中加入茚三酮试剂，摇匀，在沸水浴中加热 5 分钟，冷却后，如显蓝色或蓝紫色，表明含有氨基酸、多肽或蛋白质。此反应亦可作色谱检识，但有的氨基酸产生黄色斑点，并受氨气、麻黄碱、伯胺、仲胺等杂质的干扰出现假阳性。

（2）吲哚醌（Isatin 试剂）反应　供试液中加入吲哚醌试剂，不同的氨基酸与吲哚醌试剂产生不同的颜色，且不受氨气的影响，但其灵敏度不及茚三酮试剂。

（3）1,2 – 萘醌 –4 – 磺酸（Folin 试剂）反应　氨基酸样品溶液加入 1,2 – 萘醌 –4 – 磺酸试剂，试剂临用时现配，不同氨基酸产生各种不同的颜色。

2. 色谱检识　薄层色谱或纸色谱是鉴别和分析氨基酸的常用方法。

（1）薄层色谱　常用的展开剂为正丁醇 – 醋酸 – 水（4:1:5 上层，BAW）、三氯甲烷 – 甲醇 –17% 氨水（2:2:1）、水饱和的酚，可用单向纸色谱法或双向纸色谱法，较好的双向展开系统是正丁醇 – 醋酸 – 水（3:1:1）与酚 – 水（3:1）溶剂，显色剂可用茚三酮、吲哚醌、1,2 – 萘醌 –4 – 磺酸试剂。

（2）纸色谱　常用的展开剂为正丁醇 – 醋酸 – 乙醇 – 水（4:1:1:2）、甲醇 – 水 – 吡啶（20:20:4），显色剂可用茚三酮、吲哚醌、1,2 – 萘醌 –4 – 磺酸试剂。

二、蛋白质

蛋白质（protein）是一种由氨基酸通过肽键聚合而成的高分子化合物，分子量可达数百万甚至上千万。蛋白质是生物体最基本的生命物质，广泛存在于天然药物中，近几十年来，随着对天然药物化学成分的深入研究，陆续发现有些蛋白质具有较强的生物活性。例如，天花粉蛋白（trichosanthin）

具有引产作用和抗病毒作用，对艾滋病病毒也具有抑制作用；半夏鲜汁中的半夏蛋白具有抑制早期妊娠作用。

（一）理化性质

1. 溶解性　蛋白质多数可溶于水，形成胶体溶液，振摇蛋白质水溶液能产生类似肥皂的泡沫，加热煮沸则变性凝结而自水中析出。不溶于甲醇、乙醇、丙酮等有机溶剂，其溶解度受 pH 影响。

2. 等电点　蛋白质由氨基酸组成，分子中既有羧基又有氨基，因此和氨基酸相同，是两性电解质，具有各自的等电点。当调节溶液的 pH 达到等电点时，蛋白质的溶解度最小，可以沉淀析出。当溶液的 pH 值高于或低于等电点时，蛋白质所带的电荷种类不同，在电场中，带有电荷的蛋白质朝着与电极相反的方向移动，并且各种不同蛋白质的移动速度也有区别，利用这种性质，可进行蛋白质的分离和精制。

3. 变性　蛋白质在高温、高压、紫外线等物理因素或强酸、强碱、乙醇、丙酮、重金属盐等化学因素的作用下，因结构和性质的改变而产生凝聚，溶解度降低，从水中沉淀析出，这种现象称为蛋白质的变性。可以利用此性质除去天然药物中的蛋白质类杂质。

4. 盐析　向蛋白质的水溶液中加入大量电解质，如氯化钠、硫酸铵、硫酸钠等，能够破坏蛋白质的胶体结构，降低蛋白质的溶解性，使蛋白质沉淀析出，称为盐析。盐析得到的蛋白质并不变性，加水后又可重新溶于水中，此过程是可逆的，因此常用此法提纯有活性的蛋白质。

（二）提取与分离

蛋白质易溶于水且对热不稳定，故可采用冷水浸提。但浸出液中常有糖、无机盐、有机酸等杂质，故在提取液中可以加入不同浓度的乙醇或丙酮，使蛋白质沉淀而分离。操作时注意应在较低温度下迅速进行，并加以搅拌。如需进一步分离纯化可以用透析法、色谱法、电泳法等，分离效果更佳。

（三）检识

1. 化学检识

（1）双缩脲反应　蛋白质中存在大量的肽键，将其溶于碱性水溶液中，加入少量硫酸铜溶液，即显紫色或深紫红色，这种显色反应称为双缩脲反应，是检识蛋白质的常用方法。

（2）茚三酮反应　所有蛋白质分子中都含有 α–氨基酸的残基，可与茚三酮试剂反应，产生蓝紫色现象，用于蛋白质的检识。

（3）黄蛋白反应　某些含有苯环的 α–氨基酸构成蛋白质后，仍具有苯环的性质，与硝酸作用能生成硝基化合物而显黄色，此为蛋白质的黄蛋白反应，常用来鉴别部分蛋白质，是蛋白质的特征反应之一。

2. 色谱检识　可采用吸附薄层色谱，常用的吸附剂为硅胶，展开剂为三氯甲烷–甲醇（或丙酮）（9:1），显色剂为 2% 茚三酮溶液。

答案解析

一、选择题

（一）单项选择题

1. 下列化合物属于鞣质的是（　　）。

　A. 琥珀酸　　　　　　　　　B. 咖啡酸　　　　　　　　　C. 逆没食子酸

D. 苹果酸   E. 柠檬酸

2. 鞣质是一类结构复杂的（   ）。

  A. 甾体化合物   B. 多元酚类化合物   C. 苷类化合物

  D. 有机酸类化合物   E. 苯丙素类化合物

3. 没食子酸鞣质属于（   ）鞣质。

  A. 可水解鞣质   B. 缩合鞣质   C. 逆没食子酸鞣质

  D. 复合鞣质   E. 不可水解鞣质

4. 目前提取鞣质类化合物最常用的方法是（   ）。

  A. 组织破碎提取法   B. 渗漉法   C. 回流法

  D. 连续回流提取法   E. 超临界流体萃取法

5. 五倍子中的止汗、止血、止泻的有效成分属于（   ）。

  A. 有机酸类   B. 氨基酸类   C. 蛋白质类

  D. 鞣质类   E. 多糖类

6. 金银花中有效化学成分绿原酸属于（   ）。

  A. 鞣质类   B. 多糖类   C. 有机酸类

  D. 蛋白质类   E. 氨基酸类

7. 有机酸是一类结构中含有（   ）基团的化合物。

  A. 氨基   B. 羧基   C. 酚羟基

  D. 醛基   E. 羰基

8. 氨基酸的结构特点是分子中同时具有（   ）。

  A. 氨基和羟基   B. 羟基和羧基   C. 羟基和羰基

  D. 羰基和氨基   E. 羧基和氨基

9. 不能使蛋白质变性的因素是（   ）。

  A. 加热   B. 酸   C. 碱

  D. 95% 乙醇   E. 氯化钠

10. 鉴别氨基酸和蛋白质可采用的方法为（   ）。

  A. 氢氧化钠反应   B. 三氯化铁反应   C. 茚三酮反应

  D. 醋酸镁反应   E. 三氯化锑反应

（二）多项选择题

1. 下列能与鞣质产生沉淀的有（   ）。

  A. 蛋白质   B. 生物碱   C. 重金属盐

  D. 葡萄糖   E. 石灰乳

2. 目前鞣质的结构类型有（   ）。

  A. 可水解鞣质   B. 儿茶素   C. 黄烷醇

  D. 缩合鞣质   E. 复合鞣质

3. 含有马兜铃酸的天然药物有（   ）。

  A. 马兜铃   B. 青木香   C. 寻骨风

  D. 广防己   E. 关木通

4. 鉴别鞣质可采用的试剂有（   ）。

    A. 三氯化锑试剂   B. 三氯化铁试剂   C. 铁氰化钾试剂

    D. 茚三酮试剂   E. 吲哚醌试剂

5. 下列能溶于水的成分有（   ）。

    A. 鞣质   B. 氨基酸   C. 蛋白质

    D. 小分子有机酸   E. 大分子有机酸

二、名词解释

1. 可水解鞣质

2. 氨基酸的等电点

三、问答题

1. 简述为什么要除去中药注射剂中的鞣质，除去鞣质的方法有哪些？

2. 蛋白质有哪些特殊的性质？

书网融合……

    知识回顾   微课11   习题

（王　琪）

第十二章　天然药物的研究途径和方法

学习引导

肉灵芝，俗称"太岁"，为传说中秦始皇苦苦找寻的长生不老之药，李时珍在《本草纲目》中将肉灵芝奉为"本经上品"，功效为"久食，轻身不老，延年神仙"。中科院吴阶平、石学敏院士等专家研究发现，"肉灵芝"中分离得到的吡咯喹啉醌，具保持肝功能正常、防止机体损害和神经因子合成、升高白细胞和防止动脉硬化等作用，可用于多种免疫系统疾病和癌症的治疗，有"生物和氏璧"之美称。针对肉灵芝中的活性成分，如何设计提取分离方案？如何追踪活性单体化合物并确定结构？

本章主要介绍天然药物活性成分的研究途径和方法。微课 12

学习目标

1. **掌握**　天然药物活性成分的研究途径和一般方法。

2. **熟悉**　天然药物化学成分的鉴定技术；预试验的操作技术。

3. **了解**　天然药物活性成分结构测定的步骤及常用方法。

天然药物是指从植物、动物、微生物以及矿物等天然资源中开发出来的药物，在中国，天然药物主要指中草药。中草药（包括民间药、民族药）在我国已有数千年的历史，而且资源非常丰富。这些丰富的动植物资源，结合长期积累的临床用药经验，使得从中研制新药具有成功率高、投资少、周期短等特点。因此从天然药物着手研发新药是我国创新药物研究的主要途径之一。

进入 21 世纪，临床可供选择的药物越来越多，其中三分之一以上直接来自天然药物或以其中活性成分为先导进一步衍生而成，如风湿性关节炎的治疗药物阿司匹林，是由植物中广泛存在的水杨酸乙酰化得到；解痉药阿托品是从植物洋金花中提取分离得到的莨菪碱的消旋体。从中药及天然药物中开发新药有以下几种方式：

1. 原生药（动植物、矿物药）的开发　经文献资料和民间用药的调研或通过现代药理活性筛选（含体内、体外等筛选），发现某植物、动物或微生物具有药用价值，然后将其开发成为新药。

2. 提取物或有效部位的开发　指采用现代科学技术，对中药材进行提取分离而得到的具有相对明确的药效物质基础、特定的药理活性以及严格质量标准的中药产品，其质量有一定保证，可作为中药制剂的原料药。如目前在临床上广泛使用的地奥心血康、银杏叶制剂等。

3. 有效成分的开发　通过对天然药物中有效成分或活性成分的研究，从中发现有药用价值的活性单体或潜在药用价值的活性单体，即先导化合物。通过对先导化合物的结构改造与构效关系的研究，进一步发现有潜在药用价值的化合物，然后经过一系列研究将其开发成新药。如麻黄碱、小檗碱、长春

碱、长春新碱、紫杉醇等均是从天然药物中开发出来的新药。蒿甲醚、普鲁卡因、β – 甲基地高辛等均是通过先导化合物构效关系的研究开发出来的新药。

4. 亲缘动植物药的开发　已知某种成分或某类成分具有药用价值或已成为新药，根据动植物的亲缘关系，寻找含这种或这类成分的动植物，进而进行新药的开发。如人参中的人参皂苷具有多方面的生物活性，通过对人参茎叶的研究发现其茎叶也含有大量的皂苷，且与人参中的皂苷结构类似，进而将人参茎叶中的皂苷开发成新药，广泛用于保健药物及某些中药复方。

5. 复方中药的开发　在不明确有效成分的基础上，将临床疗效明确的经典方、经验方或经药效学研究具有开发价值的复方开发成新药，或改变药物剂型，如由口服液改为片剂、注射剂等。

我国地域辽阔，各地气候地形差异悬殊，天然药物资源丰富，种类繁多，中草药资源多达上万种，进而为天然药物的研究开发提供了得天独厚的资源。国际上常用的植物药如秋水仙碱、甘草酸二铵、阿托品、芦丁等，已经先后由我国科研工作者利用国内的植物资源分离得到，成功的投入生产并应用于临床。由我国科学家自行开发研究的抗疟药物青蒿素及其衍生物、治疗早老性痴呆病的石斛碱甲、治疗肠道感染性疾病的黄连素（小檗碱）、治疗急慢性肝炎的水飞蓟素等，均已得到广泛应用。由此可见，天然药物在药物研究中占有重要的地位。

 知识链接 --

先导化合物

通过对天然药物或中药中的有效成分或生物活性成分的研究，从中发现有药用价值的活性单体或潜在药用价值的活性单体，这些单体往往具有一定的生物活性，但因其活性不够显著或毒副作用较大，无法将其开发成新药，但它们具有潜在药用价值，被称为先导化合物。如吗啡、可卡因等药物，自身虽然有很强的成瘾性，但通过结构改造得到的哌替啶和普鲁卡因，成瘾性很低或几乎没有，具有很高的药用价值。

第一节　天然药物活性成分的研究途径

从植物、动物、矿物以及微生物等各种天然药物中分离得到对人体具有显著生物活性的物质，称为活性成分（active constituents）。天然药物中化学成分复杂，各成分具有不同结构和理化性质，其中大多为无效成分，所以要弄清其中具有生物活性的化学成分，必须进行活性成分研究。研究途径因具体目标成分不同需做具体分析。通常可利用文献查阅、用药调研，然后通过现代药理学筛选等，建立多种药物筛选模型，再结合计算机辅助等技术。此外，各种色谱技术、光谱技术的引入，尤其是液 – 质联用（LC – MS）、气 – 质联用（GC – MS）以及液相色谱与核磁共振联用（LC – NMR）等技术，为从天然资源中快速发现先导化合物提供了便利。

从天然药物中开发新药的方法多种多样，应根据具体研究对象的特点采用不同的途径，不可能采用一个固定模式。但无论采用何种方法和途径，一般新药开发大致需要经过临床前研究、临床研究、药品上市后再评价三个阶段。其中 I 、II 、III 期为药品上市之前的临床研究，IV 期临床试验主要考查其安全性，通常是研发企业为了验证药品的安全性、有效性及扩大药品适应证进行的多中心临床试验，为药品上市之后的研究。国际上开发新药的大致过程如下（图 12 – 1）。

图 12 - 1 天然药物研究的开发过程

知识链接

中药注册分类

国家药品监督局组织制定的《中药注册分类及申报资料要求》中指出，中药是指在我国中医药理论指导下使用的药用物质及其制剂，中药注册分类如下：中药创新药、中药改良型新药、古代经典名方中药复方制剂、同名同方药。前三类均属于中药新药，中药注册分类不代表药物研制水平及药物疗效的高低，仅表明不同注册分类的注册申报资料不同。

第二节　天然药物活性成分的研究方法

从天然药物或中药中开发创新药物的关键是能否从中分离得到有药用价值或具有潜在药用价值的活性成分。中药有数千年的用药历史，对于某些疾病具有独特疗效，临床基础雄厚，其中的化学成分种类繁多，结构新颖，是创新药物及其先导化合物的重要来源。天然药物或中药中原生生物活性成分的研究过程通常为：选定目标、确定有效部位、分离活性成分、确定化学结构、进行结构修饰等步骤。

一、选定目标

通过调研或广泛筛选等选定需要研究的天然药物，然后采用体内试验的方法对该药进行药效学评价，以便再次确认该药的开发价值和在有效部位或活性部位寻找所使用的活性测试模型或指标。现代药理模型指导下的活性追踪思路和方法是在合适的体内外药理模型的指导下，对天然药物进行系统的提取、分离和结构研究，以寻找其中有效成分。

二、确定有效部位

在明确筛选模型后，活性追踪下的提取分离一般方法是根据原药材中化学成分性质将其粗分为几个部位，对各部位进行预试验及活性试验，确定有效部位。

（一）预试验

天然药物化学成分预试验是通过简单的提取分离和定性反应初步确定天然药物中可能含有的化学成分的类型，再根据预试验获得信息，筛选和建立合理的提取、分离及检查方法，以活性成分追踪做向导。预试验方法分为两类，一类是单项预试验，即根据工作需要有重点的检查某一类成分。另一类是系统预试验，即用简单、快速的方法，对天然药物中存在的各类化学成分进行全面定性检查。

预试验往往只能提供初步线索，其准确性受多种因素影响，包括共存成分相互干扰；提取方案不够合理；提取液中杂质多，颜色深，影响了定性反应的观察；定性检出试剂不够专一；有效成分含量低；与检出试剂反应不够灵敏等。如具有强烈生物活性的美登木碱在原植物中仅含千万分之二，运用一般预试验方法很难发现。预试验的结果只能提供药材中可能含有某些类型的化学成分，要完全确定某类化学成分的存在，还需进一步检识。

各类化学成分的检识反应一般在试管、滤纸或薄层板上进行。根据天然药物活性成分的特征反应，选择专属性强的试剂对相应成分进行检测。如糖苷类成分可用 Molisch 反应；黄酮类成分可用盐酸 – 镁粉反应；蒽醌类成分可用碱液显色反应；香豆素类成分可以观察其荧光等方法进行检测。

（二）筛选有效部位

最常用的粗分方法是根据天然药物中所含的化学成分极性大小不同分成几个部分。如将原药材依次用石油醚、二氯甲烷、丙酮、水等提取，获得不同的粗分部位。或先采用水或一定浓度的乙醇提取，然后将浓缩液依次用石油醚、二氯甲烷/三氯甲烷、乙酸乙酯、正丁醇萃取后分成不同的部位做活性筛选。如果各部分都有活性，但活性均不强时，则需要重新设计粗分方法，直到找到其中某一部分或某几个部位活性强，而剩余部位无活性或活性很弱为止。由于这部分往往量比较大，加之某些天然成分属于前体药物（即本身并无活性，在体内代谢后其代谢产物具有活性），故在活性测试时最好采用体内方法。

三、分离活性成分

采用各种色谱技术或其他分离方法对活性部位进行分离，每次分离所得组分均需做活性测试，对具有活性的组分进一步分离，直到追踪得到活性成分。此方法可避免分离工作的盲目性和在分离过程中由于化合物本身的原因或选择方法失当造成的活性成分的丢失，特别是微量活性成分的丢失。目前大多采用此法进行活性成分的研究。

四、确定化学结构

根据化合物的理化性质及波谱数据对分离得到的单体成分进行化学结构确定。明确化学结构后对其进行活性评价，其原因主要是确定化学结构消耗样品量极少，而活性试验则需消耗较多样品，故应先确定结构，后测试活性。

五、结构修饰

对于有开发价值的化合物进一步进行结构修饰和构效关系的研究，进行成药性评价，进而将其开发成创新药物。

六、应用实例

青蒿为菊科植物黄花蒿（*Artemisia annua L.*）的干燥地上部分。秋季花盛开时采割，除去老茎，阴干。别名蒿子、臭蒿、香蒿、苦蒿等，性苦、辛，寒，归肝、胆经。具有清热解暑，除蒸，截疟作用。用于暑邪发热，阴虚发热，夜热早凉，骨蒸劳热，疟疾寒热，湿热黄疸等症。经动物实验筛选和临床观察研究证明，青蒿对恶性疟疾具有较好的抑制作用，由花蕾和叶提取物中分离出对间日疟原虫有较强的杀灭作用的成分，起效快、不良反应亦小。其研究过程如下：

（一）有效部位的确定

将青蒿粗粉、依次用石油醚、苯（或三氯甲烷）、丙酮等溶剂浸提，得到不同极性的提取液后进行活性测试，结果显示苯（或三氯甲烷）和丙酮提取部位具有显著抗疟活性，见图12-2。

（二）青蒿素的分离

青蒿丙酮提取物，经减压回收丙酮后，再经硅胶柱色谱分离，以石油醚、石油醚-乙酸乙酯（95:5）等洗脱进行，收集洗脱液，经薄层色谱鉴定，合并相同组分的流出液，适当回收溶剂，放置后即可析出白色或无色针状结晶——青蒿素（arteannuin，artemisinin），见图12-3。

（三）青蒿素的结构改造

青蒿素经过鉴定，确定其过氧基团为活性基团，过氧桥键一旦破坏，抗疟活性立即消失。青蒿素在临床应用中发现一些不足之处，包括口服吸收差，水和油均不溶，难以合成合适的制剂，临床复发率高达48%。为了克服不足，需进一步研究其在体内代谢过程、构效关系，进行结构修饰，期望提高疗效。

图 12 - 2　青蒿有效部位系统提取流程图　　　　　图 12 - 3　青蒿素分离流程图

　　青蒿素经催化氢化后得到失去过氧基的氢化青蒿素，无抗疟活性，进一步证明过氧基团是抗疟活性基团（图 12 - 4）。

图 12 - 4　青蒿素催化氢化

　　青蒿素在甲醇中用硼氢化钠还原得到双氢青蒿素（dihydroartemisinin），抗疟效价高比青蒿素高一倍，原虫转阴快、速效、低毒等。在盐酸催化下得到油溶性的蒿甲醚（artemether），抗疟活性更为显著，其复发率为 7%（图 12 - 5）。

图 12 - 5　制备蒿甲醚反应路线

　　亦可酰化成为水溶性的青蒿琥珀酸单酯（artesunate），药理作用进一步增加，同时更易做成制剂，临床应用更为方便。

青蒿琥珀酸单酯

实例分析

实例　蒿甲醚注射液 1987 年被批准为一类新药，同年 9 月卫生部在北京首次向全世界宣布蒿甲醚是治疗各种危重疟疾的高效、速效、低毒的新型抗疟药。1990 年，世界卫生组织（WTO）正式发表声明，向世界各国推广抗疟新药——蒿甲醚。目前该药已经在二十多个国家注册，成为国际公认的我国创制的新药。1995 年被载入国际药典，这是我国药物研究中的一项创新成果。

问题　1. 青蒿素通过何种途径改造为蒿甲醚？
　　　　2. 蒿甲醚抗疟活性、毒副作用怎样？

答案解析

第三节　天然药物化学成分的结构测定

天然药物经过提取、分离、精制得到单体化合物后，必须经过鉴定，确定其化学结构，才有可能深入探讨有效成分的生物活性、构效关系等，为人工合成、结构改造和药物设计等奠定扎实的基础。

一、化合物纯度检查

在结构研究前必须首先确定化合物的纯度。若纯度不合格，结构测定则有很大难度。判断一个化合物纯度通常有多种手段，一般需要综合多种方法检查，如固体物质可检查色泽、晶型是否一致，有无明确、敏锐的熔点。同时薄层色谱或纸色谱、气相色谱或高效液相色谱也是判断纯度最常用最重要的方法。

二、分子式确定

确定一个化合物的分子式，经典的方法是先进行元素的定性分析，即元素分析法，确定含有的元素，再测定各元素在化合物中的百分含量，从而求出化合物的实验式，然后根据测出的分子量，计算该化合物的分子式。这种方法试样用量大，准确性差，因而只在试样较多或某些特殊情况下使用。

目前测定分子量最常用也是最精确的方法是质谱法（MS），尤其是高分辨质谱（HR‑MS），不仅可以精确地给出化合物的分子量，而且可以直接给出分子式，除此之外也可以根据质谱图中出现的同位素峰的强度推测化合物含有的特定元素，如氯、溴等。

三、化合物官能团及骨架确定

化合物的分子式被确定后，需进一步进行官能团和分子骨架的确定。首先计算该化合物的不饱和度，准确计算出结构中可能含有的双键数或环数，再根据所测得的物理常数、化学定性试验、降解反应及紫外光谱、红外光谱、质谱、核磁共振谱等综合分析，以确定化合物所含官能团、母核类型等。

拓展阅读

不饱和度的计算

不饱和度（Ω）表示分子中存在的双键或环的数目，是解析化合物的一个重要参数。计算不饱和度的方法如下：

$$\Omega = \frac{2n_4 + n_3 + 2 - n_1}{2}$$

式中　n_4——为四价原子数目

　　　n_3——为三价原子数目

　　　n_1——为为一价原子数目

例如：苯乙酮的分子式为 C_8H_8O，它的不饱和度为：

$$\Omega = \frac{2 \times 8 + 2 - 8}{2} = 5$$

$\Omega = 5$ 说明分子中具有一个苯环（三个双键，一个环）和一个羰基。

四、化合物结构鉴定

天然药物化学成分的结构鉴定是一项综合性很强、非常复杂的工作，往往是波谱解析、理化常数分析、仪器分析及文献查阅等多方面工作的相互结合、综合分析而得出的结果。

在化合物结构分析中，光谱技术具有用量少、可回收、省时省力等优点，克服了经典结构研究中耗时长、准确性差、消耗样品量大及不可回收等缺点。通过波谱解析，或与已知化合物的谱学数据对照，把各官能团或结构片段连接起来形成整体结构，再进一步通过 X – Ray 单晶衍射、旋光谱、圆二色谱或 2D – NMR 等方法进一步确定其立体结构。常用于结构鉴定的光谱技术有紫外吸收光谱（ultraviolet absorption spectrum，UV）、红外吸收光谱（infrared absorption spectrum，IR）、核磁共振谱（nuclear magnetic resonance，NMR）和质谱（mass spectrum，MS）。

（一）紫外吸收光谱

紫外吸收光谱是分子吸收波长范围在 200～800nm 区间的电磁波产生的吸收光谱，为电子跃迁光谱。含有共轭双键、发色团及具有共轭体系助色团分子在紫外及可见光区域产生的吸收，即由相应的 π→π * 及 n→π * 跃迁所引起，因此紫外光谱主要用于鉴定结构中共轭体系的有或无。

紫外吸收光谱可提供有关化合物共轭体系或某些羰基等存在的信息，根据吸收波长及吸收强度，可初步作出以下推测：

1. 220～800nm 内无紫外吸收，说明该化合物是脂肪烃、脂环烃或它们的衍生物。

2. 220～250nm 内有强吸收，说明该化合物具有共轭二烯或 α、β – 不饱和醛和酮。

3. 250～290nm 内有中等强度吸收，且常有精细结构，说明该化合物含有苯环或者芳杂环。

4. 250～350nm 内有中低强度吸收，说明该化合物中含有羰基或共轭羰基。

5. 300nm 以上有高强度吸收，说明该化合物具有较长的共轭体系。

因此，紫外吸收光谱对于分子中含有共轭双键、不饱和羰基以及芳香化合物的鉴定是一种重要的手段。在天然产物结构中，如黄酮类、蒽醌类、香豆素类等结构的紫外光谱特征规律比较清楚，尤其是黄酮，在加入某些诊断试剂后，因分子结构中取代基的类型、数目及排列方式不同而发生不同的改变，由此初步推断出化合物的结构。此外，紫外光谱在解决双键顺反异构、空间位阻等立体化学问题上也有重要应用。

（二）红外吸收光谱

红外吸收光谱是有机化合物分子吸收红外光后产生化学键振动而形成的吸收光谱，每一个化学键振动都能吸收与其频率相同的红外光，在红外光谱图对应的位置上出现一个吸收峰。振动频率用波数（ν，波长的倒数）来表示，测定范围一般在 $4000 \sim 600 cm^{-1}$。

按吸收峰的来源，可以将红外光谱图大体上分为特征频率区（$4000 \sim 1500 cm^{-1}$）和指纹区（$1500 \sim 600 cm^{-1}$）两个区域。其中特征频率区中的吸收峰基本是由基团的伸缩振动产生，数目不是很多，但具有很强的特征性，能够为某些官能团的鉴定提供重要信息。如羰基的吸收，大部分羰基化合物集中于 $1900 \sim 1650 cm^{-1}$。除去羧酸盐等少数情况外，羰基峰的吸收强度都较大，常为最强峰或次强峰。指纹区的情况不同，该区峰多而复杂，没有强的特征性，主要是由一些单键 C—O、C—N 和 C—X（卤素原子）等的伸缩振动，C—H、O—H 等含氢基团的弯曲振动以及 C—C 骨架振动产生。当分子结构稍有不同时，该区的吸收就有细微的差异，恰如人们各自具有独特的指纹一样，因而称为指纹区。指纹区对于区别结构类似的化合物很有帮助。测定区域及官能团关系见表 12-1。

表 12-1 红外光谱吸收峰与官能团的关系

吸收峰范围 ν/cm^{-1}	官 能 团
$3500 \sim 3300$	O—H、N—H 等单键区
2200 左右	C≡C 、C≡N 等叁键区
$1800 \sim 1500$	C＝C、C＝O、C＝N 等双键区
$1500 \sim 600$	C—C、C—O、C—N 等单键区

（三）核磁共振谱

核磁共振谱是利用能量很低的电磁波照射暴露在强磁场中的分子，电磁波能与分子中的磁性核（^1H、^{13}C）相互作用，引起磁性核发生磁能级的共振跃迁而产生吸收信号，记录吸收信号的强度，对应其吸收频率所得的波谱即为核磁共振谱。核磁共振氢谱（^1H-NMR）和核磁共振碳谱（$^{13}C-NMR$）对于化合物的结构测定具有非常重要的作用。目前，二维核磁共振技术（2D-NMR）已经得到了广泛应用，在结构测定中发挥更为重要的作用。

1. 核磁共振氢谱（^1H-NMR） 氢的同位素中，^1H 的丰度比最大，信号灵敏度也高，故 ^1H-NMR 测定比较容易，应用也最为广泛。^1H-NMR 为结构研究提供化学位移（δ）、谱线的积分面积（氢的数目）以及偶合常数 J（峰裂分情况）等信息，对有机化合物的结构测定具有十分重要的意义。

（1）化学位移（δ） 氢的化学位移在 $0 \sim 20$ 范围内，常用的为 $0 \sim 13$。由于 ^1H 核周围环境不同，外围电子密度以及电子绕核旋转时产生的磁屏蔽效应不同，不同类型的 ^1H 核发生共振跃迁所需能量不同，共振信号将出现在不同区域（见表 12-2），据此可推断 H 所处的化学环境。

表 12-2 不同类型氢核化学位移大致范围（单位：ppm）

类 型	化学位移 (δ)	类 型	化学位移 (δ)
RCH_3	0.9	R_2CH_3	1.3
R_3CH	1.5	RCH_2Cl	$3.5 \sim 4.0$
RCH_2Br	$3.0 \sim 3.7$	RCH_2I	$2.0 \sim 3.5$
R—O—CH_3	$3.2 \sim 3.5$	R—O—CH_2—CH_3	$1.2 \sim 1.4$
R—O—$(CH_2)_2CH_3$	$0.9 \sim 1.1$	C＝C—H	$5.0 \sim 8$

续表

类　型	化学位移 (δ)	类　型	化学位移 (δ)
C≡C—H	2~3	C≡C—CH$_3$	1.7
C≡C—CH$_3$	1.8	Ar—H	6.5~8.0
Ar—CH$_3$	2.3	Ar—CH$_3$	2.3
R—CO—CH$_3$	2.2	R—COO—CH$_3$	3.6
R—O—H	3.0~6.0	Ar—O—H	6.0~8.0
R—CHO	9.0~10.0	R—COOH	10.5~11.5
R—NH$_2$	1.0~4.0	Ar—NH$_2$	2.0~4.5

（2）峰面积　氢信号的积分面积与分子中的总质子数相当，故如果分子式已知，可据此推算出每个积分信号相当的 ^{1}H 数，但要注意活泼质子如—OH、—NH、—SH，包括酚、羧酸、酰胺上的活泼质子在一些测试溶剂中（或含水时）常不出现信号，在推测结构时要结合质谱、碳谱等。

（3）偶合常数（J）　已知磁不等同的两个或两组 ^{1}H 核在一定距离内会有偶合裂分。若为低级偶合，峰的裂分符合 $n+1$ 规律，其中 n 为干扰核的数目，可对应有 s（单峰）、d（二重峰）、t（三重峰）、q（四重峰）、m（多重峰）等。如若为 s 峰，表示周围 C 上无 H；若为 t，表示周围可能存在一个—CH$_2$—的基团，通过研究裂峰数可获知邻位 H 质子信息；高级偶合则有 dd、dt、td、m 峰等多种裂分形式。

裂分间的距离称为偶合常数（J，Hz），用以表示相互干扰的强度，偶合常数的大小取决于相互作用的氢核之间间隔键的距离。间隔的键数越少，则 J 的绝对值越大，反之，则越小。如苯环中邻位 H 的 J 一般在 6~8Hz，间位 H 的 J 一般在 1~3Hz，对位 H 的 J 一般在 0~1Hz。通常，超过三个键以上的偶合可以忽略不计。但在 π 系统中，如烯丙基及芳环，因电子流动性较大，即使间隔超过三个键，仍可发生偶合，但作用较弱。

解析核磁共振氢谱的步骤一般如下：①观察有几组峰，根据每组峰的化学位移推断可能的 H 质子类型。②观察峰面积，确定每组峰所含 H 质子数。③计算偶合常数，找出自旋偶合裂分的吸收峰，分析相互偶合的 H 质子数目和结构关系。④观察峰形，确定基团与基团的关系，推测其化学结构。

2. 核磁共振碳谱（^{13}C–NMR）　天然化合物结构几乎都是碳结构，因此在确定化合物结构时，^{13}C–NMR 在某种程度上起着更为重要的作用。^{13}C–NMR 的原理与 ^{1}H–NMR 基本相同，但 ^{13}C 的丰度比低，只有 1.1%，故 ^{13}C–NMR 测定的灵敏度只有 ^{1}H 的 1/6000，检测所需样品量大且耗时较长。但随着科技的发展，尤其是傅立叶变换核磁共振技术的出现，上述问题得到了解决。

（1）^{13}C 的信号裂分　因 ^{13}C 的自然丰度小，两个 ^{13}C 相连的几率很小，故 ^{13}C–^{13}C 之间的同核偶合一般不予考虑；相反，^{1}H 的偶合影响（异核偶合）却十分突出。因 ^{1}H 核自旋偶合干扰产生的峰裂分数目仍遵循 $n+1$ 规律，以直接相连的 ^{1}H 为例，CH$_3$ 为 q 峰、CH$_2$ 为 t 峰、CH 为 d 峰、C 为 s 峰。$^1J_{CH}$ 为 120~250Hz，而两根键（$^2J_{CH}$）及三根键（$^3J_{CH}$）范围内的远程偶合影响也存在，故 ^{13}C 信号裂分十分复杂。为了消除干扰，采用多种技术处理，得到不同形式的图谱。目前最常用的碳谱是全 H 去偶方法来测定的，即为噪声去偶谱或质子宽带去偶谱，同时与 DEPT 谱的综合使用可判断分子中所有磁不等同碳核的类型和数目，目前已成为获得 ^{13}C–NMR 信息的常规手段。

（2）化学位移（δ）　常用范围 0~250。因信号之间很少重叠，故识别起来比较容易。与氢化学位移一样，碳原子的化学位移成为推断化合物骨架结构的有力工具。常见基团的碳信号化学位移 δ 值见表 12 - 3。

表 12 - 3　常见不同类型碳核化学位移大致范围（单位：ppm）

类　　型	化学位移（δ）
脂肪碳	<50
连杂原子碳（C—O、C—N、C—S）	50 ~ 100
甲氧基碳（—OCH₃）	55 左右
糖端基碳	95 ~ 105
芳香碳、烯碳	98 ~ 106
连氧芳碳	140 ~ 165
醛（—CHO）	190 ~ 205
酮（—C＝O）	195 ~ 220
羧基（—COOH）	170 ~ 185
酯及内酯（—COO—）	165 ~ 180
酰胺及内酰胺（—CONH₂—）	165 ~ 180

一维核磁共振谱中，如果信号过于复杂或者堆积在一起难以分辨时，结合二维核磁共振技术则信号会收到良好的效果。常用的二维核磁共振谱多为化学位移相关谱，包括同核相关谱^1H - ^1H COSY、NOESY，以及异核间的相关谱 HMQC（或 HSQC）、HMBC 等。

即学即练

答案解析

^1H - NMR 测定中通过化学位移（δ）、谱线的积分面积以及裂峰情况（重峰数及偶合常数 J）可以提供（　　）。

A. 分子中 1H 的类型、数目及相邻原子或原子团的信息

B. 分子量　　　C. 分子式　　　D. 分子结构　　　E. 分子构型

（四）质谱

质谱是有机化合物样品在质谱仪中经高温（300℃）气化，在离子源受一定能量冲击产生阳离子，而后在稳定磁场中按质量和电荷之比（简称质荷比，m/z）顺序进行分离并通过检测器表达的图谱。在质谱图中，主要可以观察到分子离子峰和碎片离子峰。一般强度最高的峰定为基峰，质荷比最高的峰通常为分子离子峰，表示为 M^+，分子离子峰的质荷比即为化合物的相对分子质量。但是一些对热敏感度高的化合物，如醇类，最高的质荷比峰不一定就是分子离子峰。

质谱在化合物结构测定中有非常重要的作用，包括：①确定化合物相对分子质量。②高分辨质谱（HR - MS）能检测出相对分子质量的精确数字，可直接提供分子式。③化合物在一定条件下开裂有一定规律，分析开裂碎片，可提供部分结构信息，如 M - 15 峰提示结构中含有—CH₃，M - 17 峰提示结构中含有—OH，M - 18 峰提示结构中含有脱水峰，M - 28 峰提示结构中含有—CO；在苷类结构测定中，通常 M - 162 峰提示结构中含有葡萄糖或半乳糖等六碳醛糖，M - 146 峰提示结构中含有鼠李糖等去氧糖。在天然药物化合物母核的结构测定中，黄酮母核发生 RDA 开裂，可特征性地得到 m/z 120 和 m/z 102 的碎片峰，齐墩果烷类化合物发生 RDA 开裂，可特征性地得到 m/z 208 和 m/z 248 的碎片峰等。

质谱最初的离子源是电子轰击源，即利用低能量（70eV）的慢电子轰击样品的气体分子使之成为阳离子，这种质谱称为电子轰击质谱（EI－MS）。由于EI－MS需要将样品分子加热气化，故一些容易发生热分解的化合物，如醇、糖苷等，只能检测到碎片峰而无法得到分子离子峰，另外一些大分子物质如多糖、肽类等常因难以气化而无法测定。近年来，质谱技术得到快速发展，开发了许多样品不必加热气化即可直接电离的新方法，并得到了推广应用，如快速原子轰击电离（FAB）、电喷雾电离（ESI）及基质辅助激光解吸电离（MALDI）等。此外质谱仪也常与液相色谱或气相色谱联用，如：LC－MS、GC－MS、LC－MS－MS、LC－ESI等。

综上所述，紫外吸收光谱、红外吸收光谱、质谱和核磁共振谱通称统称为四大光谱，是目前天然药物化学结构测定的重要手段。随着新的技术出现，如单晶X射线衍射技术、旋光光谱（ORD）、圆二色光谱（CD）法等在结构测定中的应用，使得化学成分的结构测定更为快速、准确，从而进一步加速创新药物研究的步伐。

目标检测

答案解析

一、选择题

（一）单项选择题

1. 下列物质为天然药物活性成分的是（　　）

　　A. 芦丁　　　　　　　　B. 纤维素　　　　　　　　C. 淀粉

　　D. 色素　　　　　　　　E. 黏液质

2. 哌替啶的合成是以下哪个成分为先导化合物（　　）

　　A. 吗啡　　　　　　　　B. 可卡因　　　　　　　　C. 喜树碱

　　D. 秋水仙碱　　　　　　E. 乌头碱

3. 进行天然药物活性研究首先应该（　　）

　　A. 确定有效部位　　　　B. 提取分离有效成分　　　C. 选定目标

　　D. 结构鉴定　　　　　　E. 结构改造

4. 黄酮类成分一般的检识方法为（　　）

　　A. 氢氧化钠　　　　　　B. 三氯化铁　　　　　　　C. 三氯化铝

　　D. 醋酸镁　　　　　　　E. 盐酸－镁粉

5. 青蒿抗疟活性部位为（　　）

　　A. 石油醚部位　　　　　B. 乙酸乙酯部位　　　　　C. 水部位

　　D. 丙酮部位　　　　　　E. 正丁醇部位

6. 下面成分哪个是水溶性的（　　）

　　A. 青蒿素　　　　　　　B. 双氢青蒿素　　　　　　C. 蒿甲醚

　　D. 青蒿琥珀酸单酯　　　E. 以上都不是

7. 分子 C_8H_8O，它的不饱和度为（　　）

　　A. 2　　　　　　　　　　B. 3　　　　　　　　　　C. 4

　　D. 5　　　　　　　　　　E. 6

8. 可提供有关化合物共轭体系或某些羰基等存在信息的光谱是（　　）

　　A. 紫外光谱　　　　　　　B. 红外光谱　　　　　　　C. 质谱

　　D. 核磁共振氢谱　　　　　E. 核磁共振碳谱

9. 可提供有关化合物分子量的光谱是（　　）

　　A. 紫外光谱　　　　　　　B. 红外光谱　　　　　　　C. 质谱

　　D. 核磁共振氢谱　　　　　E. 核磁共振碳谱

10. 红外光谱中，在 $1500cm^{-1}$ 左右出现一个强吸收峰，这可能是（　　）

　　A. 羟基　　　　　　　　　B. 氨基　　　　　　　　　C. 双键

　　D. 羰基　　　　　　　　　E. 苯基

（二）多项选择题

1. 常见的四大光谱是指（　　）

　　A. 紫外光谱　　　　　　　B. 红外光谱　　　　　　　C. 质谱

　　D. 核磁共振谱　　　　　　E. 高效液相色谱

2. 按吸收峰的来源，可以将红外光谱图大体上分为哪两个区域（　　）

　　A. 吸收区　　　　　　　　B. 特征区　　　　　　　　C. 指纹区

　　D. 耦合区　　　　　　　　E. 电子跃迁区

3. 质谱可以提供信息有（　　）

　　A. 确定相对分子量　　　　B. 计算分子式　　　　　　C. 提供氢的信息

　　D. 提供碳的信息　　　　　E. 根据裂解的碎片推测结构式

4. 检查化合物纯度的方法有（　　）

　　A. 根据结晶形状判断　　　B. 紫外光谱法　　　　　　C. 熔点测定法

　　D. TLC 检查　　　　　　　E. HPLC 检查

5. 天然药物化学预试验，一般（　　）

　　A. 测定各类化学成分的理化常数

　　B. 利用各类成分的检识反应

　　C. 利用高效液相色谱

　　D. 可采用试管反应及色谱试验

　　E. 可采 HPLC

二、名词解释

1. 预试验

2. 活性成分

3. 先导化合物

书网融合……

知识回顾

微课 12

习题

（沈小钟）

参考文献

［1］裴月湖，娄鲜红．天然药物化学［M］．7版．北京：人民卫生出版社，2016．

［2］吴剑峰．天然药物化学［M］．3版．北京：人民卫生出版社，2018．

［3］国家药品监督管理局执业药师资格认证中心．中药学专业知识［M］．8版．北京：中国医药科技出版社，2020．

［4］石任兵，邱峰．中药化学［M］．2版．北京：人民卫生出版社，2016．

［5］康亚兰，裴瑾，蔡文龙，等．药用植物黄酮类化合物代谢合成途径及相关功能基因的研究进展［J］．中草药，2014，45（9）：1336－1341．

［6］邹丽秋，王彩霞，匡雪君，等．黄酮类化合物合成途径及合成生物学研究进展［J］．中国中药杂志，2016，41（22）：4124－4128．

［7］裴月湖．天然药物化学学习指导与习题集［M］．4版．北京：人民卫生出版社，2017．

［8］张贵君．中药学习题精选（中级）［M］．北京：人民卫生出版社，2019．

［9］杨红，郭素华．中药化学实用技术［M］．3版．北京：人民卫生出版社，2018．

［10］匡海学．中药化学［M］．3版．北京：中国中医药出版社，2017．